精选清末云南名医著作集萃（沈士真卷）

中医理法针药全书摘要

原　著　清·沈士真
校　注　梁　玲　杨胜林

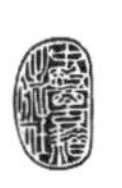

中医古籍出版社
Publishing House of Ancient Chinese Medical Books

图书在版编目(CIP)数据

中医理法针药全书摘药 /(清)沈士真原著;梁玲,杨胜林校注 .—北京:中医古籍出版社,2022.2

(精选清末云南名医著作集萃)

ISBN 978-7-5152-1803-8

Ⅰ.①中… Ⅱ.①沈… ②梁… ③杨… Ⅲ.①中国医药学—中国—清代 Ⅳ.① R2-52

中国版本图书馆 CIP 数据核字(2018)第 199268 号

中医理法针药全书摘要

原　著　清·沈士真

校　注　梁　玲　杨胜林

策划编辑　郑　蓉

责任编辑　张凤霞

文字编辑　蒿　杰

封面设计　韩博玥

出版发行　中医古籍出版社

社　　址　北京市东城区东直门内南小街 16 号(100700)

电　　话　010-64089446(总编室)010-64002949(发行部)

网　　址　www. zhongyiguji. com. cn

印　　刷　廊坊市鸿煊印刷有限公司

开　　本　710mm × 1000mm　1/16

印　　张　24.25

字　　数　358 千字

版　　次　2022 年 2 月第 1 版　2022 年 2 月第 1 次印刷

书　　号　ISBN 978-7-5152-1803-8

定　　价　89.00 元

致 谢

本书承蒙云南省大理州余道善先生之孙余品高、余泽高提供原书底本。

本书由云南省“十二五”立项建设一级学科博士授权点（中基方向）、云南中医学院中医治未病理论应用研究省创新团队经费资助。

谨此致谢！

《中医理法针药全书摘要》编委会

名誉主编 李　平
主　　审 郑　进
副 主 编 聂　坚　张建英
编　　委（排名不分先后）

左爱学　刘　宁　毕立雄
张华庆　秦　琼　李　彦
李艳红　李梦华　杨俊斌
柯　瑾　熊洪艳

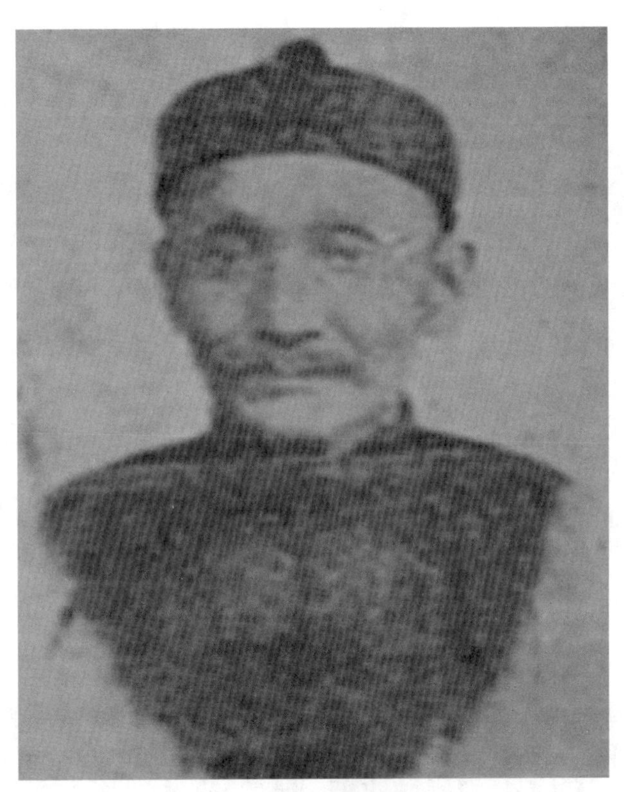

沈士真先生

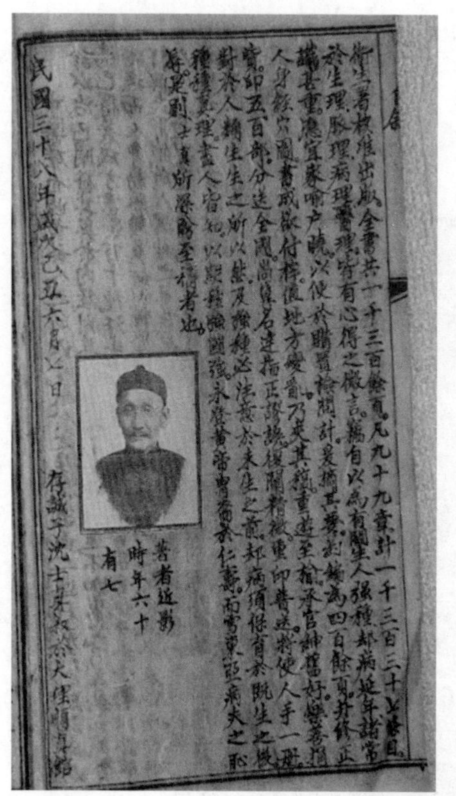

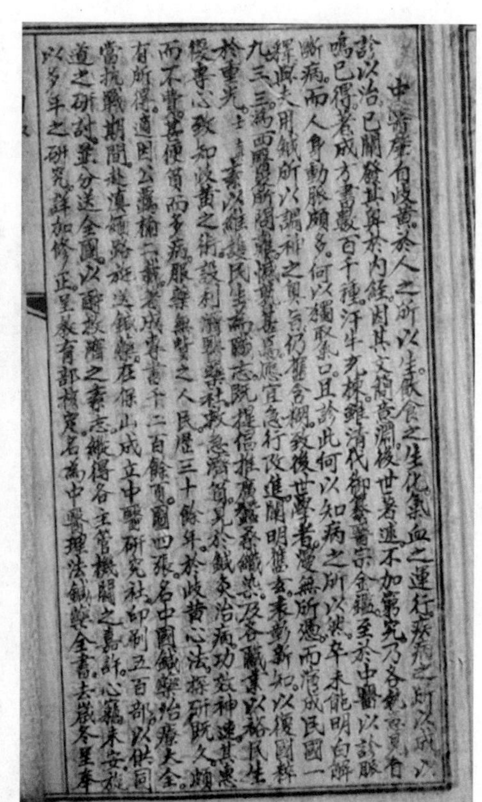

著者序书影

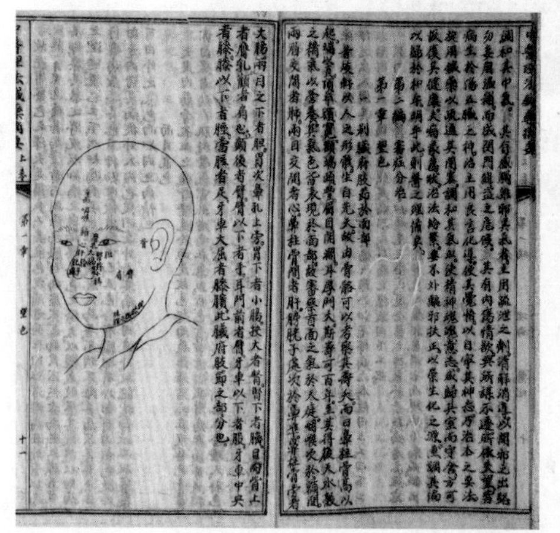

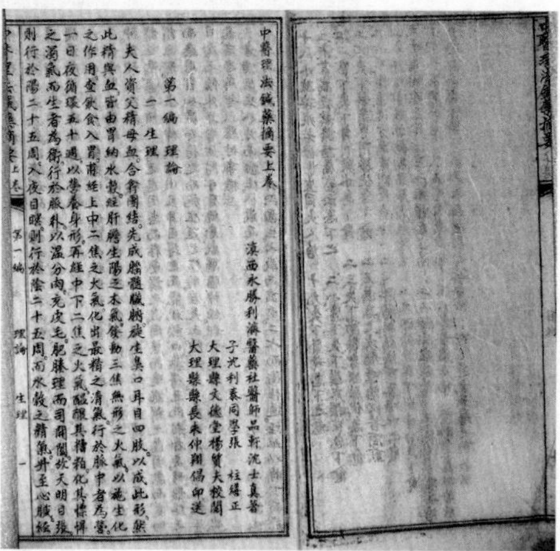

原书部分书影

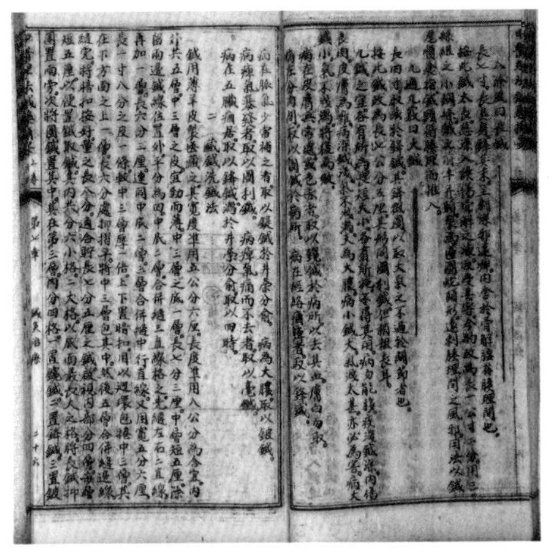
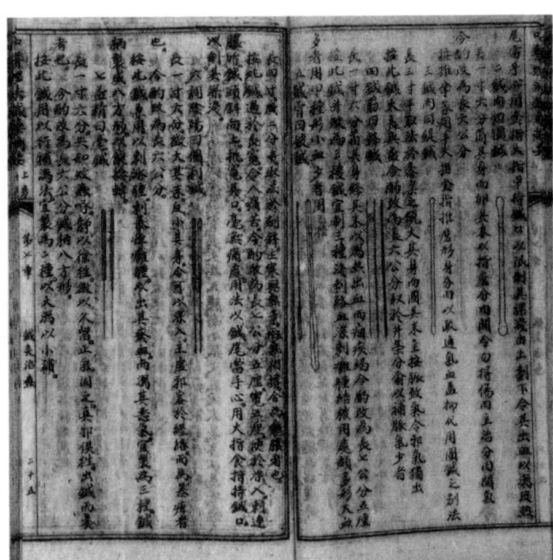
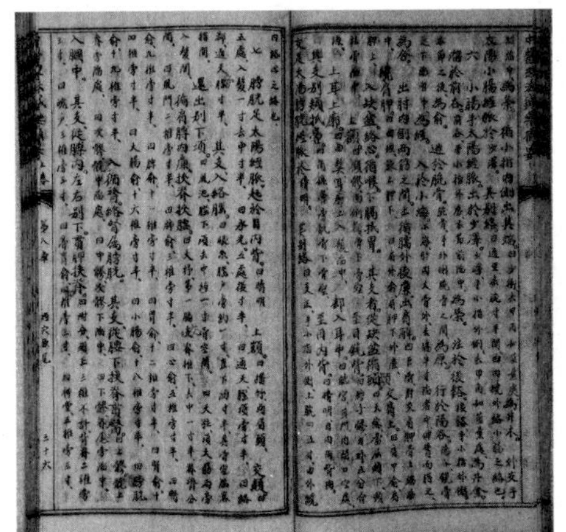
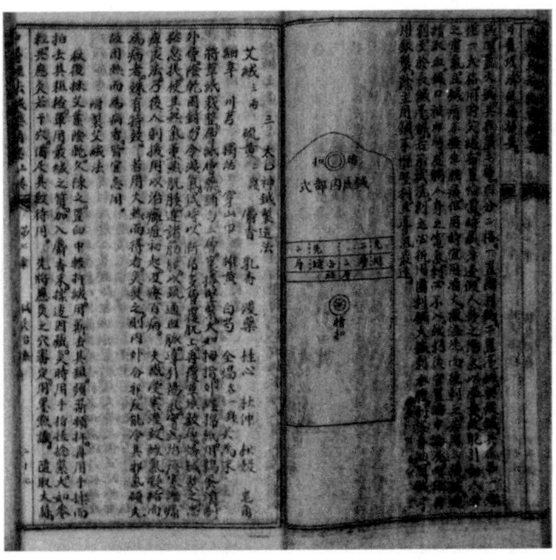

原书部分书影

熊　序

云南是人类的起源地之一。云南中医药根植于三迤大地，多样的气候，丰富的资源，众多的民族，独特的区位，使云南的中医药具有鲜明的地域特色。正如成书于600年前的《滇南本草·序》中言："余幼酷好本草，考其性味，辨地理之情形，察脉络之往来，留心数年，合滇中蔬菜草木种种性情，并著《医门揽要》二卷，以传后世。"自兰茂以来，历代云南医家发医门之奥旨，承当世之技艺，救民间之疾苦，载心得于典籍，余道善、沈士真是为其中的代表人物，其著作成为发掘发展云南中医药的宝贵史料和重要基石。

《精选清末云南名医著作集萃》系我校已故楚更五教授2010年在云南大理发掘到的云南地方中医古籍，所有著作均成书于清末民初，历时百余载，由于种种原因，一直封存于书栏，包括余道善所著《医学通灵》《仲景大全书》《余氏医论医方集》三部，沈士真所著《岐黄续编》《中医理法针药全书摘要》二部。五部著作以不同形式和体例对中医医理、治法等分门别类进行论述，尤为突出的是其诊疗方法、经验方药，以及有关防病、养生、保健、优生等，论述具有鲜明的地方特色和民族特色，内容翔实而具体，具有较强的实用性。书中折射了当时云南的自然、人文、地理和社会，对今天讲好云南故事、写好云南文章、贡献云南智慧，具有重要的参考价值。

楚更五教授于21世纪初自冀至滇，一直致力于我省中医药古籍的整理研究，孜孜以求，呕心沥血，先后整理出版了《医门揽要》《重订医学正旨择要》等一批珍贵的文献古籍，对传承发展滇南医药做出了不可磨灭的贡献。然天妒英才，楚更五教授未及将书稿点校完毕便英年早逝，惜之！叹之！憾之！未竟之业，得其弟子齐心协力，历时五年，熟读深思，精雕细琢，集结出版，刊行于世，既告慰先人，又启迪后学，故乐为之序！

熊　磊

（云南中医药大学校长，教授，博士研究生导师）

2019 年 12 月 21 日

郑　序

中医学从秦汉开始自中原逐步传入云南，不断受到云南独特的地理环境、自然资源、社会文化等影响，与少数民族医学相互渗透，吸纳云南各少数民族传统医药经验、理论，形成了具有区域特色的滇南医学体系。之后几千年，从明代的兰茂、孙光豫到清朝的彭子益、余道善、沈士真等，多位地方著名医药学家及其医药著作的出现，促进了滇南医学体系的完善、传承和发展。

楚更五教授是云南中医药大学（原云南中医学院）2003年从河北承德医学院引进的高层次人才，由于我们从事的学科领域相近，交往较多，在我的印象中，他是一位知识渊博、治学严谨的优秀学科带头人。由于他有现代医学的背景，在中医基础理论现代研究方面他有很深的造诣，同时在文献研究方面他也有很扎实的功底，为此，我和他就中医基础研究既要重视实验研究，更不能忽视文献研究等问题进行过很好的探讨和交流并联合发表过文章。到云南工作后他多次跟我说，他要做一名真正的云南中医人，要为云南地方中医药做点事，于是他为自己的学科明确了方向，致力于云南省地方中医药古籍的发掘和整理研究，他带领团队先后整理出版了明代著名医药学家兰茂的《医门揽要》及清代著名医家陈子贞编订的清代云南医学堂系列教材《医学正旨择要》等云南地方代表性医学著作，为厘清滇南医学发展脉络、探索滇南医学学术渊源、传承发扬滇南医学体系做出了巨大贡献。

2010年，楚更五教授在云南大理发掘到一系列成书于清末民初时期的云南地方中医古籍，其中包括滇西名医余道善所著的《医学通灵》《仲景大全书》《余氏医论医方集》，滇西北名医沈士真所著的《中医理法针药全书摘要》《岐黄续编》。这系列著作以不同的体例分别从理论到临床、从治法到方药、从药物到针灸、从优生到养生等进行了详细论述，内容丰富、翔实，具有较强的学术价值和临床价值。2011 年末的一天，他来到我办公室（当时我已经调离云南中医学院工作）用近两个小时的时间给我详细做了以上介绍，并希望今后能有机会到民间收集更多的云南地方中医药的资料进行整理研究，为打造云南地方中医药品牌和特色多做一些工作，其精神令人感动。

遗憾的是天妒英才，2012 年楚更五教授因病不幸逝世，这是云南中医基础学科发展的巨大损失。感谢楚更五教授生前培养了一批很好的研究团队，他们继承了楚更五教授未完成的事业，将他生前收集的这些著作重新集结整理形成《精选清末云南名医著作集萃》，这系列著作的出版和研究，对挖掘和发扬滇南医学特点、推广滇南医学应用具有重要意义。

在《精选清末云南名医著作集萃》正式出版之际，我们深切地怀念楚更五教授，对他为滇南医学的发展所做出的卓越贡献深表敬意和衷心的感谢！更对其弟子团队所做的工作表示衷心的感谢！滇南医学研究少不了这样一支团队！

望其弟子团队继续老师事业，为滇南医学事业奋发图强！

郑　进

（云南省中医药学会会长，教授，博士研究生导师，

云南中医药大学副院长、云南省中医药管理局局长）

2019 年 12 月 27 日于昆明

校注说明

本《摘要》治疗内外各科，理精法备，言简意赅，阐前贤所未发，怀济世之婆心，昌岐黄之奥旨，运用针灸之古法，娴熟于胸，为中医临床提供重要参考。

在点校整理过程中，以忠实于原著为基本原则，主要做了以下工作：

一、重新排版。将原书的竖版改为横版，同时书中指代上下文的“左”“右”亦相应修改为“上”“下”“前”“后”，并按现行标准添加了标点符号。

二、简化文字。将原书的繁体字转为现行标准简体字，个别无对应简体字者保留原字。

三、整理编次。对原书内容已有标题的整理标题层次，无标题的根据文意分段添加标题，力求使全书内容层次清晰，便于查阅。但由于作者分部的方法与现行医学分科分症方法的差别，在前后内容的连续性上还有显得不太连贯的地方，为保持书稿原貌，未进行次序调整。

四、个别语句调整。可能由于版本或者作者笔误的原因，在个别如《黄帝内经》等经典语句的引用中有与现行通行版本不符的，为保持与经典著作一致，根据通行版本做了修改。

五、字词校注。以脚注的形式对有疑问的字、词做了标注，给出注释或存疑待考。对原书底本中的错讹、脱漏、衍文、倒置者，尽可能加以校正，所改动、补入、删减处均以校注序码标出，页末示校记说明。

六、特别说明：

1.原稿中关于著者姓名有“沈品轩”“沈世珍”“沈士真”三种称呼，据考证均为同一人，在本次修订中统一成“沈士真”。

2.《中医理法针药全书摘要》为著者对《中医理法针药全书》经“撮其纲要，修正经穴图，增益删汰”而成，著者在《摘要》各章节目录处标注了其在《全书》中对应的章节，为便于后世研究，本摘要将完整保持“原书目录”内容。

3. 为保持原貌，尊重原著，原稿中药名未按现代《药典》进行统一规范，如“荜拨”“灯芯草”等；对书中个别中医学名词，亦未进行修改，如“舌萎”等。

七、其他

在点校整理过程中，为保持书稿原貌，凡有变动或疑问，必有说明，但限于编者水平，以及年代久远，且原稿为手写稿，仍有个别字词难以辨识，甚感遗憾！

在此书得以出版面世之时，谨向无私奉献辛勤笔耕的沈老先生致以崇高的敬意！向精心保存书稿以飨后学的余老先生及其后人致以诚挚的谢意！并借此以慰勤求博搜鞠躬尽瘁的楚更五先生在天之灵！同时也感谢李平教授的关心指导和编写组各位同仁的帮助，并感谢出版社各位老师的支持！

梁玲、张建英

2021 年 11 月 19 日

目　录

杨文彬　序

盖闻著书难，选书亦难，尤以医道渊玄，更为难知而难著也。自仲圣而后，代有贤哲，阐发不遗余力，然良莠不一，欲别赝存真，如披沙拣金。览之博，尤贵择之精，自非才高识妙，岂能探其至理，而垂法于后世也哉！永胜沈品轩先生，以名儒而博览群书，故能精通医学，上自《灵》《素》《内》《难》《伤寒》《金匮》，下迄十三代名医诸书，无不参考其精微。于药治外，鉴于针灸功用之宏，且叹其失传已久，专意研究，多历年所。恒以己身之经络，作针灸之考证，用心良苦，术以益精，以之临诊，效如桴鼓，于是声名大噪，远近执弟子礼，奉为医宗者多人。虽江苏无锡中国针灸治疗学研究社社长承淡安，尚来函请教焉。因祖述先圣医经精意，实验诸方，撰为《针药大全》六册以教后学。尤复精益求精，修正为九十九章，经中央国医馆审核尚嘉，教育部核定，题名《中医理法针药全书》，付梓流传。先生尤虑其篇目繁多，恐学者畏难，思所以约之，爰撮其纲要，修正经穴图，三易其稿而成书。己丑夏，先生重游至榆，出其书以校刊见委，为之浏览其理论，言简意赅，阐明前贤所未发。其治疗内外各科，理精法备，洵足为学者之范本，医者之棒喝。余与先生相知有年，素钦其学术渊深，天资敏妙，且虚怀若谷，故能弃伪存真，由博返约也。其著书济世之婆心，为朱卓军、严实成两先生所羡慕，赞助之以其书付剞劂[①]。吾愿读是书者，莫谓其简而忽视之，当因其简而进究其难，勿负著者之深意，则精于斯道者必当大有其人，行将岐黄之奥旨，可以昌明于当世矣。是为序。

民国己丑仲秋月　大理文德堂质夫杨文彬　叙于红杏轩

---

① 剞劂：雕版，刻印。

张柱 序

应四时之变而不失其轨者，天道也。处富贵穷通之变而不移其志者，人道也。当困心衡虑之时，能处之晏然，而复完成其所学以遂厥志者，余于品轩先生得之矣！先生以清博士而志切民生，讲求织染蚕桑诸实业，尤精研针灸医药，悬壶于永胜金官市，活人甚多，曾任县议会议长。民十九年，民选为代表，控诉贪墨来榆，勾留二十二月。其《岐黄续编》《诊治摘要》八卷，即此时所著，有以文王羑[①]里著易相伦疑。余与余克五、唐硕才等，同受先生针诊心法，读其所著，阐明《灵》《素》幽微，发扬医学真理，泄岐黄未尽之玄机，疗中外莫治之笃疾。俾医道重光，绝学复兴，旋里后，设利济医药社，救急济贫。国难起，先生长郎祥泰，服务军委会政治部，函请先生出外救济伤病同胞，乃率次郎利泰，准备药品，沿途送疗。抵[②]保山后，成立中医研究社，将所著《中国针药治疗大全》广印授徒，并以四百部分送全国，各法團均重视之。而先生更欲宏其著书济世之志，复积多年经验，将所著重加修正，曾经教部核定，题名《中医理法针药全书》，复经卫生署核准出版。全书凡六十余万言，于生理、脉理、病理、药理，阐发大备，真医学之津梁也。本年春，先生避乱来榆，寓居敝馆，官绅民众，求诊者甚多，无不立见功效，捷如影响，盖以历年即久，经验宏富也。朱专员卓军、严县长宝成、杨理事长质夫，以先生宏著有关绝学薪传，乃捐资倡印《中医理法针药摘要》二卷、图四张，分送全国，以便同道之研习，而完成先生阐明国粹之婆心，寿世寿民之宏志焉。

受业殿选张柱谨序于顺真馆

---

① 羑：读 yǒu。

② 抵：原为“低”，据题意当为“抵”，故改。

朱仲翔 序

己丑三月，乞假归省，适永胜沈品轩先生以岐黄术客榆，数从晨夕，雅重其为人。先生诚挚和易，求诊者踵相至，无论远近贫贱，请则立至，应手即愈，是殆今之和扁也。而先生利济为怀，暇则整理其原著《中医理法针药全书》，增益删汰，得六十余万言。拟先以简编问世，余尽力促成，以广其传。俾国人无论知医与否，均可按图索骥，详究精研，而获健身强种之精蕴焉。全书行将重付剞劂，浏览一过，详明精审，可为师法，洵救世之津梁也。余素不知医，习闻针灸古法失传已久，以是知之者鲜。曩昔[①]从军南防有年，边荒僻壤，夷族聚居，每病求治于巫，间施以针灸遗法，应如响。尤以兽畜急症，恒施针药。山岚瘴疠，乞灵雷火，亦罔不效。是岂吾国国粹其将求诸野乎？先生以古代遗术，作终身之探讨，发扬而光大之，著书立说，以垂不朽。且漫游各地，亲授门徒，冀普其法以寿世，其不为良相，当为良医之心，诚可风矣。

乙丑秋　楪榆[②]朱仲翔谨序

① 曩昔：以往，从前。

② 楪榆：汉代地名，故址在今云南大理东北。

沈士真 序

中医肇自岐黄，于人之所以生、饮食之生化、气血之运行、疾病之所以成，以诊以治，已阐发其奥于《内经》。因其文简意渊，后世著述不加穷究，乃各执意见，自鸣己得，著成方书，数百千种，汗牛充栋。虽清代御纂《医宗金鉴》，至于中医以诊脉断病，而人身动脉颇多，何以独取气口？且诊此何以知病之所以然？卒未能明白解释。与夫用针所以调神之奥旨仍旧含糊，致后世学者漫无所凭，而演成民国一九三三为西医家所问难，撼孰甚焉！应宜急行改进，阐明旧玄，表彰新知，以复国粹于重光。

士真素以维护民生为职志，即提倡推广蚕桑织染，及各职业以裕民生。复专心致知岐黄之术，设利济医药社，救急济贫。见于针灸治病，功效神速，其惠而不费，甚便贫而多病、服药无资之人民。历三十余年于岐黄心法，探研即久，颇有所得。适因公羁榆二载，著成专书千二百余页，图四张，名《中国针药治疗大全》。当抗战期间，赴滇缅路施送针药，在保山成立中医研究社，印刷五百部以供同道之研讨，并分送全国，以酬救济之素志。纵得各主管机关之嘉许，心窍未安，旋以多年之研究，详加修正，呈教育部核定，名为《中医理法针药全书》。去岁冬呈奉卫生署核准出版，全书共一千三百余页，凡九十九章，计一千三百三十七条目，于生理、脉理、病理、医理，皆有心得之微言。窃自以为有关生人强种，却病延年诸常识甚重，应宜家喻户晓，以便于购置检阅计，爰摘其要，约编为四百余页，并修正人身经穴图。书成欲付梓，值地方变乱，乃夹其稿重游至榆。承官绅旧好乐善捐资，印五百部分送全国，尚冀明达指正谬误，复阐精微，重印普送，将使人手一册。对于人类生生之所以然，及强种必注意于未生之前，却病须保育于既生之后，种种真理，尽人皆知，以期种强国强，永登黄帝胄裔于仁寿，而雪东亚病夫之耻辱，是则士真所深盼至祷者也。

存诚子沈士真叙于大理顺真馆

民国三十八年岁次己丑六月七日

第一编　理　论

一、生理

夫人资父精母血，合翕团结，先成脑髓脏腑，旋生鼻、口、耳、目、四肢，以成此形。然此精与血，皆由胃纳水谷，经肝胆生阳之木气，发动三焦无形之火气，以施生化之作用。查饮食入胃，经上、中二焦之火气，化出最精之清气，行于脉中者为营，一日夜循环五十周，以营养身形，再经中、下二焦之火气，酝酿其糟粕。化其慓悍之浊气而生者为卫，行于脉外，以温分肉，充皮毛，肥腠理，而司开阖。故天明目张，则行于阳二十五周，入夜目瞑，则行于阴二十五周。而水谷之精气，升至心脏，经心与包络之火气酝酿，始化赤为血，敷布于各经血管中，以充周形骸，营养脏腑，灌溉冲、任、督、带各干脉。再经上、中、下三焦之火化，升至肺脏，气血合化，熏温肤腠，润泽肌肉，滋养脏腑。化其精华，合和为液，渗诸骨髓。流液阴阳，男化为精，女化为血，以资生育。其注于脏者，心藏脉，脉舍神；肺藏气，气舍魄；肝藏血，血舍魂；脾藏荣，荣舍意；肾藏精，精舍志。而阴精阳精，两相合翕，司生化之玄机。先身而生者谓之神，随神而往来者谓之魂，并精而出入者谓之魄，所以任物者谓之心，心有所忆谓之意，意之所存谓之志，因志而存变谓之思，因思而远谋谓之虑，因虑而处物谓之智，以生此神识作用。且耳目得之而能视听，口鼻得之而别香臭，形骸得之而应用自如，男女得之而施生殖之作用。若夫五脏六腑，心为之主，脑为之使，耳目为之候外。耳有所闻，目有所见，感触脑神经，即贯通于五脏，而发动精、神、魂、魄、意、志、思、虑、智，以应付事机。

考诸男生八月而齿生，八岁而齿更，二八而精气溢，乃能生子，三八而真齿生，八八而精气竭。女生七月而齿生，七岁而齿更，二七而冲任通，经血以时下而能孕，生育后冲、任脉并胃之经脉，上行化为乳汁，三七而真齿生，七七而冲、任脉衰，天癸告竭，故形衰而无子。间有其人尚能生者，由其得父母之元气甚厚，且当属于五年以上始产一胎者也。

究厥男之阳物，女子子宫，其系根脑脊髓中，络诸脏腑，与冲、任、督、带各干脉交会于脊十四节，当两肾中央，左右分系，附肾系而下，络于胃脉所注之气街。气街者，胯窝间之大动脉也。由其胃为水谷之海，五脏六腑之大源，其气大会于气街，冲、任、督、带各干脉为经脉之海，络诸脏腑，渗诸阴阳，灌诸经脉，统属于带脉，络阴器，阴阳总宗筋之会，会于气街。故常解剖驴与牛之阳物，其大部分归结于胯窝。是则水谷入胃后，滋养乎全体，注其精气于宗筋。而男子之阳物，为宗筋之外垂，女子之子宫，乃宗筋所内结，全体生化之原素，皆注俞于此。男精多数来自肾脏与脑脊髓，女血多来自心脏与冲任，而睾丸之宗筋上结于肝与小肠。原夫肝色青，秉东方一阳初生之木气，小肠脉络心，为心火之府。查木与火为生化必需之原素，故人畜之生，须资睾丸木火之气以生化，如雌鸡须得雄鸡之阳气以吹熏，其卵方能生鸡。同一理化也。至若冲任脉者，上萦口而为须。女子数脱血，冲任不萦于口，故无须。若男子而去其睾丸，下则宗筋不张，上则无须。故男子而无须者，其宗筋不成，歉于房事，此可由外而知其内也。

查男女生化之源，出于两肾交会之脊中央，此天元一气也。天地生化，左属阳而右属阴。人秉天地，由此左右分系而为阴阳二气，终归结于男子之龟头、女之子宫，合为一气。故女之左子囊肠交会于子宫处，生有二孔吸收男精者，一胎方能产双男，单孔者只能产一。在右亦然。左右皆单孔者，当主产一，若产双胎，则男女各一。但雄则育于左子囊肠，雌则育于右子囊肠。人畜莫不皆然，余曾解查母猪之子囊肠，两端交会子宫处，生有状若莲子壳之孔五六，而雄猪之阳物，其尖若锥而形舒屈，交媾时伸缩纽射，遍注精于各孔中，故一交便能育多数。其他畜类，虽一胎能产四五，因其射精平常，故须交多而后育多也。

原夫男女之生化，由于男之阳精充足，女之阳气亦旺，吸收其精于左子囊肠中主育男。若男之阳气衰微，女之阴气弥蕴，吸收其精于右子囊肠中，主育女。若阴阳之气皆旺，左右子囊肠一同发生吸精之作用，则男女各育其一。故当受孕二三月间，扪左小腹有团者，定主生男，在右生女。且男胎属阳，母属阴，阴阳互相对峙，故男胎则其面对母而育，当七八月形体备后，其面从阳而微向其母腹之左，其身当母腹之右，故右腹微大于左，以故其动形，主头背动于右而形大，手肘动左而形小。女属阴，其胎背母而育，故当七八月间，其面从阴而微向母腹之右，其身当母腹左，故母之左腹微大于右，其动则为手撑足踢之状。此为真确之考证。

至于种子时期，当以旧血去净，新血初潮时为恰当。且交媾时，阴阳之气两相氤氲，吸纳自在，较平时特异，乃为受孕之征兆。若仅滑利，便不受孕。其有经血一来便多者，当在三日或五日、七日间。初来便少，至七日尚微潮者，当在七日、九日或十一日间。天道阳之数奇而阴之数偶，故当三日，或五日、七日、九日、十一日间，值奇数而受孕者，多主成男，二、四、六、八、十日内，多主成女。此乃阴阳生化之玄机，实历验而皆然者。至其所需要之精，不过射于子宫孔之一点，余皆废去。其他平日之性交，实为无益之消耗，而无关乎生殖也。

他如女子之阴户，亦如①男子之阳物，其生形各不相同。查女之身形矮与肥者，其阴户上之屈骨多向下倾，其阴户多生近后方，其形圆而小，其子宫所在必深。女之身形长与瘦者，其屈骨多向上倾，其阴户多生近前，而其形长且大，其子宫所在必浅。而子宫之形，恰似小长茄，其子宫之口，在素无疾病者，平时仅如茄包落花蒂处，微有痕迹。其口若开者，必有带下病。子宫之端，遍生有若梨枝皮上之皱点，阳物一触便引起发痒而精流。若阳物短，交媾时无达到子宫形状者，宜令女缩足张胯而交，以期达到为标准，不及则精难以射入子囊孔中。若过深入则伤其内部，亦非所宜。当行经期间，子宫之口张若喇叭，龟头可以直达其中，故无平时之刺激状，须吸纳自在，异于平时，方为子囊孔吸精之表现。倘仅滑利，则精随流出而不受孕。研究生殖

① 如：原文作“人”，依前后文意，当“如”更妥，故改。

关乎国家强弱，请据余所论而实验，方知前人所论之是非。

若夫男子之阳物，其包皮太长且紧小者，平时多藏垢而发锈肿，有碍便溺，交媾时有碍射精。可用冷水冰后，捏使龟头内缩，多为剪去，毫无关系。剪去可用甘草、白芷、防风等药末，用开水烫洗之，用棉粘油调药覆之，不日旋愈。或用油调药覆亦可。女之阴户，有外皮朦闭，经血月行，身形年龄已达生育时期，但不能交人者，可用剪向后剪开，用甘草等药水洗之，愈后便可交人而生育。若仅有溺孔而全无户形，月经不行，便无治法。其有初生便觉宗筋外垂，似男无睾，似女无户者，为阴阳不分之人。据《礼记·月令》所载，多秉胎于立春日[①]，天地阴阳之气未分，人感触而成此之不备之形。

征求生子之寿夭，当以秉气之强弱为原则。故古礼男子三十而婚，女子二十而嫁。成婚后男子出就外寝，女子入就内寝，夫妇有别，向机始交，故生子年皆百岁。由其道德与精神皆备，具有为人父母之知识而复生子，故能教养之，以兴家建国，而为社会之完人。近世则尚早婚，以不知为人子女之娇儿，而竟为人父母，且同房恣淫，用清淡之精水而构成人种，愈传愈弱，不惟寿命短促，其精、神、魂、魄、意、志、思、虑、智、识，亦日就昏慵。只今知有本身妻子，不知有父兄国人，横行妄为，扰乱社会，演成弱种亡国之危机。间当与多数年高德劭之老辈讨论生育之故事，以质诸家庭乡里之考证。其他能节欲保身，五年一胎而生之子女，其寿命可达八九十岁，四年一胎者七八十岁，三年一胎者六七十岁，二年一胎者，难达五六十岁，一年一胎者，仅数十岁而已。故凡纵欲之徒，生子多夭殇，由其秉父之精液有浓淡，得母之养分有多寡，故其寿命相差若此。医道所以保人之生，昌若将此生理详揭，尚冀当局采纳，列诸教本，公开请求，以强种于未生之前，为尤善也欤！

二、脉理

夫诊脉独取乎人迎气口者何耶？盖以水谷之入胃也，经三焦之火气化其精微，以营养脏腑形身。若夫人迎者，挟喉旁之大动脉，胃脉之所入也。胃

---

① 于立春日：原作“与立春日”，据文意改。

主行气于三阳，胃受水谷之精华，化为脉气，升腾敷布，由人迎而入注于三阳。故胃、大肠、小肠、胆、三焦、膀胱有病，皆表现于人迎，可以诊此而知其病之所在也。

故人迎一盛，病在足少阳胆。一盛而动躁，病在手少阳三焦。人迎二盛，病在足太阳膀胱。二盛而动躁，病在手太阳小肠。人迎三盛，病在足阳明胃。三盛而动躁，病在手阳明大肠。故曰人迎以候三阳也。夫曰动躁者，脉搏之象躁动而不和缓也。以故人迎盛则阳有余，为热，宜泻之；虚则为寒，宜补之；紧则为痛痹，宜取之分肉；陷下者为血结不行，宜灸之。

至于气口者，乃手大指内侧，下腕交臂间动脉。肺脉之所注也。肺为脏腑之华盖，如升丹锅之上覆盂，锅内有所物质皆升入其中。故曰肺主天气，主行气于营卫阴阳也。

原夫水谷之入胃也，不能自致其精气于肺，须由脾吸收其精气，经三焦之火化，以升腾而后至肺，以营养五脏。亦如天须得地气之上升，而后下降为雨，以资生万物。故曰脾主地气，主行气于肺、心、肝、肾三阴也。故气口一盛[①]，病在足厥阴肝。一盛而动躁，病在手厥阴心包。气口二盛，病在足少阴肾。二盛而动躁，病在手少阴心。气口三盛，病在足太阴脾。三盛而动躁，病在手太阴肺。故曰气口以候三阴也。

以故气口盛则阴有余，胀满寒中，食不化，宜泻之；虚则生内热而热中，大便溏而小便黄，宜补之；紧则寒邪客于经络而为痹，当先刺而后灸之；代则气不充周，取血络而后调之；陷下者，脉结于中，中有着血，血寒宜灸之。

人迎与气口俱盛四倍以上，曰关格，命曰阴阳之气俱溢。如是者，不速用针以泻之，则血气壅塞，脏腑内伤而死矣。

脏腑有病，皆上熏乎肺脏，而其脉之动次必反常，故诊乎肺之大动脉气口，审察其反常在何部，便可知其病在何处也。

且气口之诊，又分寸、关、尺三部。手大指内侧，下当腕骨陷中为寸，寸之下，臂端高骨为关，关之下陷中为尺，由寸至尺约一寸，故一曰寸口也。

---

① 气口一盛：原作“气口一气一盛”，依前后文，疑“一气”为衍文，故删。

而每部之诊，则又分内外，左寸之外以候心，内以候膻中。左关之外以候肝，内以候膈。左尺之外以候肾水，内以候腹中。查大肠金也，膀胱水也，金水相生，故可候于左尺之内。右寸之外以候肺，内以候胸中。右关之外以候脾，内以候胃。右尺之外以候肾火，内以候腹中。查三焦、小肠皆属火，胆则属木，木火相生，故可候于右尺之内。

然由此部分以分诊脏腑，有何依据耶？盖以天地之生化，始于一阳之生气，然此阳气生自北方水中，乃由此水气而生东方木，木生南方火。圣人面南施化，皆在天地之左，故曰左属阳也。人秉天地阴阳二气以生成，肾秉北方水气，肝秉东方木气，心秉南方火气，故由左手以候心、肝、肾水者此也。原夫南方火生中央土，土生西方金，金生北方水，皆在于天地之右，故曰右属阴也。人生肺秉西方金气，脾秉中央土气，而人身真阳之火气，皆生自肾水之中。故由右手以候肺、脾、肾火者此也。查天地生化之气，出自水中。人身之生气，亦出自肾脏，故由肾水以上生肝木，肝木生心火，心火生脾胃土，脾胃土生肺金，肺金生肾水，互相生化，此由寸、关、尺三部，以分诊脏腑之奥义也。昔在岐轩[①]，以天纵圣神，故能阐发其奥妙，因其文义渊玄，后之注述名家鲜能表白其所以然耳。

况人身之动脉非仅此也，有上中下三部，部各有三，三而三之成九，曰三部九候。故上部天以候头角之气、两太阳以上之动脉、头维颅息等穴也，动甚当主头目痛。上部人以候耳目之气、两耳前之动脉、上关听会等穴也，动甚当主耳目痛。上部地以候口齿之气、两颊车骨间之动脉、下关大迎等穴也，动甚当主口齿痛。中部天以候胸中之气、两手寸口动脉也。中部人以候心、两手小指循掌过腕锐骨间动脉、神门穴也。中部地以候肠胃之气、手大指次指交间动脉、合谷阳溪也。下部天以候肝、足跗上三寸半动脉、太冲也。下部人以候脾胃之气、足跗上三寸大次间动脉、太冲下冲阳也。下部地以候肾、足内踝后跟上动脉、太溪也。再有手掌心中央之动脉以候心包。腋下肘内三寸五寸间，与臂肘屈弯中动脉，以候肺。外踝上三五寸，前附胻间动脉，以

① 岐轩：指岐伯、轩辕。

候脾胃之气。

此皆由脏腑经脉出入会归处，审察其动象，而诊断其主何病也。

至若诊脉之动象，何以别其主何病耶？夫人身营卫运行，恍然一钟表也。每一呼吸，脉动五次，每一分钟呼吸十五次，脉动七十五次，故人呼吸二万一千六百次，历时一千四百四十分钟，脉动十万零八千次，计循环五十周于身，而为一日夜。依次运行，方为平常之人。若人内伤饮食、情欲，与外感风、热、暑、湿、燥、寒，或由鼻息感触杂邪异气，即令冲气营血失其循环之常度，而表现于其注输之动脉。故内伤情欲则正气潜耗，脉道空虚而现扪之浮大，按之虚散，与夫细小与迟也。

因劳而化热，致阴津衰而邪火炽，故脉现小滑数。其有伤于气，气滞则脉不流利而小涩。伤气而病胀者，是气血之道皆壅，故脉现大坚涩。内伤寒饮食，则寒邪内结，致气血凝滞，故脉沉弦紧。内伤热饮食，则热邪内结，致气血循环度数迫促，故脉沉滑数。内伤食饮，积久不化而发蒸热，致气血循环度速迫促，故脉现滑数。外伤于寒，致肌表之血液凝滞，毛孔闭塞，故脉浮紧而无汗。外伤于风，致卫外之阳气不固，阴液外泄，故多汗而脉浮缓。伤于热，致血液腾沸，故脉浮洪而动数。热邪内蕴，脉必沉洪而动数。伤于暑，则人身之正气虚，虚则生内热，故脉虚而动数。伤于湿，邪气浸淫乎形身，致气血不充，故脉濡弱。伤于燥，致血不流利，故脉短涩。与夫正气衰则脉虚，邪热炽则脉盛，故脉大则呼吸之气高，脉小则少气。脉象盛大而和利曰缓，缓则多热。脉象坚紧曰急，急则多寒。脉象滑利而动速曰滑数，滑数为热。脉象如轻刀刮竹曰涩，涩则为寒。而弦紧主痛，数主烦乱，滑主眩晕，浮滑喘咳。以故审察九候，独大者病，独小者病，独迟者病，独疾者病，独热者病，独寒者病，独陷下者病。凡失四时之生气与无柔和之胃气，皆为有病之脉象也。苟能详研达精，实有切而知之神效，较用西法以诊断，究竟谁为简便而确切耶？

三、病理

原夫人之所以生，全资食养与空气，故人绝饮食七日则死，闭空气七分钟即死，是则食养与空气诚为生之所必需。然而肥美膏粱，皆养生之素也，若过食之，与夫恣食酸冷辛热，及与身体不相宜之物，致不能消化，即积滞而为病。或积于肠胃，而为胀满、呕吐、泻利、下红白脓沫。或积滞发蒸而生虫。或难以化为气血而为痰、为涎，随形身之气火以流动，凝滞乎气血灌注之要道，致碍脏腑大气循环而发为暴卒、尸厥、瘛疭、痫痉。或凝滞乎神经系则为癫狂。或流溢于肺胃而为咳吐痰涎。或内结为痈。或凝于心胸而痛澈背[①]，于肝胆而胁下痛。或凝结于联络脏腑之油膜间，而为癥瘕、痞块，内结于三阴之经而如鼓如孕，上溢于三阳之经而为头痛目眩。或流溢于经隧，至使气血循环失常而作寒热。或流溢于皮肤，致气血不清而发生疮疥痈肿。或流溢于大经络，致气血不能充周而为偏枯痿躄。加以内伤情欲，气食郁结，致气血凝滞，神机化息，发为沉疴。何莫非伤食所致乎？

若夫吸入空中之氧气，补充胸中之大气，排除内蕴之陈气，更有关乎生。惟查空中之气，随春夏秋冬四时而变迁。故春曰风气，夏曰热，长夏曰暑、曰湿，秋曰燥，冬曰寒，是为常气。若因岁中运有太过与不及，则其气亦因之而变迁，致空中之大气失四时之和而乖戾，人感触此邪气，致碍形身生化机能与气血循行之道而发为种种之病。倘内伤喜、怒、忧、思、忿、怒、悲、哀、恐、色、劳等情欲，而复外感此杂邪，正气既已疲乏，邪气必愈滋蔓，而病尤为较重矣。且形身之气失和，亦为生病之媒菌[②]。以故怒则气上，喜则气缓，悲则气消，恐则气下，寒则气收，热则气泄，惊则气乱，劳则气耗，思则气结。忧思不已，气多厥逆，百病之生，多生于气。故善养生者，当知调其偏，使归于中和也。至若感触霉雾烟瘴，天地不正之疠气，与夫非其时而有之异气，同时受邪者即同中其毒，而发为沿门相似之瘟疫。倘治不得法，多致人于死，厥后尸气流动而传染愈烈。是则人资以生者，乃空中之氧气，若杂邪异气混合空气以传播，在人之正气内存者邪不能干，否则邪即乘虚而入，着而为病矣。

是则水谷之液混合杂气，流溢于形身内外之间，西医用科学以考察，而名为病菌者此也。失治则由此日渐浸淫乎本经，或蔓延乎他经，故谓病菌具

① 澈：同“彻”，通透、贯穿之意。下同。

② 媒菌：此为地方俗称，即“媒介”之意。

有繁殖性。若仅凝结于不关重要之部分，则名曰慢性。若凝于气血交会之道，猝令全体皆发生障碍，甚至血液凝滞，气道闭塞而死，则名之曰急性。因见病菌能蠕动与暴然滋漫，故谓属于微生虫所侵入也。而真推原为水谷之液，因内伤外感而积聚，由其与形身无形之气火相抵触，故蠕动，待正气日渐退化，则积邪随即而进展。有似乎生产，爰抒拙见，以供世界明达之研讨。

他如湿热蒸熏，致鼠受病，难安其穴，四出乱窜，互相咬而互相传染，速用醋调麦面、雄黄末以救之，否则随死。人触其尸气，与被死鼠身之蚤所咬而中毒者，名曰鼠疫，俗名曰痒子瘟，一曰疱瘩瘟。感之者，手足之重要经络间，或身部忽发生一红点，有若蚕咬状，痛澈于心，烦乱不安，举动维艰，随即红晕展开。生于手足者，红晕入身部而死，生于身部者，旦发夕死。同治壬申，滇西温带发见此症，染者绝户。群逃山林以避之。治主用碎瓷片速割破其四周出血，置雄黄末、麝香于其间[①]，急破生鸡敷之。用天茄子杵敷之，生吞之。内服牙皂、雄黄末、射干、山豆根、大青茎叶、三楞草、赤小豆、甘草、丹皮、琥珀末等类，酌加大黄、桃仁以解其毒。乃近世则以感触天地之疠气，凡具传染性者，皆名曰鼠疫。常见乎报端者，其病象多属于暑热湿疫之类，而非真确之鼠疫，盖抑闻风而误会其名也欤。

四、医理

昔在古世，人性淳朴，内无情欲仕宦之扰，酥炙肥甘之伤，起居有常，动作适宜，杂邪无从伤其形神，故有病只须祝述其由于医。其为病生于风、热、暑、湿、燥、寒，外伤其形耶，医则令其动作以御寒，安居以御暑湿，以调其形。其为病生于喜、怒、悲、哀、惊、恐、忧、思、忿、恚、色、劳，内伤其神耶，医则用良言以劝慰之，告诫之，以移易其精神，变化其气质，调其形与神之偏，使归于中和，故曰病可以祝由而已。待岐轩时则曰：今世之人不然，以妄[②]为常，以酒为浆，忧患劳其神，利害役其形，须用针砭治其

---

① 其间：原作“期间”，据文意改。

② 妄：原作“妾”，据《内经》原文径改。

外，毒药攻其内，而启后世之治要。然用药以治其形，盍[1]若用针以调其神，更为捷效而简便。故于暴卒、尸厥、癫狂、痫痉、瘛疭、喉痘、头与心腹诸痛、睾癞、癃闭等生死关头之重病，皆仅言用针以治之也。

何谓用针所以治人之神耶？盖人得天地之气以生，即与天地合其象。天地以五运六气生、长、化、收、藏育群生，人有五脏六腑，具精、神、魂、魄、意、志应万事，天地以三百六十五日分布其气化，人以三百六十五穴游行其神气。天地之化机，生于无形之气运，而成于有形之物类。人生之性命，附诸有形之躯壳，而实生于无形之神气。是故圣人运无形之神以补造化之或偏，故假用小针以刺激神经，抗进者使之退归和平，衰败者使之发生兴奋，以调人身无形之神而愈有形之病也。

原夫人身之神气为正气，而感受之杂邪为客气。邪客于形，致碍生化机能，即令正气失其运行之常度，故必用针以开其孔，导其气，使正气得以流通，邪气由此排出。故用针之道，在所以治神，非所以治形。而脏腑之神气，皆出入于手足四大关节之间，游行于三百六十五溪谷。而肉之大会为谷，小会为溪，溪谷之间，分肉之会，以行营卫，以会大气。神气内注于髓曰骨空，神气交会处曰气府，神气贯注处曰气穴。夫曰上工治神者，盖即取乎井、荥、俞、原、经、合、络、根、结等要穴，以治其神之出入，泻其有余，补其不足，调其偏以归于和平，得病之本，故曰上工。曰下工治形者，盖即头痛治头，足痛治足，得病之标，故曰下工也。

然治神之道，医者必张手如握虎之姿式，运全身之神气于手指，病者亦注意于应针之处所，神与神感，针症相对，庶神气伸张，邪气消亡，而现针下病减，针出病除之捷效，诚令人莫知其所以然，而目之若神也。现在科学倡明比例解释，自可豁然贯通矣。夫人身之要穴，宛若机械之关键，机械用一小匙以转旋，便能令其活泼自如与制度其动止。岐伯所阐用之小针，盖抑适合此小匙也欤。

至若用药以治形之要，诊其病由皮毛而入者，主用汗剂以解散其闭塞，

---

① 盍：何不，表示反问或疑问。

疏通其荣卫。其有伤于食与气食郁结者，主用泻剂以化除其积滞，泻涤其陈垢，随调和其中气。其有感触杂邪异气者，主用疏泄之剂清解消导，以开邪之出路，勿妄用温补，而成闭门缉盗之危候。其有内伤情欲，与所谋不遂、所依失望，皆病生于伤五脏之神，治主用良言化导，使其觉悟，以自宁其神志，乃治本之要法，旋用针药以疏通其闭塞，调和其气血，使精神、魂魄、意志咸归其室而守舍，方可恢复其健康。夫病象万状，治法纷繁，要不外驱邪扶正，以崇生化之源，兼调其偏以归于和平。明乎此，则医之理备矣。

第二编　审症分治

第一章　望　色

一、别脏腑肢节于面部

昔岐轩以人之形骸生自先天，故由骨骼可以考察其寿夭，而曰鼻柱骨高以起、端以直，顶平额宽，颧端颐丰，眉目开阔，耳厚门大，斯寿可百年。至其得后天水谷之精气以营养，其气色皆表现于面部，故审察首面之气于天庭、咽喉，次于额间。两眉交间者肺，两目交间者心，鼻柱骨间者肝，膀胱子处次于鼻准，鼻柱骨旁者大肠，两目之下者胆，胃次鼻孔上旁，胃下者小肠，挟大者肾，肾下者脐，目内眦上者膺乳，颧者肩也，颧后者臂，臂以下者手，耳门前者臂，牙车以下者股，牙车中央者膝，膝以下者胫，当胫者足，牙车大屈者膝膑。此脏腑肢节之部分也。

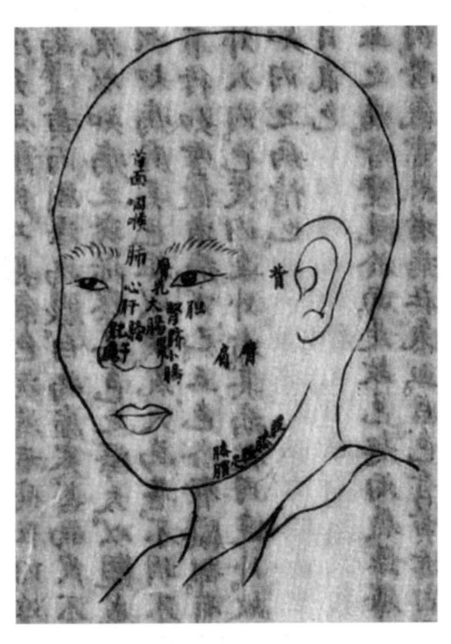

二、察色辨病[①]

故能审察色之泽夭，是谓良工。其气色沉浊者病在内，浮泽者病在外，

① 该标题在目录中有标注，正文中遗漏。据文意补。

紫红为风热，青黑为痛，甚为挛，黄而润泽为脓，白为虚寒，甚为皮不仁，赤为热。五脏各见其部，察其气之浮沉，以知病之浅深；察其色之泽夭，以观成败；察其散抟，以知病之远近。视色上下，以知病处。其色粗以明，沉大为甚，不明不泽，其病不甚。其色上行者病益甚，其色下行如云散者病方已。五色各有脏部，有外部，有内部。色从外部走内者，其病从外入内，色从内达外者，其病从内达外。故能积神以心，以审察可由外之气色，而知内之病情也。

三、面目气色

夫皮、肉、筋、骨、气、血之病，皆变见于面。是故色起两眉，薄泽者，病在皮；唇色青、黄、赤、白、黑者，病在肌肉；营气霈然者，病在气血；目色青、黄、赤、白者，病在筋；耳焦枯若尘垢者，病在骨。至若脏腑之精气皆上注于目，肾色黑，其精气注于瞳仁[①]；肝色青，其精气注于瞳仁外之青珠；肺色白，其精气注于白轮；心色赤，其精气注于目眦；脾色黄，其精气上注为约束裹撷眼皮。与夫肾水心火之精气，水火既济，阴阳合传而能视。故目之五色当以莹润为吉，晦暗为凶。若失其视觉，则精衰神丧而寿不久矣。他如面黄而目或青、或赤、或白、或黑，皆主不死。盖以黄为脾胃中土之正色，面黄虽主湿邪太过，尚为中气淫溢，即兼见他脏之色，亦无甚害。惟面赤而目或赤、或黑，面赤而目或青、或白，面黑而目白，皆为中气虚，而受他脏之邪气所乘袭，故主多死。赤色出两颊，病虽小愈，必猝死。黑色出于庭，大如拇指，必不病而猝死也。

四、鼻色生死

至若脾胃者，主纳水谷以资生者也，其精气上注于鼻，故脾胃之精气将绝，则鼻头先不温。其精气外泄，故鼻头微汗出，出则渐冷，待冷极，则全体皆冷而死矣。故先师谓鼻色黄而晦者为有积，黄而润者内蕴痰饮。又谓鼻色灰乌不泽，面形乌胖者，必呕血下血；鼻间润黑者为有水；鼻色白者少气

---

① 仁：原作“人”。径改，下同。

血。又谓鼻色青而腹痛者死；鼻色暴赤，非其时亦死。且督、任、冲等脉皆会于鼻准，故下部有疮者，鼻多赤。男子青色见于鼻准，主小腹痛，下为卵痛，圆直为阴茎痛，色上向为阴本痛，下向为阴头痛与狐疝㿗阴。女子色见于鼻准，为膀胱子宫处病，其色循鼻准而下，主有带下病。此察鼻色之要也。

五、脏病外候

夫肺开窍于鼻，心开窍于舌，肝开窍于目，脾开窍于口唇，肾开窍于耳，故肺病者喘息鼻张，心病者舌卷短、颧赤，肝病者目眦青，脾病者唇黄，肾病者颐与额黑。而肺藏于右，故肺热病者右颊先赤；肝藏于左，故肝热病者左颊先赤；心火位上，故心热病者额先赤；肾水位下，故肾热病者颐先赤；脾居中央，故脾热病者鼻先赤。至若痿病，肺热叶焦，色白而毛折应之；心热脉痿，色赤而络脉溢应之；肝热筋痿，色苍而爪枯应之；脾热肉痿，色黄而肉蠕动应之；肾热骨痿，色黑而齿槁[①]应之。故观其外之气色，便可以知其内之病情也。

六、脏色生死

肺白，心赤，肝青，脾黄，肾黑，此五脏之本色也。夫五脏神气洋溢于内，斯五色表现于外。故色之生于心，如以缟裹朱；生于肺，如以缟裹红；生于肝，如以缟裹绀；生于脾，如以缟裹黄；生于肾，如以缟裹紫。其内色映耀于外，斯为神气。若脏气毕露于外而无润光，则为脏气外泄而主死。故青如翠羽者生，如草兹者死；黄如蟹腹者生，如枳实者死；赤如鸡冠者生，如衃血者死；白如猪膏者生，如枯骨者死；黑如乌羽者生，如炲者死。盖以神气内藏而光润者生，晦暗者主死也。

七、死期色症

肺气绝，不荣于其所主之皮毛，则津液去皮节而爪枯毛折，丙笃丁死，火胜金也。且毛窍不固而汗出发润，气不归元而喘促。

心气绝，丧失其生血以注形身之机能，则血不流，故毛色不泽而面黑如

---

① 槁：原作“稿”，疑为笔误，径改。

紫漆，壬笃癸死，水盛火也。

脾气绝，则脉不荣[①]肌肉而肉软隙，舌萎，人中满，唇反者肉先死，甲笃乙死，木胜土也。且腹胀闭，善噫善哕，面黑毛焦而终矣。

肾气绝，则骨髓枯，肉软隙，齿长而垢，发无泽者骨先死，戊笃[②]己[③]死，土胜水也。且腹胀闭，二便不通而终矣。

肝气绝，则筋急引舌与睾，故唇青、舌卷、睾缩而筋先死，庚笃辛死，金胜木也。且嗌干，烦心，善溺，筋牵引而终矣。

五阴气绝，则目系转，转则目运，目运者志先死，远不过一日半而死。且阴气绝，则孤阳无依而烦乱，其死也躁，其身色赤，腋下温，心下热也。

五阳气绝，则阴与阳离，腠理开，绝汗乃出，死期不过旦夕。且阳气先绝者，其死也静，其身色青，其肌肉冷也。

太阳之脉，萦目上网，行身后，故其将终也，则目上视若戴，而身反折，手足瘛疭，其色白，绝汗乃出，出则死。少阳之脉，从耳后入耳中，故其将终也，耳聋，百节皆纵，目环绝系，一日半死。其死也，色先青白乃死。阳明之脉，挟口环唇，故其将终也，口目动作，善惊妄言，面黄，其上下经脉盛，不仁则终矣。

---

① 荣：原作“容”，据文意与《内经》原文径改。

② 笃：原作“独”，据文意径改。

③ 己：原作“已”，据文意径改。

第二章　闻　声

一、五脏五声

夫声者发于中，由喉舌而宣于外者也。故以呼、哭、歌、笑、呻五声别五脏之病情。故肝声为呼，其变动为握；肺声为哭，其变动为咳；脾声歌，其变动为哕；心声笑，其变动为忧；肾声呻，其变动为栗[①]。此由声而别其为何脏之病也。

二、闻声知病

声朦胧不张，如从室中言，知其中气为湿所伤，与伤恐也。言而微，与不欲言者，知其为中气亏损。语言善恶不避亲疏者，知其为神经错乱。语声寂寂然静，而有时喜惊呼者，知其为骨节间病。语声喑喑然不澈者，知其为病在心膈。语声啾啾然细而长者，知其为头中病。他如胃气逆，则其声哕；胃气绝，则呃声连续；胃中虚寒，厥气上走心，无气应呼，故噫噫伤痛以出气。胆气逆，则干呕或呕苦；胆气虚则多忧，致气道不利，故先吸气满，而后长声太息以呼出。阴气盛而阳气绝，则撮口吹唏以快利其气。阴阳水火之气两相感而喷嚏，故病人喷嚏为欲愈。阴阳相引而呵欠，病人发欠为欲愈，平人发欠为初瘖，为将寐、将病，产妇发欠三次而脱气。此皆闻外声可以直判其内病而毫发不差者。盖以新病之人声不变，病至变声，知其为久病与重病，而别其为何脏所发，何邪所感矣！

① 栗：原作“慄”，为“栗”的繁体字，故改。

第三章 问 病

一、详问病源

夫百病之生，不外乎外感与内伤，故必详加问诘[①]，知为感触六淫杂邪，外伤其形，致营卫气血循环失常耶。抑或七情六欲内伤其神，致精、神、魂、魄、意、志等神识官能受损耶。但外伤其形，病者尚能表白其病象，惟内伤其神，病者多不便明言其底蕴，故必摒[②]去外人，婉言致问，方能探悉其神伤之由。他如痴心谋富贵，溺志得良偶，不遂所欲，与夫素富贵而忽贫贱，素安乐而忽患难，青年丧偶而抚孤，老年丧子而乏孙……类此隐情，非详问何以知之？况乎男女之隐疾，更有非详问不便明言者。至于形志苦乐，饮食浓淡，居处高下，素寒素热，二便常变，近所喜忌，有无宿疾，非问悉其情，何以施相当之治疗耶。故曰入家问姓，临病人问所便，其平素所便在何，病时所便又在何。病之变化百端不一，要皆由问以知其所在也。故曰问其处，知其病，名曰工也。

---

① 诘：追问。

② 摒：原作“拚”，音 pàn，意为舍弃，不顾惜。据文意，当为“摒”，音 bìng，意为排除。

第四章　切　脉

一、诊脉部位

左为阳，故由左手寸、关、尺之三部以候心、肝、肾水。右为阴，故由右手寸、关、尺三部以候肺、脾、肾火。两尺内以候腹中，而大肠、小肠、三焦、膀胱皆在腹中，故候大肠、膀胱于左尺，候三焦、小肠于右尺。其脉之动而静者，则主病在足之三阳三阴经。其脉动而躁者，则主病在手之三阳三阴经。是为中部之候。此外，则有上三部之动脉在于头，下三部之动脉在于足，三而三之成九，故曰三部九候。

二、脉诊手术

人迎以候阳，气口以候阴。男子应天而属阳，故医者以其右手先诊其左手，同时以左手而诊其人迎。女子应地而属阴，故医者以其左手先诊其右手，同时以右手而诊其人迎。诊人迎则以手大指、食指微捏其咽喉旁之动脉，诊气口则以手大指按病者手背面指节后过腕交臂之高骨。高骨之对方骨间为关，医者即以中指候关，食指候寸，无名指候尺。由尺至寸约一寸，故曰寸口，为肺脏动脉，肺主气，故一曰气口。以三指微切皮部以候脉之形状，审其外部之动状与内部有无歧别否。随按至肉部候其形状，随按至骨部候其形状。复由骨部而退候肉部，再退候皮部。乃由皮肉骨三部之中，参诸春夏秋冬四时，五运六气之脉象。应有余而太过为病，不及为病，得四时之反者，为病重而主死也。

三、呼吸评[①]脉

人之经脉，随天道以运行，故人一呼一吸，脉动五至曰平。计

① 评：原作“详”，据意径改。

四百三十五呼吸，脉动二千一百六十次，脉行一周于身，计时二十八分八秒。故人呼吸二万一千六百次，历时一千四百四十分钟，脉动十万零八千次，计循环五十周于身，而为一日一夜，依次循行，环转无端，此平人脉也。故正气虚则脉行迟，邪热盛则脉行速，失天地运行之常，故为病也。查西医以钟点计算，每一分钟脉动七十五次，呼吸十五次，则一日夜二十四点钟，脉动十万零八千次，呼吸二万一千六百次，适合一呼一吸脉动五次，此岐轩所以为天纵圣神也欤。

四、诊脉时间

当以平旦，阴气未动，阳气未散，饮食未进，经脉未盛，络脉调匀，气血未乱，故乃可诊有过之脉。切脉动静，而视目之睛明，观五色，察五脏有余不足，大小强弱，形之盛衰，以此参伍，决死生之分。惟诊重病可不拘时，但卧不能起者，若强扶行动则脉丧乱无凭，当就榻而诊之，乘车马及步行来者，宜休定而后诊之。

五、六气主时脉象

是故人生天地，气秉阴阳，其经脉之运行，亦随天地六节之气运而变易其动象。故由大寒至春分[①]六十日零，在天则厥阴风木司气而应之以风，在人则肝木主时，其脉象应清虚以滑，端直以长而微弦。

由春分至小满六十日零，在天则少阴君火司气而应之以热，在人则心火主时，其脉象应来盛去衰，有如火上炎状而微钩。

由小满至大暑六十日零，在天则少阳相火司气而应之以暑，在人则心包相火主时，其脉象应来时盛而回环衰，如火上炎而微洪钩[②]。

由大暑至秋分六十日零，在天则太阴湿土司气而应之以阴雨，在人则脾土主时，其脉象应如鸡足践地之状，柔和四布而微弱。

由秋分至小雪六十日零，在天则阳明燥金司气而应之以清露，在人则肺金主时，其脉象应来急去散，阴气内藏，阳气外浮而轻虚若毛。

---

① 分：原作“风”，据节气名称径改。下同。

② 钩：原作“钧”，据四季脉象特征径改。下同。

由小雪至大寒六十日零，在天则太阳寒水司气而应之以霜雪，在人则肾水主时，其脉象应阳气内藏而沉石若营垒。

故平人之脉当以柔和而合四时之脉象，方为得胃中水谷之精气以资养之表现。反此皆为病脉。以故春独弦，夏独钩，长夏独软弱，秋独毛浮，冬独沉石而无柔和之胃气，为真脏脉见，主死。他如春得毛浮之肺脉，夏得沉石之肾脉，秋得洪钩之心脉，冬得软弱之脾脉，是为得不胜之气而无生气，多主病重而死。

六、六气病脉象

是故风、热、暑、湿、燥、寒，此天地之六淫也。而天之邪气，感则由鼻入，内伤五脏。地之邪味，感则由口入，内伤六腑。 故此六邪客于形身之间，致经脉失其循行之常度，即见风脉浮弦而缓，热脉浮洪而数，暑脉虚浮而濡，湿脉沉而濡弱，燥脉浮而短涩，寒脉浮而紧急。

七、浮脉症治

（一）脉浮而紧，曰外伤于寒。寒为阴邪，伤人身之营血，致其经脉涩而不行，故脉盛大而紧急。阳格于外故脉浮，阳气闭塞故恶寒，津液不通故无汗，阳气被寒遏抑而不舒，故头痛身热而喘。此《金匮》所以主用麻黄 、杏仁、甘草、桂枝以由表而解散太阳经之寒邪。若口渴，则寒邪已深入太阳之腑膀胱，郁而为热，又当主用猪苓、茯苓、泽泻、滑石、桂枝，以散表寒而清里热。

（二）脉浮而缓，曰伤风。风为阳邪，伤人身之卫气，卫伤则无以卫外而阴液外泄，故多汗恶风。而当主用桂枝以散风邪而固卫气，芍药以敛阴液，甘草以益中，姜、枣以调和营卫。

（三）浮而洪大以长，或滑，头额颅痛，身热，鼻干，自汗，口渴，面赤，为病在阳明经。阳明多气多血，故其经气厥逆则脉现洪长。当主用石膏、知母、甘草、粳米之辛凉苦甘，以解表里郁热。若身痛则燥之气淫于肌肤矣，自汗则阳热熏阴液外泄矣，不大便则燥热内结矣，又当加秦艽、射干以除热而养阴润燥。

（四）浮大而弦长，恶寒发热，头耳前后痛，胁痛，口或渴或呕或苦，为病在少阳经。少阳主枢输阴阳表里之气，故有寒有热，而足少阳胆气属阳木，手少阳三焦主气与火，故其经气厥逆，则现木之弦长，火之洪大。而当主用柴胡、川芎以散表邪，青皮、槟榔以升降木火之气，栀子、黄芩、枳实以清里热，半夏以涤痰饮，参、草以益中气，姜、枣以调和营卫阴阳。

（五）浮而盛数，曰热。浮为阳盛于外，数为阴虚生内热，内外皆热，致脉流数疾。当主用石膏、知母、秦艽、玄参、麦冬以益阴济阳，而解表里之热。

（六）浮而细数，曰虚热。真阴亏损，虚火妄动，而当主用麦冬、玄参、生地、芍药、花粉、丹皮以养阴清热。

（七）浮而滑，曰食积。食积化热，致脉流滑利搏疾，食热之气蒸腾上升，致头目眩晕浑浑，身重而痛，胀满咳喘。当主用酒曲汤吞万应丹以消积滞，随用苍术、陈皮、茯苓、半夏、酒曲、山楂、枳实、射干以健脾消食荡热。

（八）浮大而无力，曰虚。真阴失守，孤阳外泄则魄汗淋漓。当主用牡蛎、龟甲、熟地黄、山茱萸、茯神、黄芪、芍药、甘草、桂枝、饴糖以补阴阳而和营卫。若浮大无力而数，曰虚热，当酌减桂枝，加麦冬、丹皮以滋阴。

（九）浮迟而小弱，曰虚。主虚阳外泄，行动汗出而目眩。治同虚浮。加熟附、阿胶。

八、沉脉症治

（一）沉而弦紧，曰内伤于寒。或寒饮食积滞，致津液凝滞不行，故其脉盛大紧急，症现肿胀疼痛。当主用万消丹以化积，桂枝、吴萸、附子、干姜、苍术、半夏、茯苓、陈皮以温中散寒。

（二）沉而洪大，曰实热。热邪内结，致脉搏盛大实坚。症见烦渴胀满，主用芒硝、大黄、枳实、厚朴以荡涤实热。若身痛当加秦艽，头痛可加石膏。

（三）沉而滑，曰积滞。食积不化，郁而为热，致脉行滑利。症见胀满疼痛，头重目眩，发热。当主用万应丹以消积。随用苍术、陈皮、半夏、枳实、厚朴、牙皂、槟榔、酒曲、射干以化积而除热。若沉而滑数，当君枳实、射干以荡热。

（四）沉而小弦急，曰疝痛。小为正气虚，急则为寒，弦则为痛，正虚而寒邪客之，致经脉止而不行，故结为有形之疝，聚而作痛。治同沉紧。

（五）沉而细小，曰虚。主脏气匮乏，神倦言微，肢惰体衰，虚劳百疾。主用桂枝、苍术、茯苓、砂仁、萆薢、秦归、大枣、饴糖、炙黄芪、甘草。虚恶寒，加附子、干姜。

（六）沉而细数，曰虚热。主用熟地黄、山茱萸、麦冬、白茅根、丹皮、玉竹、玄参、芍药以养阴澈热。

（七）沉大而无力，曰虚。为阴中伏阳，虚火妄动。在上部则主烦心气逆，在中部则主胀满，在下部，男子则主滑精，女子则主崩漏。主用熟地黄、山茱萸、萆薢、续断、茯苓、泽泻、丹皮、肉桂、附子。烦心，加郁金；喘满，加五味；滑精，加锁阳、牡蛎、龟甲；白带亦加；经崩，减桂附，君丹皮。

第五章 食 养

一、五气五味

天食人以五气，地食人以五味。五气入鼻以益气，五味入口以益形。故清阳之气出上窍，浊阴之味出下窍。清阳发腠理，浊阴走五脏。清阳实四肢，浊阴归六腑。阳为气，阴为味。味归形，气归精，精归化。精食气，形食味，化生精，气生形。味过反伤形，气过反伤精，精化为气，气伤于味。五谷为养，五果为助，五畜为益，五菜为充，食养合宜，无使过之，伤其正也。故五味入口，藏于肠胃，胃有所藏，以养五脏，气和而生，津液相成，而形身之精神、魂魄、意志等神识乃自生。

二、五味所入

水谷入胃，五脏六腑皆秉气焉。五味各走其所喜，谷味酸先走肝，谷味苦先走心，谷味甘先走脾，谷味辛先走肺，谷味咸先走肾。谷气津液已行，营卫大通，乃化糟粕，以次传下。谷之入于胃也，其精微者，先出于胃之两焦，以溉五脏，别出两行荣卫之道，其大气之抟而不行者，积于胸中，命曰气海，出于肺，循喉咙，故呼则出，吸则入。天地之精气，其大数长入三出一，故谷不入半日则气衰，一日则气少矣。

三、脏色所宜

脾黄、肝青、肺白、心赤、肾黑。故黄色宜甘，青色宜酸，白色宜辛，赤色宜苦，黑色宜咸。凡此五者，各有所宜。所谓五宜者，脾病者，宜食杭米饭、牛肉、枣、葵；心病者，宜食麦、羊肉、杏、薤；肺病者，宜食黄黍、鸡肉、桃、葱；肝病者，宜食麻仁、犬肉、李、韭；肾病者，宜食大豆、黄卷、猪肉、栗、藿。

四、五禁五伤

辛走气，气病无多食辛；咸走血，血病无多食咸；苦走骨，骨病无多食苦；酸走筋，筋病无多食酸；甘走肉，肉病无多食甘。多食咸，则血脉凝涩而色变；多食苦，则筋急而爪枯；多食酸，则肉胝皱而唇揭；多食甘，则骨痛而发落；多食辛，则心洞而汗出。味过以酸，肝气以津，脾气乃绝；味过于咸，大骨气劳，短肌心气乃抑；味过于甘，心气喘满，色黑肾气不行；味过于苦，脾气不濡，胃气乃厚；味过于辛，经脉沮弛，精神乃殃。

五、五味生化

多食咸，则血凝液聚，胃中汁不上至于咽，故舌干而口渴。血脉者，中焦之道也，故咸入而知其走血。酸入于胃，其气收涩而不入，出上焦，即留胃中，胃中和缓，下溢膀胱，膀胱得酸则卷约，致令人小便不利而癃。阴者积筋之所终也，故酸入而知其走筋。辛入于胃，其气上熏诸阳，故令心若洞，营卫之气与辛气俱行，故辛入而汗出，知其走气也。苦入于胃，三焦之道皆闭而不通，故变呕。齿者，骨之所终也，入而复出，故知其走骨。甘入于胃，其气和缓，不能上升，胃缓则虫动，故令人悗[①]心。其气营养肌肉，故知其走肉。是故谨和五味，骨正筋柔，气血以流，腠理以密，如是则谷气以精。谨遵如法，常存生命。

---

① 悗：读 mán，烦闷之意。

第六章 药 治

一、气味阴阳

药之气为阳，味为阴，故气浮者为阳，薄为阳之阴。味厚者为阴，薄为阴之阳。气薄则其性上升而发泄，气厚则其性辛温而发热。味厚则其性下降而泄泻，味薄则其性疏泄而通畅。辛甘者其性升发而为阳，酸苦者其性涌泄而为阴，味淡者其性渗泄而为阳，味咸者其性涌泄而为阴。故辛能散，甘能缓，酸能收，苦能燥、能泄，淡能渗，咸能软、能润。此六者，或散、或收、或泄、或燥、或润，以所折而行之，调其偏，使归于和平。

二、正治从治

是故人身之阳盛则阴病，阴盛则阳病。阳盛则热，正治以苦酸；阴盛则寒，正治以辛热。重寒则热，从治以辛热；重热则寒，从治以寒凉。且气候温热，喜食寒凉，病生于内寒，从治以温热；气候寒凉，则喜食温热，病生于内热，从治以寒凉。气凉气寒，病生于内寒，正治以辛热；气温气热，病生于内热，正治以寒凉。正治从治，不外抑其偏盛，令其调和，其道一也。

三、药分君臣佐使

君一臣二，制之小也；君一臣二佐五，制之中也；君一臣三佐九，制之大也。夫主病之谓君，佐君之谓臣，应臣之谓使。君一臣二，奇之制也；君二臣四，偶之制也；君二臣三，奇之制也；君三臣五，偶之制也。故曰近者奇之，远者偶之。汗者不以奇，下者不以偶。近而奇偶，制小其服也。远而奇偶，制大其服也。大则数少，小则数多。多则九之，少则二之。奇之不去，则反佐以取之。春用温，夏用热，秋用凉，冬用寒，反从四时之气，所谓寒热温凉，反从其治也。

四、治当从本

至若病有中外，从外之内者治其外，从内之外者治其内。从外之内而盛于内者，先治其外，而后调其内。从内之外而盛于外者，先治其内，而后调其外。中外不相及，则治主病。故治病之道，当察生病之源，先治其本，而后治其标。以故因内伤饮食，复外感于邪而生他病者，当主先行消导其饮食。内伤情欲，而复外伤于邪者，当先调其内伤，而后治其外感。惟大小便不通者，可先治其标。故曰：微者逆之，甚者从之，寒者热之，热者寒之，坚者削之，客者除之，劳者温之，结者散之，积者攻之，燥者濡之，急者缓之，散者收之，损者益之，逸者行之，惊者平之。摩之浴之，泄之劫之，汗之下之，开之发之，适合其病之情事，诚治本之要也。

五、药性主要

凡药气味微辛者，其性主升发，能解散风寒燥湿杂邪。大辛者，其性温热，能温中散寒而祛阴回阳。甘者，其性温补，能建中而益气。苦者，其性寒凉，能清热解毒，益阴津而平阳热。酸者，其性收涩，能敛火澈热，兼收下陷之气。淡者，其性渗湿，能分泌清浊而益化源。淡滑者，其性下达，能通利二便。咸者，其性下行，能软坚化结，荡涤热邪而润燥养阴。

六、辛味药性

（一）药味大辛者，其性温热，能散凝结之阴邪，回将绝之元阳，促进气血之循环。附子、肉桂、胡椒、丁香、荜拨、干姜、吴萸、巴豆之类也。

（二）辛温者，能祛沉寒、逐水饮、温脏腑而增加其生化能力。益智仁、肉豆蔻、草果仁、菖蒲、阿魏[①]、生蒜头、生薤白、生石灰水之类也。

（三）辛甘者，能温中而祛风寒，和营卫而行气血。桂枝、桂心、当归、川芎之类也。

（四）辛散者，能散风、寒、燥、湿杂邪，流饮结气，开汗孔之闭塞，而

① 阿魏：药名。出《新修本草》。又名臭阿魏，具有化癥消积、杀虫、截疟之功。

疏通气血循行之道。细辛、防风、白芷、羌活[①]、独活、青蒿尖、苍耳子、鲜葱、生姜之类也。

（五）辛燥者，能燥湿而逐风痰流饮，散积软坚化结以宣通闭塞。半夏、南星、天麻、白附子、漏芦之类也。

（六）辛苦者，能解散风、寒、燥、湿杂邪，平郁热而止咳定喘。桔梗、牛蒡子、贝母、白及、百合、紫菀、冬花、生葶苈子、生莱菔子之类也。

（七）辛窜者，能宣通脏腑经络，驱除风痰流饮，开关节而疏通闭塞。蟾蜍、牙皂、藜芦、常山苗、人头芪[②]、牛膝、五加皮、川乌、威灵仙、远志之类也。

（八）辛凉者，能解散风寒郁热而调理气血。荆芥穗、薄荷、辛夷、冰片之类也。

（九）辛苦香窜者，能宣通脏腑经隧，除障碍而行气血。麝香、穿山甲末、乳香、没药、焦槟榔、香附子、玄胡索、郁金、泽泻、香血藤、血竭、五灵脂之类也。

七、甘味药性

（一）甘温者，能温中宫而益元气，充肌肉而实腠理。炙黄芪、党参、焦白术、大枣、仙茅、榆木之类也。

（二）甘香微温者，能散风、寒、暑、湿杂邪，化积滞而温中止痛。甜酒曲、藿香、香薷、苏叶、茵陈之类也。

（三）甘香者，能温中宫而化积滞、通气血、益元阳。马蹄香、山柰[③]、甘松、砂仁、蔻仁、茴香子、蛇床子、故芷之类也。

（四）甘平者，能益气血生化之源而增长精神，充肤肉而润泽皮毛。人

---

① 活：原作“治”，据中药名径改。

② 人头芪：中药，又名“马笃七”，始载于《新华本草纲要》。味辛、涩，性平，归肺、心、肝三经。有清热解毒、润肺止咳、活血止痛之功。用于肺脓肿，咳嗽，跌打损伤，疔疮。

③ 山柰：中药。味辛性温，归胃经。有行气温中、消食、止痛的功效。用于胸膈胀满，脘腹冷痛，饮食不消。

参、明党参、炙甘草、丹参、玉竹、黄精、沙参之类也。

（五）甘润者，能平虚热而生津止渴，润燥养阴。麦冬、天冬、女贞子、梨汁、蔗汁、白茅根汁、牛乳、蜂蜜之类也。

（六）甘淡者，能除湿邪、泌清浊、健脾胃、益肺气而崇土金水生化之源。茯苓、萆薢、薏苡仁之类也。

（七）甘涩者，能益脾胃之阴津以平消渴，敛下陷之阳气而止泄泻。橄榄、何首乌、赤石脂、粉葛根之类也。

（八）甘寒者，能平阳热之蒸熏，以生津液而润脏腑。花粉、土瓜、石膏之类也。

八、苦味药性

（一）苦温者，能除湿而宽中下气，健脾胃以益生化之源。苍术、陈皮、厚朴、木香之类也。

（二）苦辛者，能除湿热积滞，散满消肿，清热解毒。枳实、秦艽、防己、射干、芭蕉根汁、大青叶根、天茄子、紫花地丁、苦参之类也。

（三）苦凉者，能泻火凉血、清热解毒、养阴润燥。山豆根、蒲公英、栀子、菊花、连翘、野油麻、金银花、马鞭草根、猪牛羊胆、芦荟之类也。

（四）苦寒者，能泻火清热，推荡亢极之阳邪，滋养枯竭之阴津。知母、黄连、黄芩、黄柏、龙胆草、大黄、熊胆之类也。

（五）苦甘者，能平浮游之虚火而养阴润燥，清热降气。玄参、地黄、瓜蒌仁、杏仁之类也。

九、淡味药性

（一）淡辛者，能除湿热积滞，攻痰涎、凝结、肿胀、喘满，由二便以排泄。芫花、甘遂、大戟、牵牛子、续随子[①]之类也。

（二）淡甘者，能除湿热，止消渴，利小便而消肿满，泌清浊而止泄泻。

---

① 续随子：又名千金子。性平、温，有毒，归肝、肾、大肠经。有泻下逐水、破血消癥的功效，外用疗癣蚀疣。用于二便不通，水肿，痰饮，积滞胀满，血瘀经闭；外治顽癣，赘疣。

猪苓、泽泻、扁豆、赤小豆、木通之类也。

（三）淡滑者，能除湿热，止消渴，利小便而止泄泻。滑石、车前子之类也。

（四）淡涩者，能除湿热，凉血液，敛下陷之阳气，固漏泄之阴津。地榆、土血蝎[1]、樗根皮、鼠尾草、赤石脂之类也。分泌上逆之水邪，宁神魂而定意志。龙骨、琥珀、赤铁矿之类也。

十、酸味药性

（一）酸温者，能温补三焦，益真火之化源，固精秘气，敛散漫之元阳。硫黄、山茱萸、五味子、枣仁、枸杞子之类也。

（二）酸涩者，能化痰消积，除下注之湿热，生津止渴，敛蒸腾之阳邪。诃子、山楂子、枯矾、乌梅、木瓜之类也。

（三）酸苦者，能清热凉血，平虚火之蒸熏，敛阴液之下脱。芍药、丹皮、白头翁、续断、矮头陀之类也。

十一、咸味药性

（一）咸温者，能补益下焦真阳真阴，增长髓液，固精秘气。肉苁蓉、鹿茸、锁阳、巴戟、龟甲、阿胶之类也。

（二）咸辛者，能除胀满，消积滞，散气郁、血郁，调经和血，疗妇女百病。益母草膏、蕲艾之类也。

（三）咸涩者，能分泌清浊，固肠止泻，软坚化结，消痞散瘿。牡蛎之类也。

（四）咸苦者，能降逆气而化痰定喘，散坚结以消瘿散瘰。旋覆花、夏枯草之类也。

（五）咸凉者，能散热邪之凝结而通闭塞，润肠胃之燥结以益阴津。硼砂、硇砂、盐精之类也。

（六）咸寒者，能润燥软坚，荡涤脏腑之积热，平阳邪之亢甚，救阴液之枯竭。芒硝之类也。

---

① 土血蝎：当为“土血竭”。

十二、万应丹配合法

甘遂（微炒）、大戟（切片，微炒）、芫花（微炒）、大枣（去核，切片，晒干）、硫黄（制），上五味，分两平均，共为细末，水圆成丹，每粒约重一公厘，再用硫黄末为衣，晒干贮瓶。

制硫黄法：研极细，置瓷器内，用酒浸潮，随用烫开水冲入搅化，俟水澄清，撇去水，再三用开水烫搅之，撇换水三五次，则火毒消除，臭气全无，乃用篾器，上铺棉纸或布，将硫黄倾于篾器内，滤去水，晒干备用。

本丹用甜酒曲煨汤，于空心时吞服，能驱除脏腑感受食饮杂邪发为沉疴痼疾，实有起死回生之可能性。强壮可服十数粒，幼小可服五六粒。平人每月服一次，能令百病消除，远行更宜常服。服后半时，觉胃中嘈杂，下利数次，为合宜。不利加服。利太甚，用枣煮粥解之。惟性主攻下，宜空心时服方不吐。服后须过二小时方服调养剂，免牵制其效力。若服饭，当过三小时，否则多吐。

（沈品轩[①]特识）

十三、万消丹配合法

牙皂五两（切片），巴豆、三棱各一两五钱，川芎三两，木香、公丁香（未去油而红润者良）、沉香各一两，皂矾、硼砂、乳香、没药、葶苈子（微炒）各五钱，菖蒲、玄胡索、泽兰、甘遂（微炒）各一两，大枣二两（切片，晒干）。上共为细末，米糊圆成丹，每粒约重一公厘，晒干贮瓶，勿令泄气。

本丹能排除形身障碍，使血气流通，治暴卒尸厥，跌打昏死，癫狂痫瘛，喉痹[②]痰壅，偏枯痿躄，血枯干痨，睾丸暴大，痈疽瘰疬，心腹疼痛，停食翻胃，痞块癥瘕，五积五肿，久疟久泻，五痨七伤。

凡百沉疴，于清早空心时，用清冷水吞服十数粒，或吐或泻，其病立除。不泻加服。起死回生，效验神速。其治病功效与服食法同万应丹，但其性较热，孕妇少服。

（沈品轩特识）

---

① 沈品轩：即沈士真。

② 痹：原作“痺”，同“痹”，下同，径改。

附：本社制送万消丹、万应丹治病加减法

——外感寒湿，内伤饮食，发热消瘅，煎甜酒曲汤服。疟，加青蒿、桃、柳尖各三个。

——痰涎上涌，阻塞咽喉，喘咳不得卧，甚吐脓血，煎牙皂、细辛、牛蒡子[①]、桔梗汤服。

——心胸胃胁腹痛，痞块癥瘕，霍乱呕吐，膈噎翻胃，脐下痛冲心，心胸痛连背等症，煎甜酒曲、牙皂、香附、山楂、藿香汤服。疝痛，用吴萸、玄胡索、川芎、茴香子汤服。

——气血积滞，五肿五胀，如鼓如孕，黄疸，煎茵陈、泽兰、槟榔、香附、甜酒曲汤服。

——疠癞痈疽、疮痂、癣疥、瘰疬、烂疱、丹毒，煎苍耳子、穿山甲、牙皂、桃仁、荆芥汤服。杨梅疮，加蓖麻仁三粒。麻疯，加大枫子三粒、雄黄末一钱，合并研吞。

——手足麻痹、偏枯、瘫痿，煮蚕砂、桑枝、松枝、水煎血藤、威灵仙、红牛膝、荆芥汤服。

——癫狂瘛疭、痉惊痫、暴卒尸厥，煎全蝎、牙皂、细辛、薄荷、生姜汤服。癫狂，减姜、辛。

——头、目、耳、鼻、口、齿、腮、颊肿痛，头风，面疮，口歪目斜，煎白芷、川芎、薄荷汤服。

——关格，呕吐，腹痛，便闭，水药入口即吐，先用鸡毛搅吐水尽，煎甜酒曲、藿香汤服。

——喉咽唇舌肿痛，喉痹，煎牙皂、桔梗、细辛汤服。血干痨，煎泽兰、红花、桃仁汤服。

——饮食积滞，胀满便闭，肠鸣泄泻，下痢红白脓沫，煎山楂、酒曲汤服。痢，加柴胡。

——红白癃淋，用棕根、木贼汤服。木贼，俗名笔管草。

（沈品轩特识）

---

① 牛蒡子：原为“朱蒡子”，笔误，据意径改。

第七章　针灸治疗

一、九针论

帝问：针之长短有度乎？岐伯曰：

（一）针皮曰镵[①]针，长一寸六分，大其头，锐其末，令勿得深入而阳气出，以治热在头身者也。今酌改为长七公分五厘。

按：此针古用砭石为之，近俗尚有沿古用碎瓷片者，岐黄改为镵针。用法：以针尾当手心，用食指、大指甲持针口，以限制其深浅，由上划下，令其出血，以泻皮热。

（二）针肉曰圆针，长一寸六分，筒其身而卵其末，以揩磨分肉间，令勿得伤肉。主治分肉间气。今酌改为长六公分。

按：推拿家用手大指、食指推磨形身分肉，以疏通气血，盖抑代用圆针之别法。

（三）针脉[②]曰鍉针，长三寸半，取法于黍粟之锐，大其身而圆其末，主按脉致气，令邪气独出。

按：此针太长无益，今酌改为长六公分，取于井荥分俞，以补脉气少者。

（四）针筋曰锋针，长一寸六分，筒其身，锋其末，以泻热出血而痼疾竭。今酌改为长七公分五厘。

按：此针并改为三棱针，宜制三种，浅刺络血，深刺痈肿、结核，用处颇多，形大血多者用甲种，形小血少者乙种。

（五）针骨曰铍针，长四寸，广二分半，取法于剑锋。主寒与热争，两气相搏，合为痈脓者也。

按：此针过于长宽，令人痛苦。今酌改为长七公分五厘，宽五厘，便于

① 镵：读 chán。
② 脉：原作“肉”，据《灵枢·官针》径改。

深入。刺达脓所，针头斜向上，挑宽其口，毫无痛处。用法：以针尾当手心，用大指、食指持针口以制其深浅。

（六）调阴阳曰圆利针，长一寸六分，微大其末，反小其身，令可以深入。主虚邪客于经络而为暴痹者也。今酌改为长六公分。

按：此针兼用以刺水肿，刺暴痹痈肿，以出其瘀血而泻其恶气。宜制为三种，针柄制成八方形，以便捻转。

（七）益精曰毫针，长一寸六分，尖如蚊虫啄，静以徐往，微以久留，正气固之，真邪俱往，出针而养者也。今酌改为长六公分，针柄八方形。

按：此针用以行补泻法，宜制为二种，以大泻，以小补。

（八）除风曰长针，长七寸，长其身，锋其末。主刺深邪远痹，内舍于骨，解腰脊腠理间也。

按：此针太长，恐深入误伤骨解之液，反受其害。今酌改为长一公寸二分，用三线组之小钢线，针之前半并头，制为扁圆蛇头形，远刺腠理间之风邪。用法：以针尾顺食指，针头循腠理而推入。

（九）通九窍曰大针，长四寸，取法于锋针，其锋微圆，以取大气之不过于关节者也。

按：此针改为长七公分五厘，其形同圆利针，但稍粗长耳。

九针之宜，各有所为，长短大小，各有所施，不得其用，病勿能移。疾浅针深，内伤良肉，皮肤为痈；病深针浅，气不泄泻，支为大脓。病小针大，气泻太甚，亦必为害；病大针小，气不泄泻，将复为败。

病在皮肤无常处，或色赤者，取以镵针于病所，以去其血。肤白勿取。病在分肉间，取以圆针于病所。病在经络，痼痹者，取以锋针。病在脉，气少当补之者，取以鍉针于井、荥分俞。病为大脓，取以铍针。病痹，气暴发者，取以圆利针。病痹，气痛而不去者，取以毫针。病在五脏痼居，取以锋针，泻于井荥分俞，取以四时。

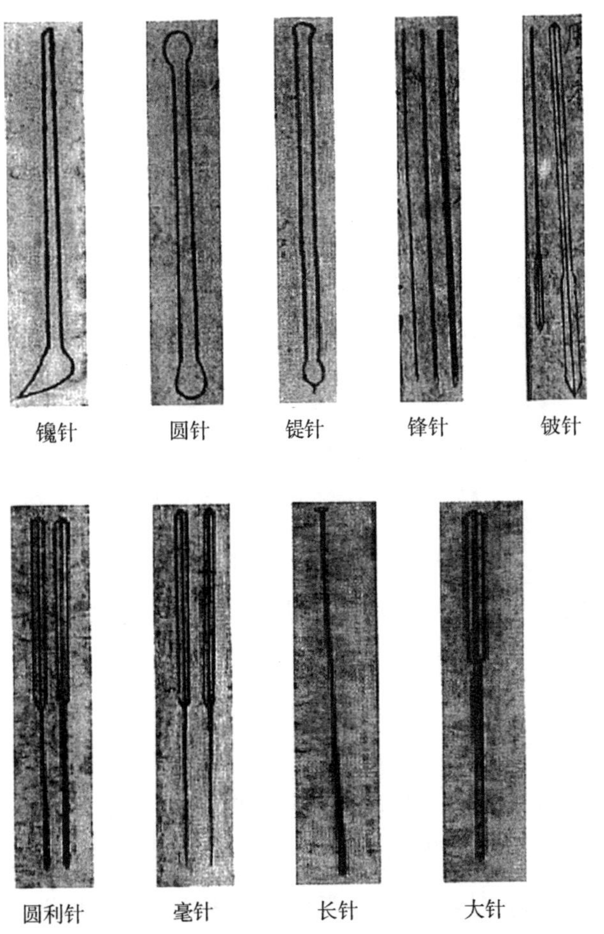

二、藏针洗针法

针用薄羊皮制匣藏之，其宽度准用五公分六厘，长度准用八公分为合宜。内外共五层，中三层之皮宜劲而薄。中三层之底一层，长七分三厘。中层短五厘，除留两边针线位置外，平分为四。中底二层，合并缝三直线格之，先缝左右二直线，再加一层，长六分三厘，连同中底二层、三层合并缝中行直线，又用宽五分六厘，长一寸八分之皮一条，较中三层厚一倍，上下置暗扣，用以回环包卷中三层，其在下方面之上一层，长六分处抑折平，将中三层包其中，然后五层合并缝边线，缝完，将暗扣按好，量之长八分，适合贮长七分五厘之针。启视内部分四层，每层短五厘，以便置针取针。其内共分六小格，二大格，以底面最长大之格，将长针抑圈置两旁，次将圆针置其中。其在第三层，内分四格，一置镵针，二置锋针，三置铍针，四置大针。其在第二层，内分二格，一置圆利针，二置毫针与鍉针。其在第一层仅一大格，用贮艾绒。布置恰当，时藏身边，假人身之阳气以温养，故能引动人身之电气，且针痏不发生肿痛，但用时宜用酒火微温洗而后刺之。若用三棱针连续取血，针口被血污，及触人身之电气，刺必不入，故刺后宜置酒中捻洗，而后再刺。至于长针、毫针，若不拭洗，刺之必折。用圆利针、大针刺水肿，则擦香油。圆针可用银制，余主用钢，不惟坚利，且导气最速。

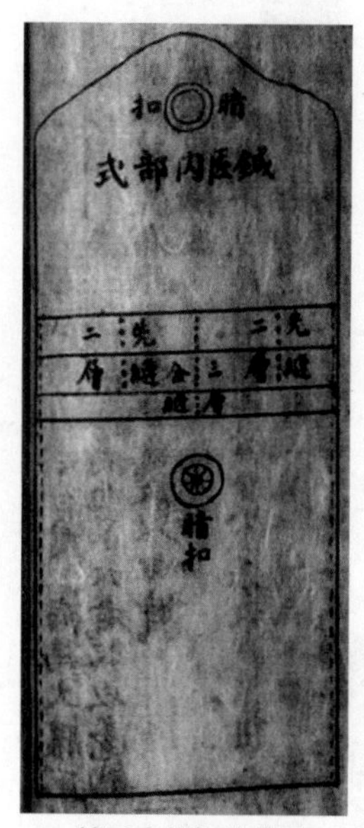

针匣内部构造截图

三、太乙神针制造法

艾绒三两，硫黄二钱，麝香、乳香、没药、桂心、杜仲、枳壳、皂角、细辛、川芎、独活、穿山甲、雄黄、白芍、全蝎各一钱，共为末。将草纸裁整，层纸层药，铺匀三层，里卷坚紧，大如拇指，外缠棉纸，用鸡蛋清刷外层，阴干固封，勿令泄气。针时，以新帛多层覆肌上，再覆草纸数层，燔针熨之，忽按忽提，使其热气熏蒸肌腠，达诸筋膜，以疏通血脉，导引阳气，实为治疗寒湿痛痹良法，乃后人则援用以治痈疽初起，及疗百病。夫感受寒湿，致经气凝结而为病者，殊有特效。若因火热而得者，灸熨之则内外合邪，反能令其邪气硕大，故因热而为病者，皆宜忌用。

附制艾绒法：

秋后采艾叶阴干，久陈之，置皿中轻杵绒，用筛去其粗，频筛频杵，再用手揉而拍去其粗渣，单用最绒之质。加入麝香末，揉透固藏。灸时，用手指搓捻紧，大如麦粒，共应灸若干穴，备足其数待用。先将应灸之穴审定，用墨点识，随取大蒜，用指甲刮取汁敷墨上，以便粘艾而后燃火。

四、用灸之意义

夫灸所以刺激神经，使其发生兴奋，藉以排除障碍，导引气血，疏通汗孔为原则。强壮者用艾灸，幼小者则用灯芯草，微粘香油于草端，燃火淬之。但宜施于面色晦暗，元阳衰微，致气血失其循环之常度，而发生种种疾病之人。故用以治痞块、癥瘕、积聚、疼痛、项背拘挛、脊强肢冷、三阴腹痛、阴缩卵收，以及暴卒尸厥等危症，实有特效。若因热而为病，面赤身热，口渴，及头面三阳经之部分，非感寒湿而作痛，妄用灸以引阳气上逆，皆非所宜。故本著所以多言针而少言灸者此也。且岐黄言灸不过三分，盖抑指定一穴不可过三灸之意。且先针而后灸者，泻法则视其脉之所来而灸其针孔之上，补法则灸其针孔之下。有应灸其两手足数穴者，则一同燃火，令其全部神经发动，见效更速。

五、持针审穴法

持针之道，需运气于手指，用大指食指竖持之，状若执笔而大指直伸，中指四指则顺附针侧以限制其浅深。但宜随时运气，练习搓捻法，如国术家之能练到以指破石。待临针时，自医者之神气即由针而传达于病者之形身，自然得气最速而效验如神。考诸经言，人身穴道，除手足四大节以下极关重要，不可妄行补泻外，其他形身经脉、络脉、孙络脉与肉之大会小会，气穴所在，各有三百六十五穴会，以溢奇邪，以通荣卫。荣卫稽留，气竭血着，外为发热，内为少气，急泻无追，以通荣卫。见而泻之，无问所会，足证人身穴道，随在皆是，随处可刺，而经脉则伏行于分肉间，深而不见，由绝道以出入。其诸脉之浮而长见者，皆络脉。故人身穴道，内经则以气穴、气府、骨空别之。夫曰气穴者，为经气贯注之孔道；曰气府者，为经气交会之处所；曰骨空者，其穴当骨隙间，及有小络通骨髓中。以故三阳经，手足、头面之穴，多在筋骨陷中；三阴经之穴，多有动脉，及在分肉间，而不在于各部团结之肌肉中与骨节中。所以刺头面手足之络脉，视其络之血结者，用锋针浅刺透络，以泻其血。刺经穴，则用指甲角，或用针柄，按审其筋骨分间与分肉间，按之酸而刺之。若病者能自审其所在，医者随其所在，复按之酸而刺之。刺身部，则随其衣服之厚薄，用左手大指甲角按审其穴，按之酸注，则针附指甲角入，隔[①]衣而刺之。故刺经穴，则惟有用手与眼，审视各经循行之隧道，以大指甲角按之酸，刺之酸注于形身，内澈于脏腑为的确。刺络脉，则视其络之血结者，刺而泻之，视其络之陷下者则补之，此诚审穴之要也。旧法用本人手中指中节侧面横纹为一寸，作度量衡以审定，只可作为参考，若过拘执，反失其真矣。

六、候气至法

候气之道，医者用左手大指甲角按循其分肉，微别其肤腠，运全身之气于右手指，命病者亦振作精神，注意于针处。若行补泻法，又当告诫病者，于呼气出时故意作吹唏声，使医者听闻，以便审查呼吸，乃酌量其浅深以入针。静意观病人之神色，无左右视，以一其神，令志在针，行运气法，徐徐转针导气，针下随紧，便为气至，仍宜坚拈针柄，继续推转，使酸畅之气或注于痛所，或澈于脏腑。是神气已通，便可依补泻法以出针，而病随若失。倘气久不至，则用左手推摩其上下，轻提慢按，如撑舵状，转针以运，必得气至为度。故针甫下，气即浓至吸针曰邪实；针甫下，气微至曰平；针下多时，气始至曰虚；针下，气不至，如刺泥，曰死。以故刺实而热者，须阴气浓至，针下凉，乃依泻法以出针。刺虚而寒者，须阳气浓至，针下温，乃依补法以出针。刺诸痛，欲气上行者，左手按穴之下，用补法针从内转以运之。欲气下降者，用泻法针从外转以运之。刺阳中隐阴，先热后寒者，则由浅而深，候其呼将尽而徐入针，从病者之内侧转针，慢提紧按，以引阳气内入，气至，候其方吸而疾入针至阴分；方吸从病者之外侧转针，紧提慢按，引阴气外出，气至，候呼将尽而徐出其针，用先补后泻以调之。刺阴中伏阳，先寒后热者，则由深而浅，侯其方吸而疾入针，方吸从病者之外侧转针，紧提慢按，引阳气外出，气至，候呼提针至阳分；复从内侧转针，慢提紧按，引阴气内入，气至，候吸疾出其针，按闭其门，先泻后补以调之。至若刺实而

---

① 隔：原作“格”，疑为笔误，径改。

热者，宜先深后浅，用六阴数以转针而三入三出，紧提慢按以导气。刺虚而寒者，宜先浅后深，用九阳数以转针而三进三退，慢提紧按以导气。所以刺实热者，必候其方吸而疾入针，深刺入阴之分，候吸从病者之外侧转针，使针气与吸入之气流行，紧提慢按以导引之；待气至热减，候呼盘旋摇针退至阳分，引内伏之阳邪外出，候呼将尽除出其针，使邪气与针气俱出而自凉。刺虚而寒者，候其呼将尽而徐入针，先浅入皮腠阳分，从内侧转针，微提以导引阳气；随按至肤腠，从内侧复转针，微提以致阴气；随按至分肉，从内侧再转针，微提以致谷气。若行上项运气法，而气不即至者，则久留以候之，待气至候吸疾出其针。但因肉着于针，有碍疾出者，用左大拇指按针侧，搓捻退至皮部，候二度吸入，始疾出其针，用左大指速按闭其门。他如用锋针以刺络脉之血及十指井，与头三阳经络，则主速入速出，而无所谓候气。用鍉针以刺诸经络之虚而陷下者，则主用九阳数，从内侧转针，慢提紧按以导气，并推摩其上下，使气血流通，此候气之要也。

七、补法

审穴既定，先行扪而循之，切而散之，推而按之，抓而下之，使气血布散。候其呼出炭气将尽而针入，由浅渐深，以刺激神经，使其发生兴奋，假[①]吸入之氧气，以补充神气之不足。照上行候气法，迨转针已紧，身渐温，是气已充周；乃复候其方吸而疾出其针，是再假吸入之氧气，以补充身形之大气；速按闭其门，令邪气溃散而精气得存。故以气出针入，气入针出，而曰补也。所谓补，曰随之者，如馈送乘其去追而济之，以益其不足也。例如足之三阳，胆、胃、膀胱，其脉由头下行至足为来。足之三阴，肝、脾、肾，其脉由足上行入腹，脉自下而上为来。手之三阳，三焦、大肠、小肠，其脉由手上行至头，脉自手而上为来。手之三阴，心包、心、肺，其脉由脏出于手，脉自内达于手为来。随之者，针头微向其去处而刺入，针从内侧以转运，推运其气于内，故曰补也。至若补络虚，则视其络脉之虚而陷下者，用手推

① 假：即“借”。下同。

摩以导引之，用火灸熨之，用锓针慢提紧按，以致其空脉之气。以火补者，勿吹其火，须其自灭。以火泻者，急吹其火。传其艾，须自灭也。

八、泻法

用左大指甲角，审按其穴定，候病者方吸而疾入针，深入肤腠，以刺激神经。是假吸入之氧气，与内蕴之神气两相融合，以排除邪气。迨针达于神经，乃复候其方吸而转针者，是再假吸入之氧气以补充。照上行候气法，迨针下已紧，神经酸畅，达于脏腑，传诸痛所，身热渐凉，是邪气退化，神气回复，乃复候其方呼炭气出而徐提其针，盘旋摇大其门，乃复候其气出将尽而徐出其针，使邪气内伏者，则随呼出之炭气以排除。在气道者则由针孔以泄出，故以气入针入，气出针出，而名曰泻也。所谓泻曰迎之者，如战斗乘其来，迎而击之也。例如刺足之三阳，手之三阴，针头微向上为迎，向下为随。手之三阳，足之三阴，针头微向下为迎，向上为随。所谓迎之者，针头微向脉之来处而入，针则从病者之外侧转运，导引其气外出，故曰泻也。至若刺络实，则视其络之血结者刺之以泻其血。而手太阴肺主行气于三阴，足阳明胃主行气于三阳，五脏六腑之俞穴，皆在于背足太阳膀胱之经。故三阴之热盛血溢，主刺手肘屈弯中肺之大络以泻其血。三阳经之热盛血溢，主刺足外踝上七八寸间，由胻外致胻内胃之大络，及足屈弯中膀胱之络以泻其血，自热退而脉平矣。

九、经穴主要

是故五脏六腑之神气，循经脉以运行，而经脉所出为井，所溜为荥，所注为俞，所过为原，所行为经，所入为合，阴阳交会之道为络。与夫气会于膻中，脉会于太渊，脏会于章门，髓会于绝骨，骨会于大杼，血会于膈俞。阳跷郄申脉，阴跷郄照海。胃为水谷海，其俞在气街三里。冲脉为十二经脉海，俞在大杼上下廉。膻中为气海，俞在缺盆人迎。脑为髓海，俞在脑盖风府。皆为主要穴道，刺此便可以排除形身杂邪，导引脏腑精气，使之流通。以故病在脏取之井，病变于色取之荥，病时间时甚取之俞，病变于音取之经，经满而血及饮食不节，病生于六腑者取之合。荥俞治外经之病，合治内腑之病。五脏有病，取诸十二原。六腑有病，亦取诸十二原。故五脏有井、荥、俞、经、合五俞，五五共二十五俞。六腑有井、荥、俞、原、经、合六俞，六六共三十六俞，为脏腑神气所游行之要会。故用小针刺入，行运气法以转旋，便可以泻其有余，补其不足。学者欲行用针调神之至道，当注意于手足四大关节以下之穴道。若夫头痛刺头，身痛刺身，但可泻邪以导气，而无所谓补虚。故曰针家不言诊，先痛者先刺之也。

第八章　经穴原委[①]

一、气穴

岐伯言：脏俞五十穴，腑俞七十二穴，热俞五十九穴，水俞五十七穴。头上五行，行五，五五二十五穴。中䏚[②]两旁各五，凡十穴。太推[③]上旁各一，目瞳子、浮白二穴，两髀厌分中二穴，犊鼻二穴，耳中多所闻二穴，眉本二穴，完骨二穴，项中央一穴，枕骨二穴，上关二穴，大迎二穴，下关二穴，天柱二穴，巨虚上下廉四穴，屈牙二穴，天突一穴，天府二穴，天牖二穴，扶突二穴，天窗二穴，肩解二穴，关元一穴，委中二穴，肩贞二穴，瘖门一穴，脐中一穴，膺俞十二穴，胸俞十二穴，分肉二穴，踝上横二穴，阴阳蹻四穴。水俞在诸分肉，热俞在气穴，寒热俞在两骸厌中。大禁二十五，在天府下五寸。凡三百六十五穴，针之所游行也。

二、气府

（一）足太阳膀胱脉气所发者八十四穴，两眉头各一，又发至项三寸半旁五，相去三寸，其浮气之在皮中者凡五行，行五，五五二十五穴，项中大筋两旁各一，风府两旁各一，夹脊以下至尻尾二十一节，十五间各一，五脏之俞各五，六腑之俞各六，委中以下至足小指各六穴。

（二）足少阳胆脉气所发者五十八穴，两眉上各二，直目上入发各五，耳前角上各一，耳前角下各一，锐发下各一，客主人各一，耳后陷中各一，下关各一，耳下牙车之后各一，腋下三寸，胁下至胠八间各一，髀枢中各一，膝以下至足小指、次指各六穴。

（三）足阳明胃脉气所发者六十六穴，额颅发际旁各三，面鼽骨空各一，

---

① 委：原作"尾"。据意径改。

② 䏚：指脊。

③ 太推：该位置待考。

大迎外骨空各一，人迎各一，缺盆骨外各一，膺中骨外间各一，鸠尾之外，当孔下三寸夹胃脘各五，夹脐广三寸各二，下脐二寸夹之各三，气街动脉各一，伏兔上各一,三里以下至足中指各八俞，分之所在穴空。

（四）手太阳小肠脉气所发者三十四穴，目内眦各一，目外各一，骫骨下各一，耳廓上各一，耳中各一，巨骨穴各一，曲腋上骨各一，柱骨上陷者各一，上天窗四寸各一，肩解各一，肩解下三寸各一，肘以下至手小指各六俞。

（五）手阳明大肠脉气所发者二十二穴，鼻孔外廉、项上各一，大迎骨空各一，柱骨之会各一，髃骨之会各一，肘以下至手大指、次指各六。

（六）手少阳三焦脉气所发者二十八穴，骫骨下各一，眉后各一，角上各一，上完骨后各一，项中足少阳之前各一，夹扶突各一，肩贞各一，肩贞下三寸分间各一，肘以下至手小指、次指本各六俞。

（七）督脉气所发者二十八穴，项中央二，发际后中八，面中三，大椎以下至尻尾及旁十五穴。

（八）任脉气所发者二十六穴，喉中央二，膺中骨陷中各一，鸠尾下三寸、胃脘五寸，一寸一穴，胃脘以下至横骨六穴，寸半一穴，目下各一穴，下唇一，龈交一。

（九）冲脉气所发者三十四穴，夹鸠尾外寸半至脐，一寸一穴，夹脐旁各五分至横骨，一寸一穴，此腹脉法也。

足少阴舌下，厥阴毛中急脉。手少阴各一，阴阳跷各一。

手足诸鱼际经脉所发者凡三百六十五穴也。

三、骨空

按骨空者，其穴当骨隙间，及有精气内注骨髓中，故岐伯以之命名也。查骨空之穴，多在头面及颈项、髋髀与四大干骨。其他扁骨，仅有纹理注气血而无髓空。又查穴道名称，与气府同，已详释后篇经穴图说，故不赘述。

四、经穴图说

考诸针灸书，载宋仁宗命王维德铸铜人图，后学得据为标准。然出于时君之昭命而臆造，诸多与经旨相乖舛。兹根据《内经》所载经脉、气穴、气府、骨空，与夫脏腑气血运行、出入离合、根结、络会等经文，援古证今，加以实验考察，详释其经脉循行次序，并穴道名称部位如下：

（一）肺，手太阴经脉。起于中焦，下络大肠，还出胃口，上膈属肺，从肺系横出胸胁，曰中府（乳上三胁间，呼吸引动处），曰云门（肩窝横骨下动脉），下循臑内廉，曰天府（腋下肘内三寸间动脉），行手少阴君主前，下肘中，曰五里（天府下五寸间动脉），行臂内，上骨下廉，入于尺泽（尺泽，屈肘中动脉，为合），入寸口，行于经渠（经渠，寸口中动脉，为经），注于太渊（太渊，鱼际a后一寸，寸口上陷中，为俞），溜于鱼际（鱼际，手大指内侧络交，寸口上五分间，为荥），出于少商（少商，手大指内侧，去甲角如韭叶间，为井木）。其支从腕后直出次指内廉，出其端，交手阳明大肠经脉于商阳。其别络曰列缺，起于寸口外，腕上筋骨分间，由内绕外络，大肠之络也。

（二）大肠，手阳明经脉。出于商阳（商阳，手大指外侧，次指内侧，去甲角如韭叶间，为井金），溜于本节之前（二间，为荥），注于本节之后（三间，为俞），过于合谷[②]（合谷，大指次指骨交间，为原），出于合谷两筋之间，行于阳溪（阳溪，两指交腕两筋陷中，为经），循臂上廉，入肘外廉，入于曲池（曲池，在肘外辅屈臂陷中，为合），上臑外前廉，曰肩髃（肩端前骨下举臂陷处），上出柱骨之会，入缺盆（缺盆，肩窝附颈动脉），络肺，下膈，属大肠。其支从缺盆上颈，曰扶突（当夹喉旁，屈颊下一寸），贯颊，曰大迎（颊上动脉），入下齿中，还出交口，左交右，右交左，上夹鼻孔，曰迎香（鼻孔旁五分），上交足阳明胃之经脉于悬颅。其支络，曰偏历（去手腕三寸间），由外绕内络肺之络也。

（三）胃，足阳明经脉。起于鼻之交頞旁，曰悬颅（内眼角下寸余，鼻頞骨下），约大肠脉，下循鼻旁，曰迎香（鼻孔旁五分），入上齿中，还出，挟口环唇，曰地仓（口吻旁四分），循颐下廉，出大迎（大迎，颊车动脉），循颊车、颊骨（屈弯中开口陷处），上耳前，过客主人（客主人，耳前开口空陷处），循发际，至额颅，曰颅息（耳前发角动脉，口咬肉动下间），曰头维

---

① 际：原无，据文意补。

② 合谷：原作“合骨”，据现行通行穴位名改。

（颇息上动脉，口咬肉动中间），曰本神（头维上，口咬肉动上间）。其支从大迎前下人迎（人迎，挟喉大动脉），循喉咙，入缺盆（缺盆，肩窝中附头动脉），下膈，属胃络脾。其支从缺盆下乳内廉，曰气舍（缺盆外，横骨下附胸膺陷中），曰气户（气舍旁去中四寸，缺盆骨外陷中），曰库房（气户下去中四寸一胁空），曰屋翳（去中四寸二胁空），曰膺窗（去中四寸三胁空），曰乳中（去中四寸四胁空），曰乳根（去中四寸五胁空），下当胃脘，曰不容（当胁下去中三寸），曰承满（不容下一寸），曰梁门（承满下一寸），曰关门（梁门下一寸），曰太乙（梁门下一寸），下挟脐，曰天枢（旁三寸），曰外陵（天枢下一寸），曰大巨（外陵下一寸），曰水道（大巨下一寸），曰归来（水道下一寸），入气街（气街，胯窝动脉）。其支起于胃口，下至气街而合，下髀枢（髀枢，髋髀相交枢纽间），下膝髌，曰犊鼻（膝盖下胻骨上陷中，屈身以手按膝上取穴），下循胫外廉，入于下陵（下陵，膝下三寸），胻骨外三里，为合，复下三里，下三寸为巨虚上廉，再下上廉三寸，为巨虚下廉（所谓巨虚者，举足陷处也。大肠属上廉，小肠属下廉，大肠小肠皆属于胃也），下足跗，行于解溪（解溪，足跗屈弯陷中两筋间，为经），过于冲阳（冲阳，足跗三寸动脉，为原，摇足而得之），入中指内间，注于陷骨（陷骨，中指内间，上行二寸陷者中，为俞），溜于内庭（内庭，次指内间陷中，为荥），出于厉兑（足大指外侧，次指内侧，去甲角如韭叶，为井金）。其支下廉三寸而别，入中指外间。其支别跗上，入大指内侧出其端，交足太阴脾于隐白。其别络曰丰隆，当胻外其七八间，由外绕内络脾之络也。

（四）脾，足太阴经脉。出于隐白（隐白，足大指内侧，去甲角如韭叶处，为井木），过骸骨，溜于大都（大都，本节陷中，为荥），注于太白（太白，腕骨之下，为俞），上内踝前廉，行于商丘（商丘，内踝前陷中，为经），上腨后，循胫骨后，曰三阴交（内踝上三寸间），交出足厥阴之前，入于阴之陵泉（阴陵泉，辅骨之下陷者中也，伸而得之，为合），上股内廉，入腹属脾，络胃上膈，挟咽连舌本，散舌下。其支复从胃别上膈，注心中，交手少阴心。其别络，曰公孙（去本节后一寸间），由内绕外络胃之络也。

（五）心，手少阴经脉。起于心中，出属心系，下膈，络小肠。其支从心系上挟咽系目系。其支复从心系却上肺，下出腋下，曰极泉（在腋窝内两筋间），循臑内后廉，曰少海（去肘端五分陷处，为合），行手厥阴心主之后，抵掌后锐骨之端，曰神门（过腕锐骨端陷中动脉，为俞），入掌内后廉，曰少府（掌心旁小指本节后骨缝陷中，为荥），小指内侧出其端，曰少冲（去甲角如韭叶处，为井木），外交手太阳小肠经脉于少泽。其别络，曰通里（去腕寸半间），由内绕外络小肠之络也。

（六）小肠，手太阳经脉。出于少泽（少泽，手小指外侧，去甲角如韭叶处，为井金），溜于前谷（前谷，手小指外廉，本节前陷中，为荥），注于后溪（后溪[①]，手小指外侧，本节之后，为俞），过于腕骨（桡骨，手外侧腕骨之间，为原），行于阳谷（阳谷，锐骨之下陷者中，为经），入于小海（小海，肘内大骨外，去端半寸陷者中，伸臂而得之，为合），出肘内侧两筋之间，上循臑外后廉，出肩解，曰巨骨（肘交肩胛骨上端陷中），绕肩胛，曰曲垣（腋上胛下），曰肩外俞（肩胛下外廉），交肩上，曰肩中俞（肩胛上），入缺盆，络心循喉，下膈抵胃。其支者，从缺盆循颈，曰天窗（当屈颊下，颈柱骨陷中），上颧，曰颧髎（面侧颧骨下骨空），至目锐眦，曰瞳子髎（目外五分骨隙），上耳上廓，曰曲鬓（耳廓上入鬓陷中），却入耳中，曰听宫（耳门内关口空处）。其支别颊抵鼻，曰角孙（鼻旁𬱖骨下骨空），至目内眦，曰睛明（目内角眦内），交足太阳膀胱经脉于睛明。其别络，曰支正（手小指外侧，上腕四五寸），由外绕内络心之络也。

（七）膀胱，足太阳经脉。起于目内眦，曰睛明，上额，曰攒竹（两眉头），交颠，曰五处（入发一寸去中寸半），曰承光（五处后半寸），曰通天（脑顶旁寸半），曰络郄（通天旁寸半）。其支入络脑，曰眼系（脑户旁约一寸，直下约寸半，其骨空陷容指间），还出别下项，曰风池（脑下项去中约一寸骨空间），曰天柱（项大筋两旁入发间），循肩膊内廉，挟脊挟腰，曰大杼（第一胁交脊椎下，去中一寸半，脊膂分间），曰风门（二椎旁寸半），曰肺俞（三椎旁寸半），曰心俞（五椎旁寸半），曰肾俞（九椎旁寸半），曰脾

① 溪：原作"谿"，为"溪"的繁体字，故改。

俞（十一椎旁寸半），曰胃俞（十二椎旁寸半），曰肾俞（十四椎旁寸半），曰大肠俞（十六椎旁寸半），曰小肠俞（十八椎旁寸半），曰膀胱俞（十九椎旁寸半），入循膂，络肾属膀胱。其支从腰下挟脊贯臀，曰上髎（髋上脊旁陷处），曰次髎（髋中陷处），曰中髎（次髎下陷中），曰下髎（脊尾旁陷中），入腘中。其支从髆内，左右别下，贯胛挟脊，曰附分（项上三椎不计，背脊二椎旁三寸），曰魄户（三椎旁三寸），曰膏肓俞（四椎旁三寸），曰神堂（五椎旁三寸），曰譩譆（六椎旁三寸），曰膈俞（七椎旁三寸），曰魄门（九椎旁三寸），曰阳纲（十椎旁三寸），曰胃仓（十一椎旁三寸），曰肓门（十三椎旁三寸），曰志室（十四椎旁三寸），曰包肓（十九椎旁三寸），曰秩边（二十椎旁三寸），过髀枢，循髀后廉，入于委中（委中，屈弯腘中央，为合），出外踝后，行于昆仑（昆仑，外踝下跟骨上，为经），过于京骨（京骨，足跗外大骨下，为原），注于束骨（束骨，本节陷者中，为俞），溜于通骨（通骨，本节前外侧，为荥），出于至阴（至阴，足小指外端，去甲角如韭叶，为井金），下走足心，交足少阴肾经于涌泉。其支别络，曰飞扬（去外踝七寸间），由外绕内络肾之络也。

（八）肾，足少阴经脉。起于足小指，下走足心，出于涌泉（涌泉，足心中央，为井木），溜于然谷（然谷，内踝前骨下，为荥），下循内踝后廉，注于太溪（太溪，内踝跟上动脉，为俞），行于复溜[①]（复溜，内踝上二寸，为经），上腨内，出腘内廉，入于阴谷（阴谷，辅骨后大筋下小筋上，为合），上股内，贯脊属肾，络膀胱。其支从肾上贯肝膈，入肺中，循喉咙，曰廉泉（舌下也），挟舌本（舌下二紫脉）。其支从肺出络心，注胸中，交手厥阴心包。其别络，曰大钟，别入跟中，由内外络膀胱之络也。

（九）心，主手厥阴心包络脉。起于胸中，出于心包络，下膈，历络三焦。其支循胸中，出腋下三寸，曰天池（四胁空，按重酸），注心处，上抵腋下，循腨内肺心之间，入肘中，曰曲泽（肘端内侧陷中，为合），下臂行两筋之间，曰间使（掌下三寸两筋间，为经），注于太陵（太陵，掌下横纹两筋

① 复溜：原作“复留”，据现行通用穴位名改。

间，为俞），溜于劳宫（劳宫，掌中央动脉，为荥），循中指出其端，曰中冲（为井木）。其支别小指，出其端，交手少阳于关冲。其别络，曰内关（去腕二寸），由内外络三焦之络也。

（十）三焦，手少阳经脉。起于手次指外侧，小指内侧。小指内侧甲角，曰关冲，为井金，上出两指间，溜于液门（液门，小指次指间，为荥），注于中渚（中渚，本节后陷中，为俞），过于阳池（阳池，在腕上陷中，为原），上两筋之间，行于支沟（支沟，上腕三寸两骨间陷中，为经），贯肘，入于天井（天井，在肘外大骨上陷中，屈臂而得之，为合），循臑外，曰臑会（肘外廉肉分间），上肩，曰肩贞（肩外端，举臂陷中），而交足少阳前，曰天髎（缺盆上膊骨空陷中），曰天街（风池微前下二寸陷中），曰天牖（耳后完骨上陷中），曰率谷（耳上角入发寸余陷中）。其支从耳后，曰翳风（耳后骨下陷中），入耳中，出走耳前，过客主人（亦曰上关，耳门前开口空处），交颊，曰和髎（耳门前骪骨屈陷中），至目锐眦，曰丝竹空（眉毛后骨隙），交足少阳胆于丝竹空。其别络，曰外关，去肘[①]二寸外绕臂也。

（十一）胆，足少阳经脉。起于目锐眦，上抵头角，曰浮白（眉上寸余额角），曰阳白，阳白[②]上发角，直目上入发内，各五，曰临泣（入发五分间），曰目窗（临泣上寸半），曰正营（脑项旁二寸），曰承灵（正营后寸半），曰脑空（后脑旁二寸间，骨空处），下耳后，曰翳风，入耳中，出走耳前，曰听会（耳门前闭口陷中），曰上关（耳门前骪骨交颊间动脉，闭口有空），曰悬厘（耳前发角下动脉），曰颔厌（耳前发角上动脉），至目锐眦丝竹空。其支别锐眦合手少阳于和髎，抵䪼[③]，曰下关（耳门前闭口空间），下颊车，下颈，曰天容（耳下当屈颊后），合缺盆（缺盆，肩窝内结核间动脉），以下胸中，贯膈络肝属胆，循胁里，出气街（气街，胯窝动脉），绕毛际，横出髀厌中。其支从缺盆下腋，曰渊液（腋下三寸），循胸过季胁，曰辄筋（乳旁二寸直下二寸，乳下二胁空），胆之募曰日月，胆募下五分曰章门（侧卧屈肘，当肘端胁

① 肘：按外关穴位置，当为腕。
② 阳白：原作“浮白”，当为笔误，据意改。
③ 䪼：读 zhuō。颧骨。

稍间），曰京门（章门下后间季肋端），曰带脉（脐上二分），横至季肋下，相去腰膂[①]三寸所，下合髀厌中，曰五枢（带脉下寸半），曰维道（监骨上按之酸处），曰居髎（监骨下按之酸处），曰环跳（髀支髋枢纽间），以下循髀阳，曰风市（立正手下伸当中指端），出膝外廉，下外辅之前廉，入于阳之陵泉（阳陵泉，膝外下胻辅交间陷中，为合），直下抵绝骨端，行于阳辅（阳辅，外踝上辅骨前绝骨端，为经），下外踝前，过于丘墟（丘墟外踝前下陷中，为原），循足跗上，注于临泣（临泣，足小指次指上行寸半，为俞），溜于侠溪（侠溪，足小指次指分间陷中，为荥），出于窍阴（足小指内侧，次指外侧，去甲角如韭叶，为井金）。其支别跗上，入大指出其端，还贯爪甲出三毛，交足厥阴肝经于大敦。其别络曰光明（去外踝五寸），下络足跗，别走厥阴也。

（十二）肝，足厥阴经脉。出于大敦（大敦，足大指指甲上生毛间，为井金），上循足跗，溜于行间（行间，足大指之间，为荥），注于太冲（太冲，行间上二寸动脉，为俞），行于中封（中封，内踝前寸半陷中，为经），上踝八寸，交出足太阴脾之后，上腘内后廉，入于曲泉（曲泉，辅骨之下，大筋之上也，伸膝而得之，为合），循阴股，入毛中，曰急脉（阴旁动脉），过阴器，抵小腹，挟胃属肝络胆，上贯肝膈，布胁肋，曰期门（乳旁一寸，直下二胁空），循喉咙后，上颃颡，连目系，上出额，与督脉会于颠。其支从目系下颊里，环唇内。其支复从肝，别贯膈，上注肺，复交手太阴肺，一日夜循环五十周以为常也。其别络，曰蠡沟（去内踝上五寸），由内绕外，别走足少阳胆络也。

（十三）督脉与足太阳经脉，起于目内眦，上额，曰印堂（额之中央），曰上星（印堂上入发际中），曰囟会（上星上囟门骨空陷中），曰前顶（头会上陷中），交颠上，曰百会（脑顶中央陷中），曰后顶（百会后寸余陷中），曰强间（后顶后陷中），入络脑，曰脑户（强间下，后脑骨空陷处），还出别下项，曰风府（脑下交项陷中央，抬头取穴），曰哑门（项远发陷处），曰大椎（项脊一椎上间），循背膊内，挟脊抵腰中，曰陶道（背脊骨一椎下），曰身柱（三椎下），曰神道（五椎下），曰灵台（六椎下），曰至阳（七椎下），曰筋缩

① 膂：脊梁骨。

（九椎下），曰中枢（十椎下），曰脊中（十一椎下），曰悬枢（十三椎下），曰命门（十四椎下），曰阳关（十六椎下），曰腰俞（二十一椎下，脊髋交间），曰长强（脊骨下肛门上），下入循膂络肾。其别络，曰长强，扶脊上项散头上，下当肩胛，左右别走太阳也。

（十四）任脉者，起于中极之下，曰会阴（前阴后阴间），以上毛际，曰屈骨（阴上陷中），循腹中，行横骨以上，至脐六穴，寸半一穴，曰中极（横骨阴毛上陷中），曰丹田（脐下六寸），曰阴交（脐下四寸半），曰关元（脐下三寸），曰脖胦（脐下寸半），曰神阙（脐中央），上至鸠尾，一寸一穴，曰水分（脐上一寸），曰下脘（脐上二寸），曰建里（脐上三寸），曰中脘（心窝至脐两中间），曰上脘（中脘上一寸），曰巨阙（心窝下一寸），曰鸠尾（心窝小骨下），循膺中而上，陷中各一，曰中庭（膺肋交叉处），曰膻中（两乳中间），曰玉堂（四肋交膺陷中），曰紫宫（三肋交膺陷中），曰华盖（二肋交膺陷中），曰璇玑（一肋交膺陷中），至咽喉，曰天突（喉下胸膺叉骨上陷中动脉），曰廉泉（舌下），上颐，曰承浆（唇下陷中），循面入目，曰承泣（目下七分骨空）。其别络，曰尾翳，即鸠尾也。

（十五）冲脉者，起于气街（胯窝间动脉，一名气街），并少阴之经，挟脐旁而上行，曰横骨（阴上毛际骨两端陷处），曰阴维（脐旁五分下四寸），曰胞门（脐旁五分下三寸），曰髓府（脐旁五分下二寸），曰中府（脐旁五分下一寸），曰肓俞（脐旁五分也），由脐旁上行，挟鸠尾寸半，一寸一穴，曰商阳（脐旁上一寸），曰石关（脐旁上二寸），曰阴都（脐旁上三寸），曰通谷（幽门下一寸），曰幽门（鸠尾旁寸半），上至胸部，曰步廓（中庭旁寸半肋空），曰神封（膻中旁寸半肋空），曰灵墟（玉堂旁肋空），曰神藏（紫宫旁肋）空，曰彧[①]中（华盖旁肋空），曰俞府（璇玑旁肋空）。

上列分寸，以本人手中指节侧面横纹为一寸，此乃古法也，勿须过拘。

五、人身骨骼部位名称[②]

脑顶部谓之巅，脑顶骨谓之盖，脑后骨谓之枕，脑前骨谓之囟门（囟音

① 彧：读 yù。
② 本节小括号内文字，均为沈士真原书所注。

“信”，婴孩此骨尚未生）。眉上发下谓之额颅，额颅旁谓之额角；鼻梁骨下部谓之頞（音“鹅”），鼻内部通舌上腭分间谓之颃颡（音“杭桑”），颃颡下垂若小舌，曰悬雍垂；舌根骨，谓之横骨；肺盖上脆骨谓之会厌；肺管谓之喉；食管谓之嗌；肺管食管交间谓之咽；脸拐骨谓之顴（音“权”）；顴旁骨谓之颛；顴下牙床骨谓之觓（音“求”）；下唇下谓之颏（音“核”）；颏下颈上谓之颔（音“含”）；颏两旁谓之颐（音“遗”）；下牙床骨谓之頬；頬骨屈处谓之屈頬；屈頬下，谓之腮（音“鳃”）；耳后骨谓之完骨；

颈干骨谓之柱骨；柱骨两旁下当肩窝中谓之缺盆；缺盆前横骨谓之巨骨；胸前心窝上直竖骨谓之膺；膺内部空腔谓之胸中；胸膺旁扁骨谓之肋；心腹两旁交并者谓胁（音“协”）；胁下附背脊之短肋谓之胠；胠下部谓之眇（音“秒”）；胸膺下垂软骨谓之鸠尾；一曰尾翳，一曰髑骬（音“曷于”）；缺盆外肩前横骨谓之巨骨；肩前外端，肘与巨骨交处为之髃，一曰颙、曰髃（音“禹”）；肩后外端与肘交扁骨谓之胛，一曰屈胛；手上部干骨谓之肘；肘肩胛相交附肋窝间谓之腋；肘上部外端隆肉谓之臑（音“铙”）；手下部干骨谓之臂（前后二骨）；手掌与臂交间谓之腕，腕乃七小骨拼成；直小指而下过腕交臂内侧端谓之锐骨；

背脊骨谓之椎，脊旁肉与脊内部肉谓之膂，脊近腰窝短肋谓之胠；腰窝旁谓之脽；腰膂附脊交髋处谓之胂；腰下大骨谓之髋；髋下旁陷处为之髎，左右共八髎；脊尾骨谓之尻（音“拷”），一曰骶，一曰尾闾；骶下肛门两旁肉谓之臀（音“屯”）；腹下阴上骨谓之横骨，一曰屈骨；足上部大干骨谓之髀（音“闭”）；髀交髋间为之髀枢；髀内外部隆肉谓之股；足下部前面干骨谓之骭，一曰 骱，曰胻；足下部外方干骨谓之胫；胫与外踝交三寸间谓之绝骨；骭上端内外部谓之辅；骭交髀上盖骨谓之膝髌。膝内部谓之内辅；膝外部谓之外辅；外辅上谓之成骨；骭下端内外骨谓之踝；踝下后部骨谓之跟；踝前部屈弯间谓之腕；足面骨谓之跗；跗外侧谓之京骨；踝前跗内侧谓之然骨。此骨骼部位之名称也。

第九章 经 脉

一、肺脉行次

详第八章经穴图说第一条。

二、肺病脉症

其经脉循行失常，发动为病，则胀满，喘咳，缺盆中痛，甚交两手而瞀，是为臂厥[①]。为杂邪所感而生病，咳，上气，喘渴，烦心，胸满，臑臂内前廉痛，厥，掌中热。气有余，则肩背痛风寒，汗出，中风，小便数而欠。气虚则肩背痛寒，少气不足以息，溺色变。盛者，寸口大三倍于人迎，虚则寸口反小于人迎。

三、肺病主治

胀满，主用贝母、桔梗、枳壳、半夏以散寒郁热郁。

喘咳，主用葶苈子、旋覆花、杏仁、瓜蒌仁以降逆气。

缺盆痛、昏瞀、臂厥，主用桂枝、半夏、陈皮、厚朴。甚，加细辛、干姜。

寒饮内逆喘咳，主用桂枝、半夏、细辛、苍术、陈皮、茯苓。甚，加用万应丹以荡涤之。

外感风寒喘咳，脉浮紧无汗，主用麻黄、桂枝、杏仁、甘草以散之。

火逆喘咳，脉动数，主用麦冬、天冬、桑白皮、枳实以降之。甚，加芒硝以下之；渴，加花粉；烦心，加竹叶、黄连。

针灸：取中府、缺盆、肺俞、魄户，盛泻虚补之，于肺之井、荥、俞、经、合。人迎盛者，并泻其腑大肠之井、荥、俞、经、合等穴。

---

① 臂厥：病证名，指手太阴、手少阴经经气逆乱的病症。《灵枢·经脉》：“肺，手太阴之脉……是动则病肺胀满，膨膨而喘咳，缺盆中痛，甚则交两手而瞀，此为臂厥。”

气虚主用沙参、茯苓、玉竹、黄芪、炙甘草、饴糖以补中土而益肺金。

四、肺脏主要

肺为脏腑之华盖，如升丹锅上之覆盂，水谷之精气，经脏腑生化之酝酿，皆升腾于其间而为无形之气；主司吸入空中之氧气，排除内蕴之炭气，而为气之本；为相傅之官，出治节，主皮毛，而行气于营卫阴阳。故脏腑有病，皆表现于其动脉所注之气口，可以诊此而知之。凡人身阴气之灵，并精而出，名曰魄者则藏于其间，故气有余则喘喝仰息，气不足则胸中大气不充，而呼吸少气。

五、肺病分治

（一）肺藏气，气有余则喘咳上气，不足则息不利，少气。

论治详二十三章，调经论二目。

虚，按摩致气补经隧；实，泻经隧无伤经气。

气逆，主用万应丹，枳壳、旋覆花、葶苈子、杏仁、茯苓、半夏。少气，主用苍术、砂仁、参、黄芪、茯苓、炙甘草、饴糖、玉竹。

（二）肺咳之状，咳而喘息有音，甚则唾血。

论治详六十四章，咳论二目。

咳，治肺俞太渊；浮肿，治肺经经渠。

治用麻黄、桂枝、杏仁、半夏、陈皮、牛蒡子、桔梗、紫菀、冬花。

（三）邪在肺则病皮肤痛，寒热，上气喘，汗出，咳动肩背。

论治详二十六章，五邪一目。

治取中府、寒门、缺盆、肺俞、魄户。

治用桔梗、牛蒡子、杏仁、葶苈子、枳壳、旋覆、五味、麦冬。

（四）肺喜乐无极则伤魄，魄伤则狂，狂者意不存，致皮焦毛悴色夭，死于夏。

治详二十章，本神二目。

治取少商、肺俞、魄户。

治用郁金、贝母、麦冬、菊花、天冬、黄连、竹沥、五味、茯苓。狂甚，主用桃花丸以泻心脏积瘀，再于前方加桃仁三十粒。

（五）肺藏气，气舍魄，肺气虚则鼻息不利、少气，实则喘喝仰息。

治详二十章，本神十一目。

虚，补经隧按摩导气；实，泻经隧无伤经出血。

虚，主用桔梗、贝母、参、芪、茯苓、砂仁、苍术、炙甘草、饴糖；实，主用万应丹，枳壳、旋覆、杏仁、葶苈子、莱菔子、茯苓、半夏。

（六）肺病者，喘咳气逆，肩背痛，汗出，尻、阴、股、膝、髀、足皆痛，虚则少气、耳聋、嗌干。

治详二十四章，脏气法时九目。

治取肾经血络，肺经经渠。

主用万应丹，桔梗、牛蒡子、贝母、枳壳、杏仁、细辛。汗出，加五味；尻阴等处痛，加五加皮、萆薢、牛膝；少气，治同前；虚，再加桂枝。

（七）气乱于肺，则仰伏喘喝，按手以呼。

治详五十二章，五乱三目。

治取肺荥鱼际、肾俞太溪。

主用万应丹，牙皂、贝母、半夏、杏仁、枳壳、桔梗、茯苓、葶苈子。热，加芒硝；胀，加枳实。

（八）肺主秋病情，主治药物。

肺苦气上逆，急食苦以泻之：枳壳、杏仁、葶苈子、旋覆花、瓜蒌仁。

肺咳收，急食酸以收之：五味、芍药；用酸补之：山茱萸、酸枣仁；用辛泻之：牙皂、桔梗、贝母、牛蒡子。

（九）肺痹者，烦满，喘而呕。

治详九十二章，痹论十二目。

治取肺俞太渊、合尺泽。

主用桔梗、贝母、牛蒡子、细辛、杏仁、半夏、茯苓、姜、枣、甘草。

（十）肺胀者，虚满而喘咳。

治详八十六章，胀论五目。

治取肺俞（背肺俞，三椎旁半寸）、太渊。

主用贝母、枳壳、杏仁、桔梗、葶苈子、茯苓。胀甚，用万应丹以下之。

（十一）肺热叶焦，则皮毛虚弱急薄著，则生痿痹。

治详九十章，痿论一目。

治取肺井少商、合尺泽。

主用桔梗、贝母、麦冬、天冬、白茅根汁、梨汁、秦艽、阿胶（烊化服）。燥咳，加五味子；火炽，加黄芩、桑白皮。

（十二）肺疟者令人心寒，寒甚乃热，热间善惊，如有所见。

治详八十八章，刺疟七目。

治取肺俞太渊、络列缺，大肠俞合谷、络偏历。

主用桔梗、枳壳、贝母、郁金、茯神、桂枝、射干、生姜、枣。

（十三）肺热病者，先淅然厥起毫毛，恶风寒，舌黄，身热，热争则咳，痛走胸背，不得太息，头痛不堪，汗出而寒。丙丁甚，庚辛大汗，气逆则丙丁死。

治详三十一章，刺热论四目。

治取手部肺与大肠经络，出血如大豆立已。

主用桔梗、贝母、牛蒡子、薄荷、杏仁、麦冬、梨汁、秦艽、石膏。

（十四）心移寒于肺，传为肺消。肺消者，饮一溲二。

治详六十二章，消渴九目。

主灸心俞、太陵，肺井少商、俞太渊。

主用桂枝、茯苓、苍术、熟地黄、山茱萸、山药、肉桂、附片。

（十五）心移热于肺为膈消[①]。

治泻太陵、少商。

主用麦冬、竹沥、玄参、花粉、乌梅、梨汁、茯苓、五味。

六、大肠脉行次

详第八章，经穴图说二目。

---

① 膈消：原作“肺消”，疑为笔误。《内经》：“心移热于肺，君火刑金，传为膈消。膈消者，膈上燥热，水至膈间，而已消也。”此处治法亦与膈消病机相符。

七、大肠病脉症

太阳脉上颈，贯颊，入齿，其经脉为杂邪所感，发动为病，则齿颊肿。其所主之津液生病，则目黄，口干，鼽衄[①]，喉痹，肩前臑痛，手大指次指不用。气有余，则当脉所过者热肿胀[②]，人迎大三倍于寸口；虚，则寒栗不复，人迎反小于寸口。

八、大肠病主治

齿痛颊肿，取大肠荥二间、原合谷、络偏历；津液生病，再取井商阳。

主用万应丹，桔梗、细辛、秦艽、枳壳、射干、山豆根、花粉、橄榄。寒栗，主用桂枝、砂仁、茴香子、茯苓、苍术、参、枣以补土而益化源。

九、大肠主要

大肠为传导之官，水谷入胃，生化其精微后，其糟粕则由大肠推出，其津液则上升以润咽喉，滋养脏腑。其脉起于中焦，上络肺脏，故与肺相为表里，同属燥金。金能生水，故大肠主人身之津，若大肠燥热，即发生上项、口目、齿鼻、咽嗌诸病。

十、大肠病分治

（一）过食辛热，致大肠发炎，或下脓沫，或为痔漏下血。

治详七十五章，十六目。

取大肠井商阳、俞合谷、合曲池、入上廉。

主用柴胡、栀子、丹皮、枳实、秦艽、黄连、黄芩、芍药、地榆、山楂、甘草。身热血紫，加芒硝、大黄以下之，再用前方以调之。

（二）肠中寒则肠鸣飧泄，脐以下皮寒；肠中热则便溏黄，脐以下皮热。

治详六十九章，胸腹论二目。

取大肠井、俞、合入。热用针泻，寒用灸补之。

寒用豆蔻、砂仁、干姜、茯苓、苍术、黄芪、甜酒曲、参、枣、桂枝，

---

① 鼽衄：病名，指鼻腔出血的病症。

② 胀：原著中该字处破损，据医理补。待考。

热用柴胡、芍药、山楂、枳实、秦艽、黄连、乌梅、甘草。

（三）邪在大肠，则腹鸣，气上冲胸，喘不能久立。

治详七十三章，心腹病二十二目。

取脖胦（脐下寸半）、上廉、三里。

燥热熏蒸，用枳实、芒硝、大黄、厚朴下之已。食积化热，主用万应丹下之，枳实、山楂、香附、茯苓、陈皮、厚朴。

（四）邪在大肠，则肠鸣濯濯而切痛，冬日重感于寒，则脐痛不能久立。

治详二十七章，邪气脏腑病形二目。

治取上廉、商阳、合谷、背大肠俞。

先用甜酒曲汤吞万应丹、硫黄末，随服苍术、砂仁、藿香、槟榔、木香、茴香子、陈皮、半夏。痛，上寒，加姜枣；痛，上热，加枳实、秦艽。

（五）肠痹者，数饮而出不得，中气喘争，时发飧泄。

治详九十二章，痹论十二目。

取小肠入下廉、合小海，大肠入上廉、合曲池。

主用万应丹，葛根、桔梗、酒曲、山楂、茯苓、杏仁、牡蛎、五味。

（六）大肠胀者，肠鸣而痛濯濯，冬日重感于寒，则飧泄不化。

治详八十六章，胀论十目。

取大肠井、俞、入，背十六椎旁寸半大肠俞。

主用万应丹，硫黄末、苍术、砂仁、马蹄香、甜酒曲、香附、葛根。

（七）肺咳不已则大肠受之，大肠咳状，咳则遗屎。

治详八十四章，咳论九目。

咳，取大肠合曲池；浮肿，取大肠经阳溪。

主用桔梗、杏仁、五味、诃子、茯苓、半夏、枯矾、麻黄。

（八）手阳明大肠、手少阳三焦精气厥逆，发喉痹，嗌肿，痓。

治详十七章，二十一目。

取大肠俞合谷、荥二间，三焦荥液门、俞中渚。

主用万应丹，牙皂、射干、薄荷、冰片、枳实、栀子、桔梗、郁金。

（九）小肠移热于大肠，为虙瘕，为沉痔[①]。

治详十八章，气厥论十三目。

取大肠合曲池、入上廉，小肠合小海、入下廉。

主用万应丹，秦艽、枳实、黄连、滑石、地榆、柴胡、芍药、车前子。

（十）气乱于肠胃则为霍乱。

治详七十四章。

取脾络公孙，五刺脾俞旁意舍，三刺胃俞旁胃仓（公孙，足大指本节后一寸，由内绕外络脉；意舍，十一椎下去脊三寸；胃仓，十椎下旁三寸）。不已，刺手足内外指甲角出血，刺手弯足弯大络出血。

治用香薷、砂仁、甜酒曲、炒麦芽、槟榔、苍术、陈皮、厚朴、茯苓、菖蒲、木香、马蹄香。吐泻主用本方。吐酸泻冷，加桂、附、大枣；泻热加枳实、黄连；吐而不泻，亦加；泻而不吐，加葛根、芍药、枯矾；干呕不吐、便闭，取阳陵泉、三里，用黄连吴萸汤吞芒硝、硫黄。

十一、胃脉行次

详第八章，经穴图说三目。

十二、胃病脉症

其经脉为邪所感，发动为病，则振寒数欠，颜黑，恶人与火，闻木声则惕然惊，欲独闭牖户而处，甚则欲登高而歌，弃衣而走。贲响腹胀，是为骭厥[②]。其所主之血生病，则狂疟、温淫汗出、鼽衄、口㖞、唇胗、胫肿、喉痹、大腹水肿、膝膑肿痛，循膺乳、气街、股、伏兔、骭外廉、足跗上皆痛，次指中指不用。气盛，则身以前皆热；胃阳有余，则消谷善饥，溺色变，人迎大三倍于寸口；气不足，则身以前皆寒栗，胃中寒则胀满，人迎反小于寸口。

---

① 沉痔：古病名。《灵枢·邪气脏腑病形》："微涩为不月，沉痔。"即痔下垂。

② 骭厥：病证名。足阳明经气逆乱的病。《灵枢·经脉》："胃，足阳明之脉……是动则病：洒洒振寒，善呻，数欠，颜黑。病至则恶人与火，闻木声则惕然而惊，心欲动，独闭户塞牖而处，甚则欲上高而歌，弃衣而走，贲响腹胀，是为骭厥。"

十三、胃病主治

振寒数欠，主用葛根、柴胡；颜黑，主用苍术、茯苓、桂枝。

惊，主用川芎、鳖甲、石膏、铁矿、丹皮。

狂，主用玄参、丹皮、石膏、知母。甚，用桃仁、芒硝、枳实、大黄。

狂疟、温淫、鼽衄，主用玄参、麦冬、丹皮、桃仁、大黄。渴，加花粉、知母。

腹胀肿满，主用万应丹，砂仁、陈皮、厚朴、苍术、茯苓、莱菔子（研吞）。膝至足肿，加萆薢、牛膝、五加、威灵。

身前热、消谷，主用万应丹，花粉、橄榄、石膏、知母、秦艽、枳实、山楂。

虚寒，主用桂枝、苍术、砂仁、陈皮、半夏、黄芪、大枣、甜酒曲、饴糖。

十四、胃腑主要

胃为仓廪之官，饮食入胃，经中焦之火化，升腾其精微为气血，以充周脏腑，营养形身，是以五脏六腑之气味，皆出于胃。五味入口，藏于胃，以养五脏气。气和而生，津液相成，而形身之神识乃自生，故胃为多气多血之腑。六腑有病，皆表现于挟喉旁，胃之大动脉人迎，可以诊此而知其气之盛衰。而其生病多由饮食不节，故善治者当以化积为主，庶水谷之精气，得以注输而无滞也。

十五、胃病分治

（一）过食辛热则伤胃阴，致胃气热，热则善消水谷，虽善食而身形日瘦。

治详六十二章消渴。

取胃俞陷谷（背胃俞，十二椎旁寸半）、合三里。

主用枳实、山楂、秦艽、射干、花粉、知母、麦冬、橄榄、梨汁等。

（二）过食寒凉则伤胃阳，致胃中火气衰微，消化不良而胀满。

治详六十九章胸腹论。

主熨上脘、中脘、下脘，灸三里。

主用万消丹，桂枝、苍术、砂仁、陈皮、半夏、豆蔻、黄芪、党参。

（三）大肠移热于胃，善食而瘦，亦曰食亦[①]。

治详六十一章，消渴二目。

取胃合三里、大肠入上廉、大肠俞合谷。

主用万应丹，枳实、秦艽、橄榄、山楂、麦冬、花粉、首乌、梨汁。

（四）阳明胃气逆厥，则癫狂，善走呼，妄言妄见，腹满不得卧，面赤而热。

治详十七章，厥论六目。

取胃井厉兑、原冲阳、合三里、入人迎，阳跷郄申脉。

主用万应丹，牙皂、枳实、秦艽、郁金、青皮、厚朴、赤铁矿。

（五）阳明厥逆，喘咳，身热，善惊，衄，呕血。

治详十七章，厥论十七目。

取胃荥陷谷、俞冲阳、合三里，大肠俞合谷。

主用枳实、秦艽、郁金、菊花、竹沥、麦冬、玄参、赤铁矿。

（六）二阳为病发心脾，男子阳痿，女子经停，共传变为风热消渴，为息贲[②]死。

治详十九章，阴阳别论二目。

主用万应丹，萆薢、苍术、砂仁、陈皮、茯苓、首乌、仙茅、锁阳、苁蓉、阿胶、龟甲。变为息贲，主用贝母、杏仁、麦冬、天冬及五汁。风消，主用麦冬、橄榄、花粉、梨汁、蔗汁、藕汁、玉竹、白茅根汁。

（七）胃病者腹胀，胃脘当心痛，上支两胁，膈咽不通，饮食不下。

治详二十七章，邪气脏腑病形三目。

取胃合三里、背胃俞、下脘。

---

① 食亦：古病名。其症多食而形体消瘦，由于肠胃和胆有燥热所致。

② 息贲：古病名，指肺积。《难经·五十四难》："肺之积，名曰息贲。在右胁下，覆大如杯，久不已，令人洒淅寒热，喘咳，发肺壅。"

主用万应丹，硫黄末、砂仁、苍术、陈皮、厚朴、茯苓、半夏、藿香、酒曲、莱菔子（研吞）。呕酸，加丁香、吴萸；呕苦、便黄，加枳实；寒痛，加豆蔻。

（八）胃胀者，腹满脘痛，鼻闻焦臭，妨于食，大便难解。

治详八十六章，胀论七目。

取胃俞陷谷、合三里、背胃俞。

主用万应丹，砂仁、苍术、陈皮、厚朴、茯苓、半夏、茵陈、泽兰、藿香、马蹄香。大便结，每日吞硫黄末六七公分，以助火化。

（九）胃脘痈者，当诊右手关外脉沉细，而人迎脉甚盛。

治详五十一章，杂病二十一目。

取胃合三里、入人迎。

主用万应丹，贝母、半夏、茵陈、泽兰、苍术、砂仁、茯苓、射干。

（十）头痛耳鸣，九窍不利，肠胃之所生。

治详二十五章，病机二十六目。

取头动脉与合谷三里，耳鸣取商[①]阳、合谷。

主用万应丹。头痛，主用石膏、枳实、秦艽；耳鸣，主用川芎、青皮、菊花、赤铁矿、菖蒲、远志；上窍不利，用苍耳、桔梗；下窍不利，硫黄、牙皂。

（十一）脾咳不已则胃受之，胃咳之状，咳而呕，呕甚则长虫出。

治详六十四章，咳论七目。

咳，取胃合三里；浮肿，取胃经解溪。

主用万应丹，苍术、陈皮、茯苓、杏仁、石膏、枳实、射干、使君子。

（十二）胃疟者，令人瘅[②]病也，善饥而不能食，食而支满腹胀。

治详八十八章，刺疟论十二目。

取胃井历兑、俞冲阳、络丰隆，脾络公孙。

主用万应丹，苍术、砂仁、陈皮、厚朴、半夏、槟榔、茯苓、香附、酒

① 商：原作“啇”，疑为笔误，据意径改。
② 瘅：原作“痹”，疑为笔误，径改。

曲。热多，头痛、口渴，加知母、石膏、枳实；寒多，加桂枝、草果仁、姜、枣。

（十三）足阳明胃之疟，令人寒甚，久乃热，热去汗出，喜见日光、火气乃快然。

治详八十八章，刺疟论二目。

取足跗上、冲阳、解溪、陷谷。

主用万应丹，苍术、青皮、槟榔、半夏、茯苓、常山、草果仁、射干。

十六、脾脉行次

详第八章，经穴图说四目。

十七、脾病脉症

脾脏经气厥逆，发动为病，则舌本强，食则呕，胃脘痛，腹胀，善噫，得后解便与矢气则快然如衰，身体皆重。

脾脏所主生病，则舌本痛，体不能动摇，食不下，烦心，心下急痛，寒疟，便溏，瘕泻[①]。

水肿黄疸，不能卧，强立股膝内廉肿厥，足大指不用。盛者寸口大三倍于人迎，虚则寸口小三倍于人迎。

十八、脾病主治

主用万应丹，苍术、萆薢、砂仁、甜酒曲、何首乌、陈皮、厚朴、茯苓、半夏。呕，加丁香；胀满，加草果仁、益智仁、莱菔子（研吞）；舌本强，加桂枝、郁金；噫，加丹参、菖蒲；寒疟，加草果仁、干姜、桂枝、大枣；溏泻，加豆蔻、滑石。

十九、脾脏主要

脾色黄，秉中央土气，居中而莅[②]四方，主藏肌肉之气，与随心应用之意

---

① 瘕泻：病证名。《医林绳墨·泄泻》："瘕泻不便，后重窘痛，此因湿热蕴积，二便不利，气滞有动于火也。宜以利气之剂兼用清凉。"

② 莅：原作"蒞"，治理、管理之意。

而出知周，与胃以膜相连。饮食入胃，经中焦火气之升化，由脾吸收其精气，敷布于肺、心、肝、肾四脏平均受气，惟水精则由脾输至肺脏，与谷精合化，润身泽毛后，则由肺主之皮毛排泄其污浊，余则由肺而注肾脏，再经下焦之火化渗入膀胱。以故天温则毛窍开，饮水虽多而溺少，天寒则毛孔闭塞，虽不饮而溺多。故脾气积而有余，则失其吸收输布机能而胀满，不能升化水气，则洋溢于其主之肌肉而浮肿，虚则不能分泌而泄泻。

二十、脾病分治

（一）过食辛热，则伤脾阴，发为消渴、消瘅[①]，虽善食而身形易瘦。

治详六十二章，消瘅二目。

取脾入阴陵泉、背脾俞（十一椎旁寸半）。

外内治法详前十五条，胃病分治三目。

（二）过食寒凉，则伤脾阳，致腹胀而心痛。

治详六十九章胸腹论。

灸脾入阴陵泉、上脘、中脘、背脾俞。

主用万应丹、苍术、草果仁、半夏、砂仁、桂枝、酒曲、干姜、大枣。

（三）脾藏形，形有余则腹胀，泾溲不利，不足则四肢不用。

治详二十二章，调经论四目。

取脾井隐白、合阴陵泉，取分肉，泻阳经，补阳络。

实，主用万应丹，枳实、射干、厚朴、莱菔子（研吞）、茯苓、滑石、泽泻；虚，主用苍术、萆薢、桂枝、茯苓、黄芪、砂仁、首乌、参、姜、枣。

（四）脾愁忧而不解则伤意，意伤则闷乱，四肢不举，皮焦色悴，死于春。

治详二十章，本神三目。

主用良言告诫，使自知觉悟，以治其本。

主用郁金、贝母、马蹄香、乌药、砂仁、木香、苍术、茯神、首乌、桂枝、黄芪、萆薢、半夏。若有胀满，主先用万应丹以去积滞。

---

① 消瘅：病名，出《灵枢·五变》。

（五）脾藏荣，荣舍意。脾气虚，则四肢不用，五脏不安；实，则腹胀，泾溲不利。

治详二十章，本神九目。

虚补阳经，实泻阳络。取分肉间，无中经伤络。

虚，主用万消丹，苍术、砂仁、首乌、萆薢、桂枝、黄芪、参、大枣、茯苓、炙甘草、饴糖。虚甚，加附子、硫黄末吞服。实，主用万应丹，硫黄末、枳实、射干、陈皮、厚朴、莱菔子（炁）、滑石。

（六）邪在脾胃，则病肌肉痛。阳气有余，阴气不足，则热中善饥；阳气不足，阴气有余，则寒中肠鸣腹痛；阴阳俱有余不足，则有寒有热，皆调于三里。

治详二十六章，五邪三目。

三里，膝下三寸胻外廉。

主先用万应丹。热中，用山楂、枳实、射干、麦冬、花粉、橄榄、芍药、梨汁；寒中，用苍术、砂仁、草果仁、豆蔻、陈皮、半夏、茯苓、酒曲；阴阳互乘，用柴胡、苍术、陈皮、茯苓、枳实、射干、甜酒曲、甘草。

（七）太阴脾厥，则腹满䐜胀，后不利，不欲食，食则呕，不得卧。

治详十七章，厥论八目。

治灸脾入阴陵泉，上、中、下脘，三阴交。

主用万应丹，苍术、砂仁、陈皮、半夏、豆蔻、茯苓、酒曲、硫黄。

（八）脾病身重，善饥肉萎，足不收，行善瘛[1]，脚下痛。虚则腹满，食泻，食不化。

治详二十四章，脏气法时八目。

取脾经商丘，胃经解溪、入三里、然谷血络。

主用万消丹，苍术、陈皮、萆薢、厚朴、桂枝、茯苓、半夏。热，加枳实、山楂；虚寒，加硫黄、草果仁、砂仁、黄芪、党参。

（九）脾胀者善哕，四肢烦闷，体重不能胜衣，卧不安。

---

① 瘛：痉挛，抽搐。

治详八十六章，胀满三目。

取脾井隐白、俞太白、背脾俞、三里、上脘。

主用半夏、苍术、秫仁、草果仁、砂仁、陈皮、枳实。胀甚，用万应丹。

（十）脾痹者，四肢解惰，发咳呕汁，上为大塞。

治详九十五章，痹论十五目。

取脾俞太白、背脾俞、合阴陵泉。

用牙皂酒曲汤吞万应丹、硫黄末，随服苍术、萆薢、桂枝、半夏、茯苓、草果仁、砂仁、陈皮。寒塞，加附子、吴萸；热塞，加枳实、射干。

（十一）腹满大，上走胸嗌，喘息，大便不利。

治详七十三章，心腹病二十目。

取脾井隐白、俞太白、合阴陵泉。

用牙皂泽兰汤吞万应丹，随服苍术、砂仁、陈皮、厚朴、茯苓、半夏、豆蔻、莱菔子（研吞）。热结不大便，加枳实、射干；寒结，加吞硫黄末。

（十二）肾移寒于脾[①]，痈肿少气，肾移热于脾，传为虚，肠澼[②]，死。

治详十八章，气厥论一目与十目。

寒，灸肾俞太溪、脾俞太白；热，用针泻之。

寒，用附子、细辛、桂枝、半夏、苍术、萆薢、陈皮、茯苓、参、黄芪。肠澼，用黄柏、知母、萆薢、砂仁、茯苓、芍药、山楂、甘草、首乌。

（十三）脾咳之状，咳则右胠下痛，阴阴引肩背，甚则不可以动，动则剧。

治详六十四章，咳论五目。

咳，治脾俞太白；浮肿，取脾经商丘。

主用万应丹，苍术、半夏、桂枝、干姜、茯苓、陈皮、厚朴、贝母。

（十四）脾疟者，令人寒则腹中痛，热则肠中鸣，鸣已汗出。

治详八十八章，刺疟十目。

取脾俞太白、经丘墟。

---

① 《素问·气厥论》为“肾移寒于肝”。

② 肠澼：古病名，出《素问·通评虚实论》。一指痢疾，二指便血。

主用万应丹，苍术、桂枝、半夏、草果仁、槟榔、酒曲、陈皮、茯苓、厚朴、姜、枣。热，加枳实、射干；寒，加吴萸。

（十五）太阴脾疟，令人不乐，好太息，不嗜食，多寒热汗出，疟至乃呕，呕已乃衰。

治详八十四章，刺疟四目。

取脾井、俞、经、络，公孙（足大指内侧本节后一寸）。

治同十四，主用草果仁、吴萸。

（十六）脾气热则胃干而渴，肌肉不仁，发为肉痿[①]。

治详九十章，痿论四目。

补脾荥大都，通脾俞太白。

治用芍药、花粉、橄榄、麦冬、秦艽、梨、藕、土瓜、白茅根等汁。

（十七）脾热病者，先头痛，颊肿，烦心，颜青，欲呕，腰痛，腹满而泻。

治详三十一章，刺热三目。

取脾井隐白、荥大都、俞太白，胃井历兑、荥内庭。

治用万应丹，枳实、射干、芍药、山楂、萆薢、苍术。

二一、心脉行次

详第八章，经穴图说五目。

二二、心病脉症

心脏精气厥逆，发动为病，则嗌干，心痛，渴而欲饮，是为臂厥[②]。

心脏所主生病，则目黄胁痛，臑臂内后廉痛厥，掌中热痛。

盛者寸口大再倍于人迎，虚者寸口小于人迎二倍。

---

① 肉痿：病证名，痿证之一。由于脾气热而致肌肉失养，或湿邪困脾，伤及肌肉所致。症见肌肉麻痹不仁，口渴，甚则四肢不能举动等。

② 臂厥：病证名。指手太阴、手少阴经经气逆乱的病症。《灵枢·经脉》："肺，手太阴之脉……是动则病肺胀满，膨膨而喘咳，缺盆中痛，甚则交两手而瞀，此为臂厥。"

二三、心病主治

主用郁金、菊花、连翘、麦冬、玄参、黄连、栀子。渴，加梨汁、竹沥水。

二四、心脏主要

心色赤，秉南方火气而主正阳，司造血之机能，饮食入胃后，经中焦无形之火化，升至心脏始化赤为血，复经心包之火气，敷布于各血管中以营养形身。故心为阳中之太阳，如太阳蒸照世界而万物资以生成，为君主之官，而司神识作用。以故神有余，则自高大而狂妄，神不足则阴邪侵入，阳神退化而善悲。

二五、心病分治

（一）心藏神，神有余则笑不休，神不足则悲。

治详二十二章，调经论一目。

治取心俞太陵（手掌心下横纹两筋间）。实，刺小络出血；虚，按其空脉以致气。

笑，用郁金、麦冬、梨汁、玄参、黄连、菊花、丹皮、桃仁、菖蒲、赤铁矿、赭石。若不瘥，先服桃花丸、万应丹以下之，再服前方。悲，用桂心、智仁、丹参、秦归、郁金、远志、菖蒲、茯神、枣仁、川芎。

（二）心怵惕思虑则伤神，神伤则恐惧自失，破䐃脱肉，毛悴色夭死于冬。

治详二十章，本神二目。

主用良言告诫，使自知觉悟，以治其本。

主用郁金、贝母、丹参、远志、菖蒲、茯神、柏仁、麦冬、菊花、秦归。

（三）心藏脉，脉舍神，心气虚则悲，实则笑不休。

治详二十章，本神十目。

治同一目。

（四）邪在心，则病心痛，喜悲，时眩仆，视有余不足而调其俞。

治详二十六章，五邪五目。

治取心俞太陵。

主用桂心、菖蒲、细辛、郁金、远志、丹参、龙骨、枣仁、柏子仁、茯神。

（五）心主夏病情，主治药物。

治详二十四章，脏气法时二目。

心苦缓，急食酸以收之：枣仁、五味子、山茱萸、梨汁、赤小豆。

心欲软，急食咸以软之：玄参、硝精；用咸补之：地黄、附子、苁蓉；甘泻之：麦冬、梨汁、甘草。

（六）心病胸中痛，胁支满痛，膺背肩胛间痛，两臂内痛。虚则胸腹大，胁下与腰相引而痛。

治详二十四章，脏气法时七目。

治取太陵、背五椎旁寸半心俞、三寸神堂，刺舌下二紫脉，刺委中血络、心经通里（掌下一寸）、小肠阳谷（锐骨下陷中）。

主用万应丹，郁金、菖蒲、远志、秦归、丹皮、紫草茹、枳实。虚，加桂心、附子、智仁、茯神。

（七）肝移寒于心，狂，膈中。肝移热于心，死。

治详十八章，气厥论三目与七目。

治取大墩、太陵。寒，灸；热，用针泻之。

寒，主用桂枝、吴萸、川芎、菖蒲、牙皂、细辛、半夏、远志、姜、枣。热，主用菊花、丹皮、青皮、栀子、郁金、黄连、麦冬、梨汁、竹沥。

（八）手少阴心主厥逆，心痛引喉，身热死。刺手屈弯内侧小络出血。

治详十七章，厥论十九目。

治取掌心劳宫、掌下横纹大陵、锐骨下神门。

治用郁金、远志、菖蒲、紫草茹、桔梗、细辛、薄荷。

（九）气乱于心，则烦心密嘿，俯首静伏。

治详五十二章，五乱二目。

治取手内侧小指过腕锐骨端动脉神门、太陵。

主用万应丹，桃仁、郁金、槟榔、菖蒲、远志、丹参、牙皂、秦归、台乌、茯神、砂仁、苍术。热，加丹皮；实，加桂心。

（十）心胀者，烦心，短气，卧不安。

治详八十六章，胀满论二目。

取心俞太陵、背五节旁寸半心俞。

主用郁金、远志、菖蒲、槟榔、丹参等。参考前气乱于心治之。

（十一）心痹者，脉不通，烦则心下鼓动，暴上气而喘，嗌干善噫，厥气上则恐。

治详九十二章，痹病十三目。

取心俞太陵、合曲泽（尺泽旁肘内廉陷中）。

主用郁金、远志、菖蒲、秦归、丹参、赭石、旋覆、麦冬。

（十二）心气热则下脉厥而上，上则下脉虚，虚则生脉痿，枢折挈，胫纵而不任地。

治详九十章，痿论二目。

取手掌心中央，心荥劳宫、太陵（掌下横纹两筋间）。

主用郁金、丹参、丹皮、麦冬、生地、续断、牛膝、女贞子、梨汁。

（十三）心热病者，先不乐，数日乃热，热争则促心痛，烦闷，善呕，头痛，面赤，无汗。

治详三十一章，刺热二目。

取心井少冲、荥少府、劳宫、络通里、太陵。

主用郁金、丹参、丹皮、黄连、连翘、竹叶、麦冬、菊花、荆芥、薄荷。

（十四）心咳之状，喉中吤吤如梗状，甚则咽肿喉痹。

治详六十四章，咳论三目。

咳，取太陵、神门。浮肿，取心经灵道（掌下寸半）。

主用贝母、桔梗、郁金、麦冬、细辛、半夏、薄荷、牙皂。

（十五）心疟者，令人烦心甚，欲得清水，反寒多，不甚热。

治详八十八章，刺疟八目。

取少府、神门、太陵。

主用桂枝、麦冬、竹叶、茯苓、龙骨、牡蛎、掌山苗、柴胡、甘草。

二六、小肠脉行次

治详第八章，经穴图说六目。

二七、小肠病脉症

小肠经脉感邪，发动为病，则嗌干颔肿，不可以顾，肩似拔，臑似折。小肠所主液厥逆生病，则耳聋，目黄，颊肿，颈、颔、肩、臑、肘、臂外后廉痛。小肠连睾系，属脊，贯肝肺，络心系，气盛则厥逆，上贯肠胃，熏肝散肓，结于脐。盛则人迎大再倍于寸口，虚则人迎反小于寸口。

二八、小肠病主治

小肠经脉，络心，循咽，上颈颊，至耳目，故有上列诸病症。

主用万应丹，桔梗、射干、山豆根、羌活、细辛、栀子、茴香、郁金。睾丸大，主用万消丹，茴香子、焦槟榔、玄胡索、乌药、木香。寒，加生盐附；热，加枳实、楝实。

二九、小肠主要

小肠在胃之下口，由三焦之火化，泌别清浊，水液渗于膀胱，渣滓推诸大肠。小肠为受盛之官而化物使出，主人身之液，其脉与心脏相连，为心火之府。若小肠之火气太甚，致人身之阴液亏损，即发生上项嗌干、颔颊肿、耳聋、目黄等病症。

三十、小肠病分治

（一）过食辛热则三焦之火甚，小肠为之发炎，阴络伤，血内液于小肠而下血。

治详七十五与七十六章。

灸顶中央，针上廉、下廉、小海。

主用柴胡、芍药、黄芩、栀子、丹皮、山楂、枳实、地榆、甘草。身热血紫，主用柴胡、芍药、芒硝、大黄、枳实、甘草以下之。

（二）肠中寒则痛胀，肠鸣飧泄，脐下以皮寒。

治详六十九章，胸腹论二目。

灸熨脐下三寸关元。

主用砂仁、豆蔻、草果、干姜、赤石脂、苍术、甜酒曲、党参、茯苓。

（三）小肠病者，小肠痛，腰脊控睾而痛，时窘之后，当耳前热。若寒甚，若独肩热甚，及手小次指间热，若脉陷。

治详二十七章，邪气脏腑病形四目。

取下廉、天窗、小海。

主用酒曲汤吞万应丹，焦楂、茴香子、槟榔、砂仁、蛇床子。寒，加智仁、豆蔻；腹热，加枳实、射干。

（四）小肠胀者，少腹䐜胀，引腰而痛。

治详八十六章，胀论九目。

取下廉、小海，背十八椎旁寸半小肠俞。

主用万应丹，砂仁、茴香子、枳实、酒曲、茵陈、香附。

（五）手太阳小肠厥逆，耳聋泣出，项不可以顾，腰不可以俯仰。

治详十七章，厥逆二十目。

取天宫、后溪、背小肠俞。

主用木通、羌活、续断、牛膝、茴香子。寒厥，加桂枝；热，加枳实。

（六）膀胱移热于小肠，膈肠不便，上为口糜。

治详四十六章，口舌病二目。

取委中、阴陵泉、下廉、小海。

主用黄柏、知母、山楂、木瓜、枳实、秦艽、射干、荆芥。有食积化热病情，先用万应丹，搽用细辛、枯矾，漱洗用铁化汤。

（七）心咳不已则小肠受之，小肠咳状，咳而矢气，咳与矢俱出。

治详六十四章，咳论十目。

取小海。兼浮肿，取阳谷。

主用细辛、贝母、桔梗、茯苓、五味、诃子。

三一、膀胱脉行次

详第八章，经穴图说七目。

三二、膀胱病脉症

膀胱脉起于目内眦，上额交巅，挟项脊，行身后，至足小指。其经脉为邪所感，发动为病，则冲头痛，目似脱，项似拔，脊痛腰如折，髀不可以屈，腘如结，腨脚皆痛，小指不用。盛者人迎大一倍于寸口，虚者人迎反小于寸口。

三三、膀胱病主治

项背痛，无汗，恶寒。主用麻黄、桂枝、生姜、大枣。有汗，减麻黄，加萆薢、五加、牛膝、威灵。针灸天柱、风池、大杼、通骨、京骨。

巅顶痛，主用桂枝、威灵、茯苓、泽泻、滑石。

目黄泪出，主用黄柏、栀子、茯苓、泽泻、猪苓、滑石。

鼻衄，主用苍耳子、辛夷、黄柏、马勃、泽泻、滑石。

狂痫，主用藜芦、牙皂散、桂枝、茯苓、泽泻、桃仁、大黄、红花。

疟，主用桂枝、茯苓、泽泻、滑石、槟榔、半夏、威灵、射干。

痔，主用黄柏、防风、萆薢、地榆、秦艽、泽泻、滑石。

三四、膀胱主要

膀胱当两肾之下，水饮入胃，经中焦之火化，由脾而升腾其精气于肺，其精华则注于肾，经下焦之火化，其污浊则渗入膀胱。以故天时温热则毛窍开，所饮之水润身泽毛后，由汗孔以排泄，故溺少；天寒则毛孔闭塞，形身之火气内伏，生化力强，故溺多。是则膀胱虽司排水之官能，而其生化之作用，全资乎火化。再查膀胱之络，与肾相贯，故膀胱与肾同属乎水而主水道，其感受杂邪，亦多互传。而膀胱之经脉，起于目内眦，上巅行身后，五脏六腑之俞穴皆布散于背。故外感风寒杂邪，多由膀胱之经传入，而发生上项脊强、头痛、鼽衄等病也。

三五、膀胱病分治

（一）风湿杂邪积于膀胱，失治，则化热而生虫，每夜发热，小腹尤甚，而膀胱内异常痒痛，小便短数急胀。久则虫由溺孔而出，其数不一，似蛔虫而小，长一公寸不等，既出以后，痛痒立除。但腹热与小便数者，虽减而不全愈，积久病状如前，而虫复行而出，一年四五次不等。惟健脾除湿实为杀虫菌之主要，曾经十数年者莫不就痊。

外治：刺膀胱之经脉所入委中，并刺其络之血结者与委阳间血络。

主用开水吞万应丹、硫黄末，以下泻五六次为合宜。不利加服，利后随用赤萆薢、蛇床子、野油麻、苍术、茯苓、黄柏、续断、柴胡。服本方后，痛止热减，但鼻干腹坠，小便仍数者，再主后方以治之：柴胡、川芎、续断、芍药、萆薢、蛇床子、野油麻、麦冬、生地、车前。服后诸症皆减，但觉发热者，再主后方以治之而愈：银柴胡、鳖甲、麦冬、栀子、续断、萆薢、蛇床子、野油麻、生地黄、芍药、甘草、青蒿根、地骨皮。不识野油麻，代以芦荟。

（二）湿热杂邪，或杨梅毒气浸入膀胱，内结为痈，胀痛难堪，牵引足弯间皆为之不便。若生于膀胱出口，致小便不通，用橡胶管纳入，其溺即出，待痈溃解出脓后，便无危险，照后方治之随愈。橡胶管用法详五册，小便癃闭第七目。

针膀胱入委中、三焦下俞委阳（委中外大筋上络脉）。

主用棕根、木贼煨汤吞万应丹，下泻四五次，随用萆薢、柴胡、猪苓、茯苓、泽泻、牡蛎、栀子、牛膝、牵牛子、滑石。热痛，加黄柏、车前子。已解出脓后，主用萆薢、干地黄、山茱萸、茯苓、泽泻、牛膝、车前子。小便热，加黄柏、栀子；夹血，加丹皮。

（三）胞移热于膀胱，则癃溺血。

治详十八章，气厥论十一目。

取委阳、肾络大钟、照海、大敦、委中。

主用郁金、丹皮、栀子、玄参、生地、马鞭草根、麦冬、芍药、归尾。

（四）膀胱为病，发寒热，下为痈肿、痿厥、腨酸，其传为索泽[①]颓疝。

治详十九章，阴阳别论二目。

取委阳、委中。

主用桂枝、黄柏、萆薢、牛膝、五加。颓疝，加蛇床子、茴香子、玄胡。

---

① 索泽：症状名，指皮肤枯涩失去润泽，为精血枯涸的一种表现。《素问・阴阳别论》："三阳为病，发寒热，下为痈肿及为痿厥。其传为索泽，其传为颓疝。"

（五）膀胱病者，小腹偏肿痛，以手按之，即欲小便而不得，肩上热若脉陷，及足小指外廉及胫踝后皆热。若脉陷，取委中、委阳。

治详二十七章，邪气脏腑病形六目。

主用茯苓、猪苓、泽泻、滑石、车前子、萆薢、防已。寒痛，加桂枝；热痛，加黄柏、知母。

（六）小腹肿痛不得小便，邪在三焦约，取太阳大络。肿，上及胃脘，取三里。

治详七十七章，癃闭六目。

太阳大络（委阳委中间大络）、胃合三里。

主用栀子、黄柏、丹皮、牵牛子、柴胡、茯苓、木贼、棕根。若仍不通，反佐以桂枝。

（七）膀胱胀者，小腹满而气癃。

治详八十六章，胀论十目。

取委中、委阳、膀胱俞（束骨与背十九椎旁）。

主用柴胡、栀子、牵牛子、木贼、茯苓、蛇床子。甚，用万应丹、硫黄。

（八）足太阳膀胱之疟，腰痛头重，寒从背起，先寒后热，熇熇暍暍然，热止汗出。

治详八十八章，刺疟论一目。

取委中出血。

主用桂枝、槟榔、常山苗、青皮、茯苓、射干、穿山甲、甘草、姜、枣。

（九）肾咳不已，则膀胱受之，膀胱咳状，咳则遗溺。

治详六十四章，咳论十一目。

取膀胱合委中、肾合阴谷。

主用细辛、桂枝、茯苓、半夏、五味、萆薢、续断。寒甚，加附子。

（十）太阳膀胱之经气厥，则肿首头重，足不能行，发为眩仆。

治详十七章，厥论五目。

取挟项天柱、风池、委中，外踝下五分申脉。

主用万应丹，桂枝、茯苓、泽泻、生姜、枣。

（十一）太阳膀胱经气厥逆，僵仆、呕血、善衄。

治详十七章，厥论十五目。

取天柱等六穴、外踝后跟上陷中昆仑。

主用赤铁矿、滑石、玄参、麦冬、白茅根、茯苓、泽泻、荆芥。

（十二）胞痹者，少腹膀胱按之内痛，若沃以汤，涩于小便，上为清涕。

治详九十一章，痹病七目。

取委中。

主用泽泻、黄柏、茯苓、滑石、车前子、猪苓、萆薢、桂枝。

三六、肾脉行次

详第八章，经穴图说八目。

三七、肾病脉症

肾脏经气厥逆，发动为病，则饥不欲食，面如柴漆，咳唾有血，喝喝而喘，坐而欲起，目荒荒如无所见，心如悬，若饥状。气不足则善恐，心惕惕如人将捕之。肾脏所主生病，则口热舌干，咽肿上气，嗌干及痛，烦心心痛，黄疸肠澼，脊股内后廉痛，痿厥嗜卧，足下热痛等病。盛者寸口大再倍于人迎，虚者寸口反小于人迎。

三八、肾病主治

饥不欲食、颜黑，主用桂枝、茯苓、苍术、砂仁、陈皮、何首乌。

咳唾血、喘喝、目荒，主用桂枝、苍术、菖蒲、茯苓、半夏、贝母、郁金。

善恐，主用牡蛎、鳖甲、茯神、龟甲、柏仁、肉桂、附片。

舌干嗌肿，主用细辛、玄参、麦冬、山豆根、射干。

烦心、肠澼，主用黄连、郁金、木通、滑石、茯苓、黄柏、枳实。

痿厥、足下热痛，主用萆薢、续断、牛膝、杜仲、女贞子、地黄、黄柏。

三九、肾脏主要

肾色黑，秉北方水气，主蛰封藏之本，藏精舍志而主骨髓，为作强之官而出技巧，在右分系于脊十四节旁，承脊中天一之真阳而司人身水火二气，三焦无形之大气，皆生于肾水之中。而肺脏下输之水气，亦由肾脏之火化而渗入膀胱，故肾脏主水火与前阴后阴。若肾脏之火盛水衰，致津枯液竭而二便固结，肾脏之水盛火衰，不能升化分泌而作泄泻。

四十、肾病分治

（一）肾脏火衰，不能蒸腾水精四布而为遗溺。

治详七十九章。

补腕上分间肺络列缺，补脐下三寸关元。

主用萆薢、蛇床子、仙茅、益智仁、焦核桃、桑螵蛸、续断、硫黄。

（二）肾藏志，志有余则腹胀飧泄，不足则厥。

治详二十二章，调经论五目。

有余，泻然谷间血络；不足，补复溜间血溜脉。

有余，主用万应丹，硫黄末、桂枝、苍术、萆薢、茯苓、半夏、砂仁；不足，主用桂枝、硫黄、萆薢、苍术、黄芪、党参、炙甘草。厥盛，加附子。

（三）肾甚恐而不止则伤志，志伤则善忘其前言，腰脊不可以屈伸，毛悴色夭。

治详二十章，本神六目。

主用良言告诫，使自知觉悟，以治其本。

主用龟甲、龙骨、茯神、柏仁、枸杞、阿胶、熟地黄①、山茱萸、萆薢。

（四）肾藏精，精舍志，肾气虚则厥，实则胀。

治详二十章，本神十二目。

虚，补内踝上血溜脉；实，泻然谷间血络。

虚，主用桂枝、硫黄、萆薢、苍术、黄芪、参、炙甘草。不愈，加附子、干姜。

（五）邪在肾，则病骨痛阴痹。阴痹者，按之而不得，腹胀腰痛，大便难，项背痛，目眩。

---

① 熟地黄：原作“热地黄”，当属笔误。

治详二十六章，五邪四目。

取肾井涌泉、膀胱经昆仑，视有血者尽取之。

主用万应丹、硫黄末、附子、细辛、桂枝、萆薢、茯苓、故芷[①]、蛇床。

（六）肾主冬病情，主治药物。

治详二十四章，脏气法时五目。

肾苦燥，急食辛以润之：桂枝、附子、细辛，开腠理致津液通气也。肾欲坚，急食苦以坚之：黄柏、知母。用苦补之：续断、地黄。咸泻之：泽泻、玄参。

（七）肾病者，腹大胫肿，喘咳身重，寝汗出，憎风。虚则胸腹大，小腹痛，清厥[②]不乐。

治详二十四章，脏气法时十目。

取肾经复溜、膀胱经昆仑间血络。

主用万应丹，细辛、苍术、茯苓、陈皮、厚朴、半夏。寝汗，加牡蛎、五味；憎风，加桂枝；胸中痛，加菖蒲、干姜；腹痛，加蛇床子、茴香子；清厥，加附子；不乐，加远志、茯苓。

（八）肾胀者，腹满引背央央然，腰痹痛。

治详八十六章，胀论六目。

取肾俞太溪、背肾俞（十四椎旁半寸）。

主用万应丹，桂枝、附子、细辛、蛇床子、故芷、茴香子、萆薢。

（九）肾痹者，善胀身屈，尻以代踵，脊以代头。

治详十一章，痹病十五目。

取太溪、背肾俞、肾合阴谷。

主用附子、细辛、萆薢、狗脊、杜仲、秦归、牛膝。积水，先服万应丹。

---

① 故芷：即补骨脂。

② 清厥：清厥为病证名，厥证之一。《杂病源流犀烛·诸厥源流》："大约手足寒者为寒厥……又有独指尖冷者，则名清厥，宜理中汤。"

（十）肾气热则骨枯而髓减，腰脊不举，发为骨痿[①]。

治详九十章，痿论五目。

取肾井涌泉、荥然谷、俞太溪。

主用黄柏、知母、萆薢、续断、女贞、熟地、山茱萸、狗脊、梨汁。

（十一）肾热病者，先腰痛，胻酸，苦渴数饮，身热，热争则项痛而强，胻寒酸，足下热，不欲言。其逆则头痛[②]，员员澹澹然，戊己[③]甚，壬癸大汗[④]。气逆则戊己死。

治详三十一章，刺热五目。

取涌泉、然谷、太溪，膀胱井至阴、合委中。

主用黄柏、知母、玄参、萆薢、银柴胡、青蒿根、地骨皮。头痛无汗，加鲜葱；有汗，加赤铁矿。

（十二）少阴肾气厥，则口干溺赤，腹满心痛。

治详十七章，厥论九目。

取内踝前然谷下间、踝下五分、踝后跟上陷中。

主用桂枝、猪苓、茯苓、滑石、苍术。

（十三）肺移寒于肾，为涌水。涌水者，按腹不坚，水气客于大肠，疾行则鸣濯濯。

治详十八章，气厥论五目。

灸肺经太渊、肾经复溜。

主用万应丹，细辛、菖蒲、桂枝、附子、干姜、苍术、茯苓、石灰水。

（十四）肺移热于肾，传为柔痓[⑤]。

治详十八章，气厥论九目。

---

① 骨痿：病证名。痿证之一。由于肾热内盛，或邪热伤肾，阴精耗损，骨枯髓虚所致。症见腰脊酸软，不能伸举，下肢痿弱，不能行动，伴有面色暗黑，牙齿干枯等。

② 头痛：《素问·刺热篇》作“项痛”。

③ 己：原作“巳”，据文意及天干地支属性与肾脏关系，当作“己”，径改。下同。

④ 汗：原作“汁”，当为笔误，据意径改。

⑤ 柔痓：病证名，痓病的一种，与刚痓相对而言。症见身热汗出，颈项强急，投药口噤，手足抽搐，甚则角弓反张，脉沉迟。

取肺井少商、俞太渊，肾井涌泉、俞太溪。

主用石膏、知母、甘草、天冬、麦冬、梨汁、竹沥。

（十五）肾咳之状，咳则腰背相引而痛，甚则咳涎。

治详六十四章，咳论六目。

取肾俞太溪、经复溜。

主用万应丹，细辛、桂枝、附子、半夏、茯苓、苍术、大枣。

（十六）足少阴肾疟，令人呕吐甚，多寒热，寒多热少，欲闭户牖[①]处，其病难已。

治详八十七章，刺疟五目。

取肾俞太溪、络大钟、内踝下五分照海。

主用万应丹，桂枝、茯苓、半夏、苍术。火呕，加黄连；寒，加附子。

（十七）肾疟者，令人洒洒然，腰脊痛宛转；大便难，目眴眴然，手足寒。

详八十七章，刺疟十一目。

取太溪、大钟，膀胱合委中、络飞扬。

主用万应丹，桂枝、苍术、萆薢、茯苓、炙甘草、姜、枣、硫黄末。

四一、心包脉行次

详第八章，经穴图说九目。

四二、心包病脉证

心包经气厥逆，发动为病，则其经脉所循行之手心热，臂肘挛急，腋肿，甚则胸胁支满，心中憺憺大动，面赤目黄，喜大笑不休。心包所主之脉生病，则烦心、心痛、掌中热等病。盛者寸口大三倍于人迎，虚则寸口反小于人迎。

四三、心包病主治

手热、臂挛、腋肿，主用郁金、丹参、秦归、血藤、丹皮。

---

① 牖：原作“牖”，同“牖”，窗户。

支满、心动、善笑，主用栀子、连翘、菊花、菖蒲、远志、茯神、赤铁矿、郁金、紫草茹、麦冬、梨汁、黄连、丹皮、桃仁。

烦心、心痛、掌热，主用郁金、丹皮、黄连、栀子、玄胡索、五灵脂。

四四、心包主要

心包膻中，为膜之大原，居膏之上，肓之下，包罗心脏，内连脏腑，外通肤腠，发动三焦无形之火气，敷布心脏所化生之血脉于形身，为心脏之臣使而出喜乐，与肝相联络，同属厥阴风木，而木能生火，故与三焦一系相贯，同属相火，而司形身之火化作用。

四五、三焦脉行次

详第八章，经穴图说十目。

四六、三焦病脉证

三焦经气厥逆，发动为病，则耳聋浑浑焞焞，嗌肿喉痹。三焦所主之气生病，则汗出，目锐眦痛，颊肿，耳后、肩、臑、肘、臂外痛，小次指不用。盛者人迎大一倍于寸口，虚者人迎反小于寸口。

四七、三焦病主治

耳鸣、嗌肿、喉痹，主用川芎、青皮、菊花、薄荷、射干、山豆根、栀子。

所主气病，主用玄参、麦冬、五味、川芎、青皮、薄荷、栀子、丹皮。

四八、三焦主要

三焦与心包同属相火，心包属膜原，三焦属支膜油网，人身脏腑，当三焦所联络，筋骨肌肉，皆三焦所间隔，肤腠皆三焦所贯通。主人身之气与火，水谷入胃，全资三焦之火化，蒸腾其精微，化为津液气血，滓粕由肠排出，水液渗入膀胱。上焦如雾，中焦如沤，下焦如渎，泌别其清浊，而为宗气、营气、卫气。故人呼吸之气，皆由三焦以敷布，肾与膀胱皆三焦所包裹，膀胱之溺皆三焦之火化所渗入，故经言三焦主气与火，又曰三焦者，决渎之官，水道出焉也欤。

四九、三焦病分治

（一）上中二焦之火盛，则熏灼肺脏，致阳络伤而咳吐血。

治详六十五章，咳吐血十三目。

取三焦井关冲、原中渚、俞阳池。

主用桔梗、贝母、牛蒡子、荆芥、丹皮、玄参、麦冬、生地黄、赭石。

（二）少阳厥逆，机关不利，腰不可以行，项不可以顾，发肠痈及惊死。

治详十七章，厥论十六目。

取三焦井关冲、荥液门、天髎、天冲

主用柴胡、川芎、槟榔、青皮、枳实、栀子、萆薢、赤铁矿。

（三）手阳明少阳厥逆，发喉痹、嗌肿、痉。

治详十七章，厥论二十一目。

取大肠井商阳、原合谷，三焦井关冲。

主用薄荷牙皂汤吞万应丹，随服射干、桔梗、枳实、栀子、郁金、川芎。

（四）三焦病者，腹气满，小腹尤坚，不得小便，窘急，溢则为水，留即为胀。

治详二十七章，邪气脏腑病形五目。

取三焦下俞委阳、委中（外廉两筋间）。

主用酒曲汤吞万应丹，随服柴胡、槟榔、泽兰、木香、陈皮、茯苓、菖蒲、苍术、半夏、莱菔子（生吞）。热，加枳实；寒，加桂枝、硫黄。

（五）诸热瞀瘛，诸禁鼓栗，如丧神守，诸逆冲上，诸燥狂热，诸病胕肿，酸痛惊骇，皆属于火。

治详二十五章，病机五目、九目、十三、十六目。

取关冲、太陵、阳池、液门。

瞀瘛[①]，主用玄参、麦冬、丹皮、栀子、薄荷、菊花、郁金、青皮、铁矿。

鼓栗，主用柴胡、薄荷、甘草、茯神、细辛、丹皮、郁金、赤铁矿。

狂热，主用薄荷、菊花、郁金、玄参、麦冬、丹皮、栀子、枳实、秦艽。

---

① 瞀瘛：症状名。目晕眩，痉挛。

逆冲，主用萆薢、菊花、枳实、栀子、石膏、秦艽、旋覆、赤铁矿。

胕肿惊骇，主用万应丹，萆薢、枳实、射干、薄荷、郁金、丹皮、黄连。

（六）诸胀腹大，诸病有声，鼓之如鼓，诸转反戾[①]，水液浑浊，诸呕吐酸，暴注下迫，皆属于热。

治详二十五章，病机十二、十五、十七、十九目。

取关冲、三里、阳陵泉。

腹大，主用万应丹，柴胡、槟榔、枳实、厚朴、莱菔子。热，加大黄。

如鼓，主用万应丹，茵陈、柴胡、槟榔、枳实、木香、香附、厚朴。

反戾，主用万应丹，秦艽、薄荷、石膏、知母、丹皮、萆薢、滑石。

吐酸，用青皮、吴萸、枳实、黄连、竹茹、半夏、焦山楂、赤铁矿。

（七）诸厥固泄，皆属于下；诸痿喘呕，皆属于上。

治详二十五章，病机七目、八目。

厥，灸阴跷郄照海、肾俞太溪、脾俞太白。固，泻三里、上廉。泄，灸关元、下脘。痿，取中冲。喘呕，泻阳陵泉、三里。

厥，主用桂枝、附子、细辛、苍术、干姜、大枣。

固，主用硫黄、玄参、栀子、丹皮、秦艽、射干。

泄，主用硫黄、苍术、砂仁、益智仁、草果仁、茯苓、萆薢、甜酒曲。

痿，主用贝母、丹皮、知母、麦冬、玉竹、女贞子、续断、熟地黄。

喘，主用贝母、桔梗、杏仁、瓜蒌仁、桑白皮、旋覆花、麦冬、五味。

呕，主用赤铁矿、竹茹、枳实、射干、青皮、半夏，酌加吴萸、黄连。

（八）久咳不已，则三焦受之，三焦咳状，咳而腹满，不欲饮食。

治详六十四章，咳论十二目。

取三焦合天井、经支沟。

主用万应丹，牙皂、细辛、柴胡、槟榔、陈皮、厚朴、苍术、茯苓。

五十、胆脉行次

详第八章，经穴图说十一目。

---

① 反戾：症状名。身体因病痛影响而呈现屈曲不舒或辗转反侧的异常体态。

五一、胆病脉证

胆腑经气厥逆，发动为病，则口苦，善太息，心胁痛不能转侧，甚则面微有尘，体无膏泽，足外反热，是为阳厥[①]。

胆经所主之骨生病，则头痛颔肿，目锐眦痛，缺盆中肿痛，瘿瘰，汗出振寒，疟，胸、胁、肋、髀、膝、胫、外踝前及诸节皆痛，足小指不用等病。盛者人迎大二倍于寸口，虚者人迎反小于寸口。

五二、胆病主治

口苦、太息、胁痛，主用枳实、吴萸、黄连、山楂、柴胡、赤铁矿、姜、枣。

头目痛，主用川芎、青皮、薄荷、菊花、石膏、铁矿。甚，加熊、羊胆。

胁下痛，寒，加吴萸、菖蒲；热，加枳实、黄连；瘿疬，加牡蛎、夏枯草、萆薢。

汗出振寒，胸胁痛，主用柴胡、芍药、半夏、黄芩、桂枝、萆薢、五加。

五三、胆腑主要

胆附生于肝，故相为表里，肝属厥阴风木，胆属阳木，其生发性则为火。胆系与中焦大膜相贯通，曾考屠猪者，由胆系吹气注水，即浸淫布散于三焦联络脏腑之油膜间。无论人畜之胆汁，具有发动性，验诸牛与熊之胆，虽死多日，对日光照，尚升腾不休，因其发动性最强，故撒尘水面，胆汁滴入，尘即四散。故胆与三焦同属少阳相火，司熏温脏腑，腐化水谷，升腾精气，敷布形身及发动神经之玄机，为中正之官而出决断。十一脏之神识，皆取决于胆，诸腑皆传污浊，独胆所传为汁，故经言：胆为清净之腑。欲知其外，鼻柱骨中央起，目下窠大，其胆乃横，爪甲坚直，色正者，胆气壮也。

五四、胆病分治

（一）肝主谋虑，而胆主决断，若因事务纷繁，施行多阻，致胆气不舒，

---

① 阳厥：病证名。厥证之一，指热厥。

即令少阳相火抑郁不得申张。因之胆膜为之发炎，胆囊为之缩小，胆汁为之减少，甚至胆汁枯涸，渐结成核；致饮食日减，形衰色焦，在牛则好鸣，在人则好言、好骂，而性情异常暴躁[①]，此其外候也。

治取胆合阳陵泉、井窍阴，肝井大敦。

主用柴胡、薄荷、牙皂、槟榔、香附、川芎、郁金、栀子、丹皮、菊花、枣仁、女贞子、梨汁。善怒多言，加熊胆或羊胆；口苦便溏或结，加枳实、秦艽；心烦口渴，加麦冬、橄榄；烦热，加黄连；骨蒸，加银柴胡、地骨皮、蒿根。

（二）胆病者，善太息，口苦，呕宿汁，心下憺憺然，恐人将捕之，嗌中吩吩然，数唾。

治详二十七章，邪气脏腑病形七目。

取胆井窍阴，取耳前动脉陷下灸之。气逆，刺少阳血络；口苦、呕，取胆合阳陵泉、胃合三里。

主用赤铁矿、青皮、枳实、吴萸、黄连、山楂、竹茹、茯神、枣仁、砂仁、半夏。作寒热，加柴胡、姜、枣；热甚，加熊胆或羊胆。

（三）胆胀者，胁下痛胀，口中苦，善太息。

治详八十六章，胀论十四目。

取胆俞临泣、合阳陵泉、胃合三里。

主用柴胡、槟榔、青皮、木香、枳实、泽兰、郁金、香附。

（四）肝咳不已则胆受之，胆咳之状，咳呕胆汁。

治详六十四章，咳论八目。

取胆合阳陵泉、经阳辅。

主用枳实、吴萸、青皮、旋覆、柴胡、桔梗、茯苓、半夏、竹茹。

（五）胆移热于脑，则辛频鼻渊。鼻渊者，浊涕下不止，传为衄衊[②]瞑目。

---

① 躁：原作“燥”，当为笔误，据意径改。

② 衄衊：病证名。衄指鼻血，衊指汗孔出血。《圣济总录·鼻衄门》：“胆受胃热，循脉而上，乃移于脑，盖阳络溢则血妄行，在鼻为衄，在汗孔为衊。二者不同，皆热厥血溢之过也。”

治详十八章，气厥论十五目。

取阳陵泉、阳辅。

主用万应丹，枳实、铁矿、桔梗、辛夷、菊花、栀子、苍耳子、羊胆。

（六）足少阳胆疟，令人身体解㑊[①]，寒热不甚，恶见人，见人心惕惕然，热多，汗出甚。

治详八十八章，刺疟三目。

取胆荥侠溪、原丘墟。

主用枳实、鳖甲、槟榔、柴胡、芍药、黄芩、茯苓、半夏。

五五、肝脉行次

治详第八章，经穴图说十二目。

五六、肝病脉证

是动则腰痛不可以俯仰，丈夫㿗疝，妇人小腹痛，甚则嗌干，面尘脱色。是主肝所生病，胸满呕逆，飧泄[②]，狐疝，遗溺，癃闭。盛者，寸口大一倍于人迎，虚则反小于人迎。

五七、肝病主治

是动病，主用川芎、青皮、槟榔、玄胡、牛膝、杜仲、萆薢、故芷。嗌干，加山茱萸、女贞子；脱色[③]，加玉竹、首乌。

肝生病，主用吴萸、青皮、川芎、半夏。狐疝，加萆薢、续断、乌药；遗溺，加萆薢、枯核桃、蛇床子、桑螵蛸；癃闭，加栀子、黄柏、牵牛。

五八、肝脏主要

肝色青，秉东方木气，而其生发性则为火，故其所生之胆，属少阳相火，司人身生发之阳气。为藏血之脏，而形身之灵魂性即舍于肝血之中，为将军

① 解㑊：病证名，指肢体困倦，筋骨懈怠，肌肉涣散无力。《类经》卷十六：“解，懈也；㑊，迹也。身体解㑊，谓不耐烦劳，行迹困倦也。”

② 飧泄：病证名，出《素问·脏气法时论》，以泻下完谷不化为特征。

③ 脱色：症状名，脸色泛白，如脱去颜色之状，可见于突然惊恐或晕针。

之官而出谋虑，若肝脏之血虚，则其灵魂性退化，故寡谋而善恐。其所藏之血有余，则其灵魂性随之而暴发，故自高而善怒，可由外之病象而知内之虚实也。

五九、肝病分治

（一）肝主谋虑，若因谋事不遂，即令肝气郁而不舒，致肝叶间之血凝结，聚积起瘤，久则风木之气合化而生虫，大若米粒，起瘤若干，生虫若干，甚有生鳖形小虫于内孔者。

取肝井大敦，泻其盛经以出其血，刺血络以出恶血，无令入经。

主用万应丹，柴胡、薄荷、川芎、香附、郁金、菊花、僵蚕、蝉蜕、芦荟、芜荑、蚀虫草根苗、夜明砂、山茱萸、梨汁，加法同胆结核。

（二）邪在肝，则病胁中痛，恶血在内，行善掣节，时脚肿。

治详二十六章，五邪二目。

取肝荥行间，补三里，取血络与耳中青脉。

主用万消丹，川芎、薄荷、青皮、吴萸、玄胡、五灵脂、香附、泽兰。

（三）肝主春病情，主治药物。

治详二十四章，脏气法时一目。

肝苦急，急食甘以缓之：麦冬、梨汁、甘草、玉竹、粳米、牛肉、蔗汁；肝欲散，急食辛以散之：薄荷、荆芥、青蒿尖；用辛补之：川芎、秦归；用酸泻之：芍药、丹皮。

（四）肝病者，两胁下痛，令人善怒。虚则目𥉂𥉂无所见，耳无所闻，善恐如人将捕之。气逆则耳聋不聪，头痛颊肿。

治详二十四章，脏气法时。

取肝经中封、胆经阳辅，刺去其经络间结血。

主用川芎、青皮、薄荷、吴萸、枳实、半夏。善怒，加熊胆、羊胆，先用万应丹；虚，加秦归、枣仁、山茱萸、鳖甲、甘草、麦冬、玉竹、赤铁矿。

（五）肝藏血，血有余则怒，不足则恐。

治详二十二章，调经论三目。

实，刺去结络间血；虚，纳针虚经中，脉大出针。

怒，主用郁金、丹皮、川芎、青皮、枳实、芍药，吞桃花。

恐，主用鳖甲、秦归、川芎、柏仁、茯神、枣仁、参、芪、熟地黄。

（六）肝悲哀，动中则伤魂，魂伤则狂妄不精，当人阴缩而筋挛，两胁骨不举。

治详二十章，本神四目。

主用良言告诫，使自知觉悟，以治其中。

主用郁金、贝母、川芎、青皮、香附、鳖甲、枣仁、赭石、赤铁矿、茯神、丹参。阴缩，加桂枝、吴萸；狂，酌用葱汁、童便、猪胆汁；甚，吞桃花、桃仁。

（七）肝藏血，血舍魂，肝气虚则恐，实则怒。

治详二十章，本神八目（同前五目）。

（八）肝胀者，两胁下肿而痛引小腹。

治详八十六章，胀论四目。

取大敦、太冲、背肝俞（九椎旁寸半）。

主用万消丹，青皮、吴萸、川芎、柴胡、芍药、香附、玄胡。热，加枳实。

（九）肝痹者，夜卧则惊，多饮，数小便，上为引如怀。

治详九十一章，痹论十四目。

取肝俞太冲、合曲泉。

先用泽兰汤吞万应丹，随服桂枝、川芎、丹砂、铁矿、玄胡、鳖甲、山茱萸。

（十）肝气热，则胆泻口苦，筋膜干。筋膜干，则筋急而挛，发为筋痿[①]。

治详九十章，痿论三目。

补肝荥行间，通肝俞太冲。

主用川芎、山茱萸、芍药、栀子、木瓜、续断、女贞子、牛膝、五加。

---

① 筋痿：病证名，痿证之一。肝热内盛，阴血不足，筋膜干枯。

（十一）肝热病者，小便先黄，腹痛多卧，身热。热争则狂言及惊，胁满痛，手足躁，不得安卧。刺足厥阴少阳，其逆则胀引冲头。庚辛甚，甲乙大汗。

治详三十一章，刺热论一目。

肝井大敦、荥行间，胆井窍阴、荥侠溪。

主用青蒿尖、川芎、青皮、枳实、栀子、丹皮、芍药、菊花、熊羊胆。

（十二）肝咳之状，咳则两胁下痛，甚不可以转，转则两胁下满。

治详六十四章，咳论四目。

肝俞太冲、经中封。

主用牙皂酒曲汤吞万应丹，随用吴萸、青皮、半夏、茯苓、桂枝。

（十三）足厥阴肝疟，令人腰痛，少腹满，小便不利如癃状，非癃也，数便，意恐惧，气不足，腹中悒悒。

治详八十八章，刺疟论六目。

取肝俞太冲、经中封、络蠡沟。

主用柴胡、青皮、川芎、鳖甲、桂枝。

（十四）肝疟者，令人色苍苍然，太息，其状若死者。

治详八十八章，刺疟九目。

取肝之经络见血，肝俞太冲、经中封。

治用川芎、柴胡、青皮、吴萸、桂枝、姜、枣，酌先用万消丹。

第十章　络　脉

一、肺络列缺症治

手太阴之别络，名曰列缺。于腕上分间，并太阴之经，直入掌中，散入鱼际。其病实则手锐掌热，泻列缺；虚则欠㰦[①]，小便遗数，补列缺。

欠㰦，主用桂枝、生姜、大枣、炙甘草。

小便遗数，枣皮、五味、萆薢、续断、蛇床子、仙茅、参、苍术、茯苓。

掌热，主用瓜蒌皮、马兜铃壳、冬桑叶、贝母、桔梗、麦冬、天冬。

二、心络通里症治

手少阴心之别络，名曰通里。去腕一寸半，别而上行，循经入于心中，系舌本，属目系。其实则支膈[②]，虚则不能言。补通里，取之掌后一寸半，别走太阳也。

支膈，主用万消丹，菖蒲、槟榔、郁金、玄胡索、枳壳、贝母。

不能言，主用远志、菖蒲、秦归、柏子仁、枣仁、茯神、细辛、桂心、附子、苁蓉。

三、心包络内关症治

手厥阴心主之别络，名曰内关。去腕二寸，出于两筋之间，循经以上系于心包络。其实则心痛，虚则头强。取之两筋之间也。

心实痛，主用郁金、玄胡索、五灵脂、丹参、秦归。寒，加桂心；热，丹皮。

头强，主用桂枝、川芎、秦归、丹参、牛膝、赤萆薢、姜、枣。

---

① 欠㰦：原文为“欠呿”。欠，呵欠；㰦，张口状。《灵枢·经脉》：“虚则欠㰦。”

② 支膈：证名，指胸膈有阻塞不适感。

四、小肠络支正症治

手太阳小肠之别络，名曰支正。上腕五寸，内注少阴。其别者，上走肘，络肩髃。实则节弛肘废，虚则生疣，如指甲疥。

肘废，主用万应丹，姜黄、威灵、萆薢、五加、牛膝、桂枝、桑枝。

生疣，取支正，转针导气，酸注者，一星期后痊愈。

五、大肠络偏历症治

手阳明大肠之别络，名曰偏历。去腕三寸，别入太阴。其别者，上循臂，乘肩髃，上屈颊。其别入耳，合于宗脉。实则齿虫痛耳聋，虚则齿寒痹膈。

齿虫痛，耳聋，主用万应丹，细辛、薄荷、桔梗、山豆根、玄参、麦冬、石膏、秦艽、雄黄、枯矾、菊花。

齿寒痹膈，主用万应、万消丹，细辛、秦归、川芎、姜、枣。

六、三焦络外关症治

手少阳三焦之别络，名曰外关。去腕二寸，外绕臂，注胸中，合心主。实则肘挛，虚则不收。取之所别也。

肘挛，主用万应丹，川芎、桂枝、姜黄、威灵、萆薢、五加、牛膝。

肘不收，主用川芎、桂枝、续断、杜仲、熟地黄、山茱萸。

七、膀胱络飞扬症治

足太阳之别络，名曰飞扬。去踝七寸，别走少阴。实则鼽窒头背痛，虚则鼽衄，取分补泻也。

鼽窒背痛，外用手术取嚏，内服苍耳子、牙皂、桔梗、辛夷、姜、枣。

鼽衄，主用玄参、生地黄、麦冬、郁金、丹皮、梨汁、蔗汁、白茅根。

八、胆络光明症治

足少阳胆之别络，名曰光明。去踝五寸，别走厥阴，下络足跗。实则厥，虚则痿躄。实泻，虚补之。

厥，主用柴胡、芍药、枳实、甘草、川芎、萆薢、苍术。

痿躄[①]，主用柴胡、芍药、枳实、甘草、川芎、萆薢、苍术、威灵仙、茯苓、五加、牛膝、狗脊、熟地黄、苁蓉、阿胶。虚甚，加生盐附。

九、胃络丰隆症治

足阳明胃之别络，名曰丰隆。去踝八寸，别走太阴。其别循胫骨外廉，上络颈，合诸经之气，下络咽嗌。其病气逆则喉痹卒瘖，实则癫狂，虚则足不收。

气逆喉痹卒瘖，主用薄荷、桔梗、旋覆、枳实、玄参、射干、山豆根、诃子、半夏。热甚，用枳实、秦艽、芒硝、大黄以下之；痰甚，用万应丹。

癫狂，主用栀子、玄参、丹皮、石膏、知母、竹叶心。狂甚，加桃仁、大黄、枳实、芒硝以下之；有痰饮，用万应丹、牙皂；足不收，主用萆薢、苍术、茯苓、威灵、牛膝、首乌、熟地黄、玉竹。

十、脾络公孙症治

足太阴脾之别络，名曰公孙。去本节之后一寸，别走阳明。其别者，入络肠胃。厥气上逆则霍乱，实则肠中切痛，虚则鼓胀。实泻，虚补之。

霍乱，主用香薷汤吞万应丹，随服酒曲、麦芽、苍术、陈皮、厚朴、砂仁、茯苓、半夏。热，加射干、枳实；寒，加草果仁、硫黄、桂、附。

鼓胀，主用陈皮、苍术、厚朴、甘松、砂仁、焦槟榔、马蹄香、木香、茯苓、半夏、酒曲、莱菔子（生研吞）、茵陈、泽兰。有积滞，先吞万应丹。

十一、肾络大钟症治

足少阴肾之别络，名曰大钟。当内踝后绕跟，别走太阳。其别者，并经上走于心包下，外贯腰脊。其气逆则烦闷，实则癃闭，虚则腰痛。取分补泻也。

气逆烦闷，主用万应丹，桂枝、茯神、苍术、大枣、郁金、琥珀。

癃闭，主用万应丹，萆薢、茯苓、栀子、黄柏、丹皮、牛膝、车前子。

腰痛，主用萆薢、续断、杜仲、巴戟、狗脊、苁蓉、蛇床子、阿胶。

---

① 痿躄：病证名，指痿病四肢痿弱，足不能行之证。

十二、肝络蠡沟症治

足厥阴肝之别络，名曰蠡沟。去内踝五寸，别走少阳，经胫上睾，结于茎。其病气逆则睾肿卒疝，实则挺长，虚则暴痒。取分补泻，详八十章六目。

睾肿，主用万消丹，川芎、青皮、柴胡、玄胡、槟榔、五灵脂、枳实、楝实、茴香。

阳物挺长，加栀子、丹皮。

肾囊痒，主用川芎、玄参、丹皮、生地黄、萆薢、蛇床子、防己。

十三、任络尾翳症治

任脉之别络，名曰尾翳。下鸠尾（即蔽心骨），散于腹。实则腹皮痛，虚则痒搔。取分补泻，详七十三章二十八目。

腹皮痛，主用泽兰、槟榔、瓜蒌皮、大腹皮、臭椿树皮、玄胡、荆芥。

皮痒，主用川芎、秦归、地黄、玄参、丹皮、茯苓、荆芥。

十四、督络长强症治

督之别络，名曰长强。挟脊上项，散头上，下当肩胛，左右别走太阳，入贯膂。实则脊强，虚则头重高摇。详三十九章四十七目。

脊强，主用桂枝、川芎、秦归、丹参、萆薢、生姜、大枣、五加。

头摇，主用桂枝、附片、熟地黄、巴戟、狗脊、苁蓉、萆薢、续断、苍术、茯苓、甘草、参。

十五、脾络大包症治

脾之大络，名曰大包。出渊液下三寸，布胸胁。实则身尽痛，虚则百脉皆纵。此脉若罗，络之血结者，尽取之。

身尽痛，主用万应丹，桂枝、五加皮、萆薢、苍术、陈皮、茯苓。湿寒，加生盐附；湿热，加枳实、射干。

百脉皆纵，治同身痛，少用万应丹，再加参、芪、归、芎。

第十一章　奇经脉

一、督脉行次症治

督脉起于少腹，以下骨中央，入系溺孔。其络循阴器，贯脊属肾，又与太阳起于目内眦，上额交颠，上入络脑，还出别下项，循肩膊，挟脊抵腰中，下循膂络肾。

其少腹直上者，贯脐中央，上贯心入喉，上颐环唇，上系两目之中央。此生病，从少腹上冲心痛，不得前后，为冲疝，妇女不孕，癃痔，遗溺，嗌干。

督脉生病，取骨中央；甚，取脐下一二三寸间；上气有音，取喉下胸叉骨上。

冲疝痛，主用万应丹，茯苓、桂枝、苍术、大枣。不得前后，加硫黄、牵牛子。上冲喉，加射干、枳实。

督脉为诸阳脉之海，其为病也，脊强而厥，主针灸百会、大椎、脊中骶下，主用桂枝、附子、细辛、萆薢、牛膝、生姜、大枣。

二、任脉行次症治

任脉者，起于前阴后阴交间，以上毛际，循腹里，上关元，至咽喉，上颐循面入耳。任脉为病，男子内结七疝，女子带下瘕聚。主针灸前阴后阴交间，阴毛中骨空，脐下一二三四等寸间。

疝痛，主用万消丹，槟榔、玄胡索、蛇床子、茴香子、香附子、川芎、楝实、泽兰。寒，加桂、附；热，加枳实。

瘕聚，主用万消丹，鳖甲、青皮、川芎、半夏、牙皂、玄胡索、泽兰、桂枝、苍术、茯苓、厚朴。

带下，主用萆薢、蛇床子、仙茅、地榆、续断、锁阳、苍术、砂仁、茯苓、蕲艾、阿胶。白带冷，加桂、附；热或赤，加丹皮、栀子仁。

三、冲脉行次症治

冲脉者，起于气冲（胯窝动脉），并少阴之经，挟脐上行，至胸中而散，为五脏六腑之海。其上者，过颃颡，渗诸阳，灌诸精；其下者，注于肾之大络，渗三阴，灌诸络而温肌肉。冲脉为病，气逆而里急。

主针灸挟蔽心骨旁一寸半，一寸一穴，挟脐旁五分下至横骨，一寸一穴。

主用万应丹，茯苓、桂枝、苍术、大枣。

四、阴阳跷脉行次症治

阳跷脉者，起于跟上，出外踝下五分骨隙，循外踝上行，本太阳之别，合于太阳。其气上行，气并相还则为濡目，气不荣则目不合。而阳跷之郄在跗阳[①]。

目不合，针外踝下五分申脉、跗阳（外踝上四寸肉之分间）。

阴跷脉者，少阴之别，起于然谷之后，上内踝之上，直上循阴股，上阴，上循胸里，入缺盆，上循人迎之前，入頄[②]，属目内眦，合于太阳。而阴跷之郄在交信。

目闭，针内踝下五分照海，交信（内踝上二寸，复溜前筋骨分间）。

故阴跷脉荣五脏，阳跷脉荣六腑，如环无端，莫知其纪，终而复始，其流溢之气内溉五脏，外泻腠理。

五、阳维阴维脉行次症治

阳维脉者维于阳，其脉起于诸阳之会，与阴维皆维络于身。若阳不能维于阳，则溶溶不能收持。其脉气所发，别于金门，郄于阳交，与手太阳、手少阳及阳跷脉会于臑会，又与手少阳会于天髎，又与足少阳会于肩井；上头与足少阳会于阳白，上于本神及临泣、目窗，上至正营、承灵，循于脑室，下至风池、日月；其与督脉会则在风府、哑门。其为病也，苦寒热。

---

① 跗阳：原作“附阳”，疑为笔误，据意径改。

② 頄：读 qiú，即颧骨。

阴维脉者维于阴，其脉起于诸阴之交，其脉气所发，阴维之郄名曰筑宾，与足太阴会于腹哀、大横，又与足太阴厥阴会于府舍、期门，与任脉会于天突、廉泉。其为病也，苦心痛。治寒热、心痛法后详。

六、带脉症治

带脉者，本阳明之别，而阳明胃为水谷之海，五脏六腑之大源，阴阳总宗筋之会，会于气街，而阳明为之长，皆束之带脉。带脉者，主约束宗筋而利机关者也，故阳明虚则宗筋弛纵，带脉不引，致足萎而不用。男子发为阳萎滑精，妇女发为带下。

带脉为病，腰冷如坐水中。主灸气街，灸带脉于腰相去腰膂三寸所，灸脐下寸半脖胦[①]、三寸关元。治用附子、蛇床子、仙茅、桂枝、萆薢、硫黄、故芷、智仁。

男滑精详八十章，女带下详八十一章。

① 脖胦：即气海穴。

第十二章　经筋病

一、膀胱经筋行次症治

足太阳膀胱之筋，起于足小指，上结于踝，于踵，于腘，于臀，上挟脊项，结于枕骨，上头下额结于鼻。其支别入结于舌本。其支为目上网。其支出缺盆，上頄。其病小指支，跟肿痛，腘挛，脊折，项筋急，肩不举，腋支，缺盆中纽痛，不可动摇。

外治：用太乙神针，燔熨诸处，以知痛减为数。

内服万应、万消丹，桂枝、萆薢、五加、牛膝、威灵、秦归、川芎。寒湿，加盐附子、细辛；湿热，加防己、黄柏。

二、胆经筋行次症治

足少阳胆之筋，起于小次指，上结外踝，循胫外廉，结于膝外。其支别走辅骨外上行髀，前结伏兔，后结于尻。其直来眇胁系胸孔，结缺盆，上额角，结目外眦。

其病小次指引膝外转筋，腘筋急引髀尻，胁痛引膺乳缺盆，头偏引目闭，足痿。

外治：燔针熨诸痛处。

内服柴胡、川芎、青皮，余同膀胱。寒，加桂枝、吴萸；热，加枳实、栀子。

三、胃经筋行次症治

足阳明胃之筋，起于中二指，结跗上，循骭，加辅膝，循伏兔，结于髀，会于气街，聚阴器，上布腹，至缺盆而结，上颈挟口合頄，结于鼻，为目下网。支从颊结耳前。

其病足中指支，伏兔转筋，髀肿，溃疝，腹筋急，引缺盆及颊，猝口僻。

寒则筋引目不合，热则筋弛目不开。

外治：左引僻，燔针熨左颊，涂以白酒桂，贴以热药膏。右弛用桑作钩钩之。

内服万应、万消丹，余药同膀胱。寒，加丁香；热，加秦艽。

四、脾经筋行次症治

足太阴脾之筋，起于大指内侧，上结于内踝，其直结于膝内辅骨，上循阴股，结于髀，聚于阴器，上腹结于脐，循腹里，结于肋，散于胸中，其内者着于脊。

其病足大指支内踝转筋痛，膝内辅骨痛，阴股引髀痛，阴器纽痛，引脐腹胁脊。

外治：燔针熨诸痛处。阴器经痛，灸阴陵泉、曲骨、关元、会阴。

内服万应、万消丹，余药同膀胱。阴器纽痛，加吴萸、半夏、盐附子。

五、肾经筋行次症治

足少阴肾之筋，起于小指，下至足心，斜循内踝，下结于踵，上循内辅下，并脾之筋结于阴器，循脊内，挟脊上至项，结于枕骨，与膀胱之筋合。

其病足下及所过而结者皆痛及转筋，主痫瘛痉，阳病腰反折，阴病脊屈不伸。

外治：腰反折，熨十四节、二十一节与旁寸半；脊屈，熨脐旁与脐下三五寸间。

内治，主用万应、万消丹，余药同膀胱。

六、肝经筋行次症治

足厥阴肝之筋，起于大指之上，上结于内踝之前，上循胫，上结内辅之下，上循阴股，结于阴器，络诸筋。

其病足大指支内踝前、内辅、阴股痛转筋，阴器不用，寒则阴缩，热则阴挺。

外治：阴缩，灸熨足大指上、脑顶、脐下、脊尾骶下会阴；阴挺，针泻之。

内治：阴缩，同脾病、阴纽；阴挺，用青皮、枳实、芍药、柴胡、胆汁、童便。

七、小肠经筋行次症治

手太阳小肠之筋，起于小指外侧，上结于腕，循臂内廉，结于肘内锐骨后，重按应小指之上，入结腋下，复走腋后廉，上绕肩胛，循颈出太阳前，结于耳后完骨。

其病小指外侧，上腕外，臂、肘、腋下、后廉痛引肩胛，筋瘘颈肿，耳中鸣痛。

外治：燔针熨诸痛处。耳鸣痛，针屈颊下天容、完骨下翳风、耳门前听会。

内服牙皂、细辛、川芎、桔梗、郁金、青皮、贝母。热，加枳实、秦艽。

八、三焦经筋行次症治

手少阳三焦之筋，起于小指、次指，结于腕，上循臂，结于肘，绕臑外廉，上肩走颈，当屈颊，入系舌本。其支上屈颊，循耳前，属目外眦，上循额，结于角。

其病当所过者支转筋，舌卷。

外治：燔针熨诸痛处。

内服川芎、青皮、郁金、细辛、半夏、桂枝、附子、五加、牛膝。

九、大肠经筋行次症治

手阳明大肠之筋，起于大指次指端，结于腕，循臂结于肘外，上臑，结于髃，绕肩胛。其支上颊，结于頄。直者从肩髃上颈，上出太阳前，上左角，结头，下右颔。

其病当所过者，支痛及转筋，肩不举，颈不可左右视。

外治：燔针熨诸痛处。

内服萆薢、五加皮、牛膝、川芎、茴香子、桂枝、姜黄。

十、肺经筋行次症治

手太阴肺之筋，起于大指内侧，循指上行，结于鱼后，行寸口外侧，上循臂，结肘中，上臑内廉，入腋下，出缺盆，结肩前髃，上结缺盆，下结胸里，贯贲，合贲下抵季胁。

其病当所过者，支转筋痛，甚成息贲[①]，胁急吐血。

外治：燔针熨诸痛处。

息贲，用万应、万消丹，紫菀、贝母、半夏、细辛、陈皮、茯苓、桂枝。

十一、心包经筋行次症治

手心主包络之筋，起于中指，与少阴之筋并行，结于肘内廉，上臂阴，结腋下，前后挟胁。其支入腋，散胸中。

其病当所过者，支转筋前及胸痛，息贲。

外治：燔针熨诸痛处。内服同息贲。

十二、心经筋行次症治

手少阴心之筋，起于小指内侧，结于锐骨，上结肘内廉，上入腋，交肺之筋，挟乳里，结于胸中，循膺下系于脐。

其病内急，心下伏梁，下为肘网。

外治：燔针熨诸痛处。

内服万消丹，菖蒲、桂心、细辛、郁金、丹参、半夏、茯苓。

---

① 息贲：古病名，指肺积。《难经·五十四难》："肺之积，名曰息贲。在右胁下，覆大如杯。久不已，令人洒淅寒热，喘咳，发肺壅。"

第十三章　经脉别论

按论内所载，乃详释人因惊、恐、恚、劳、动、静，脉皆为之变易其常度，而发为喘与汗，分别其出于何脏，及饮食入胃后，其生化运行之所以然，以揆求其脉象，度得其病理，以为诊脉之常法。详载全书。

第十四章　脏腑杂论

一、五脏生成

心之合脉，其荣色，其主肾；肺之合皮，其荣毛，其主心；肝之合筋，其荣爪，其主肺；脾之合肉，其荣唇，其主肝；肾之合谷，其荣发，其主脾。

二、五脏所藏

心藏神，肺藏魄，肝藏魂，脾藏意，肾藏志。

三、五脏所主

心主脉，肺主皮，肝主筋，脾主肉，肾主骨；心主舌，肺主鼻，肝主目，脾主口，肾主耳。

四、五脏开窍

心开窍于耳，肺开窍于鼻，肝开窍于目，脾开窍于口，肾开窍于二阴。

五、五脏臭气

心臭焦，肺臭腥，肝臭臊，脾臭香，肾臭腐。

六、五脉应象

心脉钩，肺脉毛，肝脉弦，脾脉代，肾脉石。

七、五脏应声

心声为笑，在变动为忧；肺声为哭，在变动为咳；肝声为呼，在变动为握；脾声为歌，在变动为哕；肾声为呻，在变动为栗。

八、五脏应音

心属火，其音徵；肺属金，其音商；肝属木，其音角；脾属土，其音宫；

肾属水，其音羽。

九、五脏应时

肝色青，其主春；心色赤，其主夏；脾色黄，其主长夏；肺色白，其主秋；肾色黑，其主冬。

十、五官五侯

鼻者，肺之官；目者，肝之官；口唇者，脾之官；舌者，心之官；耳者，肾之官。故肺病者，喘息鼻张；肝病者，目眦青；脾病者，唇黄；心病者，舌卷额赤；肾病者，颐与耳黑。

十一、五病所发

阴病发于骨，阳病发于血，阴病发于肉，阴病发于夏，阳病发于冬。

十二、五脏外荣

生于心，如以缟裹朱；生于肺，如以缟裹红；生于肝，如以缟裹绀；生于脾，如以缟裹瓜蒌实；生以肾，如以缟裹紫。

十三、五脏生色

青如翠羽者生，赤如鸡冠者生，黄如蟹腹者生，白如猪膏者生，黑如乌羽者生。

十四、五脏死色

青如草兹者死，赤如衃血者死，黄如枳实者死，白如枯骨者死，黑如炲者死。

十五、五脏色味

白当肺辛，赤当心苦，青当肝酸，黄当脾甘，黑当肾咸；故白当皮，赤当脉，青当筋，黄当肉，黑当骨。

十六、五味合脏

心欲苦，肺欲辛，肝欲酸，脾欲甘，肾欲咸。

十七、五邪所乱

邪入于阳则狂，入于阴则痹，搏阳则为癫疾，搏阴则喑，阳入之阴则静，阳出之阴则怒。

十八、五邪所见

春得秋脉，夏得冬脉，长夏得春脉，秋得夏脉，冬得长夏脉，名曰阴出之阳，病善怒，不治。

十九、五变五俞

脏主冬，冬刺井；色主春，春刺荥；皮主夏，夏刺俞；音主长夏，长夏刺经；味主秋，秋刺合。

二十、五属

诸脉者，皆属于目；诸血者，皆属于心；诸气者，皆属于肺；诸髓者，皆属于脑；诸筋者，皆属于节。

二一、五脱

精脱者，耳聋；气脱者，目不明；津脱者，腠理开，汗大泄；液脱者，骨属屈伸不利，色夭，脑髓消，胫酸，耳数鸣；血脱者，色白，夭然不泽，其脉空虚。

二二、五会

脉会太渊（寸口上陷中），气会膻中（两乳中间），髓会绝骨（外踝上二寸间），筋会阳陵泉（膝下胻外陷中），骨会大杼（项上三椎下旁一寸半）。

二三、所主生病

大肠，是主津所生病；胃，是主血所生病；膀胱，是主筋所生病；心，是主脉所生病①；小肠，是主液所生病；三焦，是主气所生病；胆，是主骨所生病。

---

① 心，是主脉所生病：据《灵枢·经脉》为“心包……是主脉所生病”。

二四、血凝痹厥

五脏之经血生于心，五脏之气布于肺，循行于四肢八溪，环转无端。人卧则血归于肝，目受血而能视，足受血而能步，掌受血而能握，指受血而能摄。汗出而风吹之，血凝于肤为痹，凝于脉为涩，凝于足为厥，此血行而不得返其空，名曰痹厥。人有大谷十二分，小溪三百五十四名，此皆卫气之所留止，邪气之所居也，针石缘而去之。

第十五章　四时审治

东风生于春，病在肝，俞在颈项；南风生于夏，病在心，俞在胸胁；西风生于秋，病在肺，俞在肩背；北风生于冬，病在肾，俞在腰腹；中央为土，病在脾，俞在脊。故春气者，病在头；夏气者，病在脏；秋气者，病在肩背；冬气者，病在四肢[①]。故春善病鼻衄，仲夏善病胸胁，长夏善病洞泄寒中，秋善病风疟，冬善病痹厥。

天有四时五行，以生长化收藏，以生寒暑燥湿风。人有五脏化五气，以生喜怒悲忧恐。故喜怒伤气，寒暑伤形，暴怒伤阴，暴喜伤阳，厥气上逆，满脉去形。喜怒不节，寒暑过度，生乃不固。故重阴必阳，重阳必阴。故曰冬伤于寒，春必病温；春伤于风，夏生飧泻；夏伤于暑，秋必痎疟；秋伤于湿与燥，冬生咳嗽。而治病必求其本也。

夫天之邪气感则害人五脏，水谷之寒热感则害人六腑，地之湿气感则害皮肉筋骨。故善治者，治皮毛，其次治经脉，其次治六腑，其次治五脏。治五脏者，半生半死也。

善诊者，察色脉，先别阴阳，审清浊而知部分，观权衡规矩[②]而知病所主，按尺寸观浮沉滑涩，而知病所生以治。无过于诊，则不失矣。

故曰病之始起也，可刺而已；其盛，可待其衰而已。故因其轻而扬之，因其重而减之，因其衰而彰之；形不足者，温之以气；精不足者，补之以味；其高者，因而越之；其下者，引而竭之；中满者，泻之内；其有邪者，渍形以为汗；其在皮者，汗而发之；其慓悍者，按而收之；其实者，散而泻之。审其阴阳，以别刚柔，阳病治阴，阴病治阳，定其气血，各守其乡。血实者宜决而去之，血虚者宜引导之。此治之要也。

---

① 肢：原作“支”。

② 矩：原作“短”，据文意径改。

第十六章 异法方宜

昔在黄帝问：医之治病也，一病而治各不同，皆愈，何也？岐伯曰：地势使然也。故东方之域，天地之所始生也，其民食鱼而嗜咸，皆安其处，美其食，鱼者使人热中，咸者胜血，故其民皆黑色疏理，其病皆为痈疡，其治宜砭石，故砭石者，亦从东方来。南方者，天地之所长养，阳之盛处也，其地下，水土弱，雾露之所处也，其民嗜酸而食胕，故其民皆致[①]理而赤色，其病挛痹，其治宜微针，故九针亦从南方来。西方者，金玉之域，沙石之处，天地之所收引也，其民陵居而多风，水土刚强，其民不衣而褐荐[②]，其居华食而脂肥，故邪不能伤其体，其病生于内，其治宜毒药，故毒药者，亦从西方来。北方者，天地之所闭藏之域也，其地高陵居，风寒水冽，其民乐野处而乳食，脏寒生满病，其治宜灸焫，故灸焫者，亦从北方来。中央者，其地平以湿，天地之所以生万物也众，其民食杂而不劳，故其病多痿蹶寒热，其治宜导引按跷，故导引按跷亦从中央出也。故圣人杂合以治，各得其所宜，故治所以易，而病皆愈者，得病之情，知治之大体也。

其治病也，西北之人，皮肤坚，腠理密，嗜食辛热，故西北之人，宜散而寒之。东南之人，皮肤脆，腠理疏，嗜食酸冷，故东南之气，宜收而温之。且由温带而适温凉者，多病胀，用温药下之则胀已。由寒凉带而适温热者，多病疮，用辛凉汗之则疮已。故曰气寒气凉，嗜食辛热，病生于内热，宜治以寒凉；气温气热，嗜食寒凉，病生于内寒，宜治辛热，此治所以不同而皆愈也。

---

① 致：原作“经”，据医理改。

② 褐荐：褐，粗毛或粗麻制成的衣服；荐，细草编成的席。此同《史记·平原君虞卿列传》中“褐衣不完”之意。

第十七章　厥　论

一、寒热厥解

阳气起于五指之表，阴脉者集于足而聚于足心，故阳气盛则足下热也；阴气起于五指之里，集于足下而聚于膝上，故阴气盛则从五指至膝上寒，其寒也，不从外，皆从内也。

二、寒厥症治

前阴者，宗筋之所聚，太阴、阳明之所合也。春夏则阳气多而阴气少，秋冬则阴气盛而阳气衰，此人者以秋冬夺其精，阳气衰不能渗营其经络，阳衰则阴盛，故手足为之寒也。

外灸肾俞太溪、肺俞太渊、太阳俞合谷、胃荥内庭、脾荥大都，内服萆薢、苍术、茯苓、大枣、桂枝、附子、硫黄、智仁、干姜。

三、热厥症治

脾主为胃行津液者也，此人因醉饱入房，酒气与谷气相薄，热盛于脾中，故热遍于胃主之肌肉，内热而溺赤。脾肾之阴气日衰，阳气独盛，故脾主之手足热也。

外针胃合三里、脾合阴陵泉。内服萆薢、黄柏、枳椇子、橄榄、首乌、麦冬、枣皮、熟地黄、玄参。

四、厥腹满或暴死

阴气盛于上则下虚，下虚则腹满；阳气盛于上则下气重上而邪气逆，逆则阳气乱，乱则不知人。

腹满，针灸胃合三里、脾合阴陵泉。内服吴萸、半夏、青皮、豆蔻、砂仁、硫黄、桂枝、附子。

暴死，针灸三里、阳陵泉、合谷、委中、委阳、风府、风池、天柱。内服赤铁矿、石膏、瓜蒌仁、丹皮、麦冬、玄参、菊花、牙皂。

五、太阳厥状

巨阳之厥，则肿首头重，发为眴仆。

治详前第九章，经脉三十五条，膀胱病分治十目。

六、阳明厥状

阳明之厥，则癫疾欲走呼，腹满不得卧，面赤而热，妄见而妄言。

治详前第九章，经脉十五条，胃病分治四目。

七、少阳厥状

少阳之厥，则暴聋颊肿，面热胁痛，胻不可以运。

主刺阳陵泉、耳下天容、耳前动脉、颊车、乳下期门、踝上绝骨端。

内服柴胡、赤铁矿、青皮、枳实、栀子。

八、太阴厥状

太阴之厥，则腹满䐜胀，后不利，不欲食，食则呕，不得卧。

治详前第九章，经脉二十条，脾病分治七目。

九、少阴厥状

少阴之厥，则口干溺赤，腹满心痛。

详治前第九章，经脉四十条，肾病分治十二目。

十、厥阴厥状

厥阴之厥，则少腹肿痛，腹胀，泾溲不利，好卧屈膝，阴缩肿，胻内热。

针灸足大指甲上毛中，跗上大指节上动脉，膝内辅大筋上陷中。

内服川芎、青皮、细辛、吴萸、枳实。寒，加桂枝、半夏。

十一、太阴厥逆

太阴厥逆，胻急挛，心痛引腹。

针灸阴陵泉、三阴交、足大指内侧甲角、内踝前陷中、上中下脘。

内服万应丹，桂枝、萆薢、苍术、豆蔻、砂仁、马蹄香、姜、枣。

十二、少阴厥逆

少阴厥逆，虚满呕变，下泄清。

针灸内踝前然谷下间、足心中央、内踝下五分骨隙、踝后跟动脉。

内服桂枝、附子、干姜、苍术、茯苓、砂仁、大枣。

十三、厥阴厥逆

厥阴厥逆，挛，腰痛，虚满前闭，谵语。针灸同前十目。

内服川芎、青皮、吴萸、桂枝、鳖甲、茯苓。

十四、三阴厥逆

三阴俱逆，不得前后，使人手足寒，三日死。

主灸前肺、脾、肾三阴经各主要经穴。

内服桂枝、附子、细辛、干姜、大枣、硫黄。

十五、太阳厥逆

太阳厥逆，僵仆，呕血善衄。

针灸挟项天柱、风池、踝后跟上昆仑、足小指甲角外侧、委中。

内服赤铁矿、滑石、茯苓、泽泻、玄参、麦冬、白茅根。

十六、少阳厥逆

少阳厥逆，机关不利，腰不可以行，项不可以顾，发肠痈，不可治，惊者死。

治详前第九章，经脉四九条，三焦病分治二目。

十七、阳明厥逆

阳明厥逆，喘咳，身热，善惊，衄，呕血。

治详前第九章，经脉十五条，胃病分治五目。

十八、肺厥逆

手太阴厥逆，虚满而咳，善呕沫。

针灸少商、缺盆、中府、云门、肺俞、魄户、尺泽。

内服桔梗、牛蒡子、茯苓、半夏、枳壳、厚朴、细辛、葶苈。

十九、心包心厥

手心主少阴厥逆，心痛引喉，身热，死，不可治。

治详前第九章，经脉二五条，心病分治八目。

二十、小肠厥逆

手太阳小肠厥逆，耳聋泣出，项不可以顾，腰不可以俯仰。

治详前第九章，经脉三十条，小肠病分治五目。

二一、大肠三焦厥逆

手阳明、少阳厥逆，发喉痹，嗌肿，痓。

治详前第九章，经脉四九条，三焦病分治三目。

第十八章　气厥论

帝问：五脏六腑，寒热相移者何？岐伯答复如下：

一、肾移寒于脾

肾移寒于脾，痈肿少气。治详前第九章，经脉二十条，脾病分治十二目。

二、脾移寒于肝

脾移寒于肝，痈肿筋挛。针灸三阴交、阴陵泉、阳陵泉、太冲。内服万消丹，萆薢、草果仁、苍术、桂枝、半夏、吴萸、川芎。

三、肝移寒于心

肝移寒于心，狂，膈中。治详前第九章，经脉二五条，心病分治七目。

四、心移寒于肺

心移寒于肺，为肺消，肺消者，饮一溲二。治详前第九章经脉五条，肺病分治十四目，与后六十一章，消渴九目。

五、肺移寒于肾

肺移寒于肾，为涌水[①]。涌水者，按腹不坚，水气客于大肠，疾行则鸣濯濯。治详前第九章，经脉四十条，肾病分治十三目。

六、脾移热于肝

脾移热于肝，为惊衄。论治详后第五十七章，惊痫五目。

七、肝移热于心

肝移热于心则死。治详前第九章，经脉二十五条，心病分治七目。

---

① 涌水：古病名，指水邪流于肠胃，上及肺部之疾患。症见行走时肠鸣，喘不得平卧者。《素问·气厥论》："肺移寒于肾为涌水。"

八、心移热于肺

心移热于肺，传为膈消。治详第九章，经脉五条，肺病分治十五目。

九、肺移热于肾

肺移热于肾，传为柔痓。治详前第九章，经脉四十条，肾病分治十四目。

十、肾移热于脾

肾移热于脾，传为虚，肠澼[①]，死。治详前第九章，经脉二十条，脾病分治十二目。

十一、胞移热于膀胱

胞移热于膀胱，则癃溺血。治详前第九章，经脉三五条，膀胱病分治三目。

十二、膀胱移热于小肠

膀胱移热于小肠，膈肠不便，上为口糜。治详前第九章，经脉三十条，小肠病分治六目。

十三、小肠移热于大肠

小肠移热于大肠，为瘕瘕，为沉痔。治详前第九章经脉十条，大肠病分治九目。

十四、大肠移热于胃

大肠移热于胃，善食而瘦，亦曰食亦。治详前第九章，经脉十五条，胃病分治三目。

十五、胆移热于脑

胆移热于脑，则辛頞鼻渊[②]。鼻渊者，浊涕下不止，传为衄衊，瞑目。治详前第九章，经脉五四条，胆病分治五目。

---

① 肠澼：古病名，出《素问・通评虚实论》。“澼”指垢腻黏滑似涕似脓的液体，因自肠排出，故称肠澼。

② 辛頞鼻渊：原作“頞辛鼻渊”，据文意改。

第十九章　阴阳别论

一、阴阳脉解

按：脉有阴阳，须知阳中有阴，阴中有阳，阴阳和翕，表里互注，故胃受水谷，分布其精气于五脏，五脏各有五俞，五五二十五俞，皆胃阳之所充周也。且五脏之脉，行合五运，故一脉有五候：春弦、夏钩、长夏柔缓、秋毛、冬石，而五脏之脉象：肝弦、心钩、脾缓、肺毛、肾石。故春时之肝脉宜微和而弦，心脉宜微弦而钩，脾脉宜微弦而缓，肺脉宜微弦而毛，肾脉宜微弦而石；夏时之肝脉宜微钩而弦，心脉宜微钩而大，脾脉宜微钩而缓，肺脉宜微钩而毛，肾脉宜微钩而石；长夏之肝脉宜微缓而弦，心脉宜微缓而钩，脾脉宜和缓四布，肺脉宜微缓而毛，肾脉宜微缓而石；秋时之肝脉宜微毛而弦，心脉宜微毛而钩，脾脉宜微毛而缓，肺脉宜微毛而和，肾脉宜微毛而石；冬时之肝脉宜微石而弦，心脉宜微石而钩，脾脉宜微石而缓，肺脉宜微石而毛，肾脉宜微石而和。是四时五脏，皆得微和之胃气，故为五五二十五阳也。若肝独弦，心独钩，脾独弱，肺独毛，肾独石而无和缓之脉象，是水谷之精气已不充周于五脏，故真脏脉独见，而不与其他脏腑相灌注，故主败绝而死。其死也，天以六六为节，肺主天气，故肺至悬绝急，主死于十二日；地以九九制会，木生于地，故肝至悬绝，主死于十八日；二七火之数，故心至悬绝，主死于九日；一六水之数，故肾至主死于七日；土主四季，故脾至主死于四日。

二、胃病发心脾，男阳痿，女绝经

二阳之病发心脾，男子不得隐曲，女子不月，其传为风消、息贲，死。

按：二阳，阳明大肠、胃也。胃病不能生化水谷之精华而为精与血，故阳萎、经停。

男阳萎，女不月，有胀满病情，主用万应丹，萆薢、苍术、陈皮、砂仁、茯苓、首乌、秦归、龟甲、阿胶、苁蓉、锁阳、仙茅。

风消，主用麦冬、橄榄、花粉、梨汁、蔗汁、藕汁、白茅根汁。

息贲，主用贝母、杏仁、麦冬及各汁。

三、膀胱病，发寒热，痿厥、腨酸、颓疝

三阳为病，发寒热，下为痈肿，及为痿厥、腨痛[①]，其传为索泽[②]，其为颓疝。

按：三阳，太阳膀胱与小肠也。膀胱气属寒水，而小肠为心火之府，病则水火相乘致阴阳失调，故发寒热，其经气凝结，致其经脉循行之部位发生上项病症。治用桂枝、黄柏、萆薢、牛膝、五加。颓疝，加玄胡、蛇床、槟榔。

四、三焦病，发寒热、少气，善咳与泄

一阳发病少气，善咳善泄，其传为心掣，其传为膈。

按：一阳，少阳三焦、胆也。三焦主人身之气与火，病故少气，火气上逆则咳，下陷则泄。其传变上逆凌心则掣痛，下凝结于膀胱致气化不行则不得小便。治用柴胡、槟榔、麦冬、沙参、五味、甘草。咳，加贝母、天冬；泻，加黄连、芍药；心掣，加郁金、丹参；膈不得小便，加栀子、丹皮、牛膝。

五、胃肝病，主惊骇，善噫欠，风厥

二阳一阴，发病主惊骇，背痛，善噫，善欠，名曰风厥。

按：二阳，胃；一阴，肝。胃属土，肝属木，病则木土相乘，故发惊。肝主生阳之气，病则阳气不舒，故背痛而善噫善欠，皆生于风木之气厥逆。治用柴胡、川芎、青皮、赤铁矿、茯神、首乌、砂仁、苍术、姜、枣。

---

① 痏：软组织损伤。

② 索泽：症状名，指皮肤枯涩失去润泽，为精血枯涸的一种表现。《素问·阴阳别论》："三阳为病，发寒热，下为痈肿及为痿厥。其传为索泽，其传为颓疝。"

六、肾与三焦病，善胀、心满、善气

二阴一阳，发病善胀，心满，善气。

按：二阴，太阴脾；一阳，少阳三焦、胆也。脾病不能生化水谷，与三焦气郁，故病胀。治用万应丹，槟榔、柴胡、茯苓、菖蒲。

七、膀胱脾病，偏枯痿，四肢不举

三阳三阴，发病为偏枯痿易，四肢不举。

按：三阳，太阳膀胱；三阴，少阴肾也。膀胱主筋生病，肾主骨生病，故偏萎肢废。治用万应、万消丹，萆薢、苍术、五加、牛膝、威灵仙、桂枝、姜黄、茯苓、参、芪、秦归、血藤。

八、弦毛钩溜等脉象

鼓一阳曰弦，鼓一阴曰毛，鼓阳胜急曰钩，鼓阳至而绝曰石，阴阳超过曰溜。

按：鼓动一阳之气，端直以长，曰弦；鼓动一阴之气，清虚以滑，曰毛；鼓动阳气，来盛去衰，如火上炎状，曰钩；鼓动阴气至而悬绝曰石。寸为阳，尺为阴，阴阳相得，滑利和翕，超过尺寸曰溜。

九、阴阳争扰魄，汗淋漓，熏肺喘鸣

阴争于内，阳扰于外，魄汁未藏，四逆而起，起则熏肺，使人喘鸣。治用银柴胡、甘草、龙骨、牡蛎、龟甲、鳖甲、麦冬、知母、芍药、五味。

十、阳气破散，阴乃消亡，相传死期

阴之所生，和本曰和。是故刚与刚，阳气破散，阴乃消亡。淖则刚柔不和，经气乃绝。死阴之属，不过三日而死；生阳之属，不过四日而死。所谓生阳、死阴者，肝之心谓之生阳，心之肺谓之死阴，肾之脾谓之辟阴，死不治。

十一、结阳者，肿四肢

按：阳气结滞，不下交于阴，无阳则阴无以化气，而分泌水液，溢于四肢，故肿。治用万应丹、枳实、射干、萆薢、五加、牛膝、威灵仙、泽兰、茯苓。

十二、结阴者便血，结益甚，血益多

结阴者，便血一升，再结二升，三结三升。

按：阴气结滞，不上承于阳，无阳则阴血无从敷布于形身，故由肠下泄。治用桂枝、苍术、柴胡、甘草、姜、枣、芍药、秦归、川芎、萆薢、续断、地榆。

十三、阴阳结邪，多阴少阳，石水腹肿

阴阳结邪，多阴少阳曰石水，少腹肿。

按：邪结于阴阳之间，致阳气潜消，阴气淫溢，水停下焦而为少腹坚硬之石水。治用万应丹，桂枝、生盐附、菖蒲、木香、茯苓、泽泻、滑石。

十四、二阳胃气结为消渴消瘅

二阳结，谓之消。

按：二阳，胃与大肠也。肠胃燥热之气结，耗尽水谷之液，致阴津竭，故病消渴。治用万应丹，知母、花粉、橄榄、何首乌、玉竹、麦冬、梨蔗等汁。

十五、三阳膀胱气结为膈，不得小便

三阳结，谓之膈。

按：三阳，膀胱与小肠。膀胱本寒而标阳，与小肠火气结，不能化气而出小便。治用万应丹，桂枝、猪苓、茯苓、泽泻、滑石、黄柏。

十六、三阴肺脾气结为水肿

三阴结，谓之水。

按：三阴者，肺与脾也。脾主为胃输水精于肺，通调水道，下输膀胱，水精四布，五经并行者也。今脾肺之气结，则失其输注之常，故主聚而为水。治详水肿。

十七、肝与三焦气结发为喉痹

一阴一阳结，谓之喉痹。

按：一阴，肝；一阳，三焦、胆。肝属木，三焦与胆属少阳相火，木火之气结，故病喉痹。治用牙皂薄荷汤吞万应丹，随服半夏、细辛、青皮、川芎、桔梗、射干、枯矾、丹皮、姜、枣。

十八、阴脉搏与阳脉别，为有子

阴搏阳别，谓之有子。寸为阳，尺为阴，女子以尺为主，其脉搏动滑利，与寸有别，当主孕子，故经曰少阴脉动甚者，孕子也。

十九、阴阳虚，肠澼，死

二十、脾肺脉俱搏，二十日夜间死

三阴俱搏，二十日夜半死。

二一、心肾脉俱搏，十三日夕时死

二阴俱搏，十三日夕时死。

二二、肝与心包脉俱搏，十日死

一阴俱搏，十日死。

二三、三阴三阳脉俱搏，心腹满，便结，死

三阴三阳俱搏，心满腹发尽，不得隐曲，五日死。

二四、三阳脉俱搏且鼓，三日死

二五、胃与大肠脉俱搏，病温，十日死

二阳俱搏，其病温，不过十日死。

第二十章 本 神

一、刺必本乎神解

帝问：何谓德、气、生、精、神、魂、魄、心、意、志、思、虑、智？岐伯言：天之生我者德也，地之生我者气也，德流气薄而生者也。故生之来谓之精，两精相搏谓之神，随神往来者谓之魂，并精而出入者谓之魄。所以任物者谓之心，心有所忆谓之意，意之所存谓之志，因志而存变谓之思，因思而远谋谓之虑，因虑而处物谓之智。故智者之养生也，必顺四时而适寒暑，和喜怒而安居处，节阴阳而调刚柔，如是则邪僻不生，长生视久。是故怵惕思虑则伤神，神伤则恐惧流淫而不止。因悲哀动中者，竭绝而失生。喜乐者神荡散而不收，恐惧者气闭塞而不行，盛怒者迷惑而不治，恐惧者神荡散而不收。

二、心怵惕[①]思虑伤神则恐惧，神枯，死

怵惕思虑则伤神，神伤则恐惧自失，破䐃脱肉，毛悴色夭，死于冬。治用良言告诫，使自知觉悟，化除各种妄念，以治其本，下仿此。治详前第九章，经脉二五条，心病分治二目。

三、脾愁忧不解伤意则悗[②]乱，肢废，死

脾，愁忧而不解则伤意，意伤则闷乱，四肢不举，毛悴色夭，死于春。治详前第九章，经脉二十条，脾病分治四目。

四、肝悲哀动中则狂，阴缩，死

肝，悲哀动中则伤魂，魂伤则狂妄不精，阴缩筋挛胁收引，色夭，死于

---

① 怵惕：读作 chùtì，意为恐惧警惕。

② 悗：在此指烦闷。

秋。治详前第九章，经脉五九条，肝病分治六目。

五、肺善乐无极伤魄则狂形枯死

肺，善乐无极则伤魄，魄伤则狂，狂者意不存，皮革焦，毛悴色夭，死于夏[1]。治详前第九章，经脉五条，肺病分治四目。

六、肾盛恐不止伤志则善忘，脊废，死

肾，盛恐而不止则伤志，志伤则善忘其前言，腰脊废，毛悴色夭，季夏死。治详前第九章，经脉四十条，肾病分治三目。

七、恐惧不解伤精，骨酸，精时自下

恐惧而不解则伤精，精伤则骨酸痿厥，精将自下，治同肾。精滑，加川椒、五味、萆薢；厥，加桂、附。

八、肝藏血，血舍魂，虚则恐，实则怒

肝藏血，血舍魂，肝气虚则恐，实则怒。治详第九章，经脉五九条，肝病分治五目。

九、脾藏荣，荣舍意，虚肢废，实腹胀

脾藏荣，荣舍意，脾气虚则四肢不用，五脏不安，实则腹胀，泾溲不利。治详前第九章，经脉二十条，脾病分治三目。

十、心藏脉，脉舍神，虚则悲，实则笑

心藏脉，脉舍神，心气虚则悲，实则笑不休。

虚，视其虚络，按而致气，刺令通经；实，刺泻小络之血出血，无中其大经。虚，用桂心、智仁、秦归、丹参、郁金、远志、菖蒲、茯神、柏仁、枣仁；实，用丹皮、郁金、麦冬、梨汁、玄参、黄连、菊花；不愈，服桃花丸。

十一、肺藏气，气舍魄，虚鼻塞，实喘喝

肺藏气，气舍魄，肺气虚则鼻塞不利、少气，实则喘喝、胸盈仰息。

---

① 原作“死于秋”，据医理改。

治详前第九章，经脉五条，肺病分治五目。

十二、肾藏精，精舍志，虚则厥，实则胀

肾藏精，精舍志，肾气虚则厥，实则胀。

治详前第九章，经脉四十条，肾病分治四目。

第二十一章　四时刺逆从

一、厥阴有余不足滑涩症治

厥阴有余，病阴痹；不足，病热痹。滑则病狐风疝，涩则病少腹积气。

春风在经脉，盛泻虚补其经脉。有余，主用川芎、桂枝、吴萸、青皮；不足，主用郁金、丹皮、薄荷、续断、女贞子、麦冬。

滑，病狐疝，主用川芎、青皮、郁金、玄胡索、枳实、槟榔。

涩，病少腹积，主用川芎、吴萸、槟榔、木香、香附、青皮、柴胡。

二、少阴有余不足滑涩症治

少阴有余，病皮痹瘾疹；不足，病肺痹。滑则病肺风疝，涩病积，溲血。

夏气在孙络，盛泻虚补其孙络。有余，用桔梗、丹皮、玄参、连翘、郁金、薄荷、甘草、芍药；不足，用桔梗、贝母、牛蒡子、麦冬、天冬、茯苓。

滑，病肺风疝，用贝母、桔梗、杏仁、枳壳、旋覆、麦冬、天冬。

涩，病积溲血，用红牛膝、丹参、丹皮、郁金、川芎、秦归。

三、太阴有余不足滑涩症治

太阴有余，病肉痹寒中；不足，病脾痹。滑则病脾风疝，涩则病积，心腹时满。

长夏气在肌肉，盛泻虚补其肌肉。有余，用万应丹，枳实、射干、苍术、萆薢、桂枝、半夏、茯苓、陈皮；不足，用上方减万应丹，枳实、射干，加砂仁、藿香。

滑，病脾风疝，用万应丹，枳、射、萆、苓、芍药、滑石。

涩，病积腹满，用万消丹，桂枝、豆蔻、苍术、半夏、陈皮、砂仁、茯苓。

四、阳明有余不足滑涩症治

阳明有余，病脉痹，身时热；不足，病心痹。滑则病心风疝，涩则病积，时善惊。

秋气在皮肤，盛泻虚补其皮肤。有余，用桂枝、菖蒲、秦归、郁金、桔梗、贝母、丹皮；不足，用郁金、贝母、桔梗、秦归、丹参、玄胡索。

滑，病心风疝，用贝母、桔梗、郁金、丹皮、紫草茹、牛蒡子、牙皂。

涩，病积善惊，用万消丹，桂枝、秦归、川芎、茯神、枣仁、鳖甲。

五、太阳有余不足滑涩症治

太阳有余，病骨痹、身重；不足，病肾痹。滑则病肾风疝，涩则病积，时善癫疾。

冬气在骨髓中，少用针砭，灸熨其筋骨。有余，用万应丹、萆薢、苍术、桂枝、茯苓、泽泻；甚，加附子；不足，用桂枝、附子、细辛、蛇床、故芷、胡芦巴、牛膝。

滑，病肾气疝，用楝实、枳实、玄胡索、茯苓、滑石、牛膝。

滑，病积癫疾，用桂枝、附子、蛇床子、硫黄、故芷。

六、少阳有余不足滑涩症治

少阳有余，病筋痹、胁痛；不足，病肝痹。滑则病肝风疝，涩则病积，时筋急目痛。

夏气在孙络，宜取其孙络。有余，用川芎、青皮、柴胡、芍药、枳实、牛膝、五加；不足，用川芎、青皮、秦归、吴萸、甘草。

滑，病肝风疝，用柴胡、枳实、芍药、牛膝、玄胡索、甘草。

涩，病筋急目痛，用川芎、青皮、桔梗、玄胡、萆薢、牛膝、薄荷。

七、四时气所在

春气在经脉，夏气在孙络，长夏气在肌肉，秋气在皮肤，冬气在骨髓。主刺气之所在。

八、春刺逆生乱症象

春刺络脉，血气外溢，令人少气；春刺肌肉，血气环逆，令人上气；春刺筋骨，血气内着，令人腹胀。

九、夏刺逆生乱症象

夏刺经脉，血气乃竭，令人解㑊；夏刺肌肉，血气内却，令人善恐；夏刺筋骨，血气上逆，令人善怒。

十、秋刺逆生乱症象

秋刺经脉，血气上逆，令人善忘；秋刺络脉，气不外行，令人卧不欲动；秋刺筋骨，血气内散，令人寒栗。

十一、冬刺逆生乱症象

冬刺经脉，气血皆脱，令人目不明；冬刺络脉，血气外泄，溜为大痹；冬刺肌肉，阳气竭绝，令人善忘。

凡此四时刺者，大逆之病，不可不从，反之则乱气相淫病焉。

第二十二章　调经论

昔在岐伯，言百病之生，皆原于气血不和，但其调和之法，则在谨守各经神气所注之经隧，以行补泻之法而调之和，方得治神之奥妙。

一、神有余则笑不休，神不足则悲

心藏神，神有余则笑不休，神不足则悲。治详第九章，经脉二五条，心病分治一目。

二、气有余则喘喝，不足则少气

肺藏气，气有余则喘喝上气，不足则息不利、少气。治详前第九章，经脉五条，肺病分治一目。

三、血有余则怒，不足则恐

肝藏血，血有余则怒，不足则恐。治详前第九章，经脉五九条，肝病分治五目。

四、形有余则腹胀、溺短，不足则四肢不用

脾藏荣，形有余则腹胀、泾溲不利，不足则四肢不用。治详前第九章，经脉二十条，脾病分治三目。

五、志有余则腹胀飧泄，不足则厥

肾藏志，志有余则腹胀飧泄，不足则厥。治详前第九章，经脉四十条，肾病分治二目。

六、虚实生惊狂，热中烦怒乱忘

血并于阴，气并于阳，发为惊狂；血并于阳，气并于阴，乃为热中；血并于上，气并于下，心烦悗善怒；血并于下，气并于上，乱而善忘。取之经

隧，取血于营，取气于卫，调其虚实，使归于和。

狂，用万应丹，桃花、郁金、枯矾、茯神、远志、菖蒲、丹参、铁矿。

惊，用桂心、智仁、菖蒲、赤铁矿、茯神、远志、半夏、琥珀、龙骨。

热中，用柴胡、芍药、甘草、郁金、槟榔、枳实、丹皮。

乱善忘，用柴胡、川芎、青皮、半夏、甘草、姜、枣、苍术、砂仁。

七、血气厥逆并走于上则暴死

血气并走于上则为大厥，厥则暴死，气反则生，不复则死。治详五十九章，暴卒尸厥。主针泻三阳之井原，针灸补三阴之井俞。用葱茎通鼻中取嚏，内服牙皂薄荷汤吞万应、万消丹。

八、风雨寒湿伤人病象

夫邪之生也，或生于阴，或生于阳。其生于阳者，得之风雨寒暑。其生于阴者，得之饮食居处，阴阳喜怒。

夫风雨之伤人也，先客于皮毛，入舍于孙络，孙脉满则传入于络脉，络脉满则输于大经脉。血气与邪并客于分腠之间，其脉坚大，故曰实。实则外坚充满，不可按之，按则痛甚。

夫寒湿之伤人也，皮肤不收，肌肉坚紧，荣血涩，卫气去，故曰虚。虚者肤腠气不足，按之则气足以温之，故快然而不痛。

九、阴阳虚实何以生寒热

帝问：阴何以生实？岐伯曰：喜怒不节，则阴气上逆，上逆则下虚，下虚则阳气走之，故曰实。

帝问：阴何以生虚？岐伯曰：喜则气下，悲则气消，消则脉空虚，因寒饮食，寒气熏满，则血涩气去，故曰虚。

帝问：阳虚何以生外寒？岐伯曰：阳受气于上焦，以温皮肤分肉之间，今气在外，则上焦不通，上焦不通，则阳气独留于外，故寒栗。

帝问：阴虚何以生内热？岐伯曰：有所劳倦，形气衰少，谷气不盛，上焦不行，下脘不通，胃气热，热气熏胸中，故内热。

帝问：阳盛何以生外热？岐伯曰：上焦不通利，则皮肤致密，腠理闭塞，玄府不通，卫气不得外泄，故外热。

帝问：阴盛何以生内寒？岐伯曰：厥气上逆，寒气积于胸中而不泻，不泻则温气去，寒独留，寒独留则血凝涩，涩则脉不通，其脉大坚以涩，故中寒。

十、阴阳气血已并，病形已成刺法

帝问：阴阳气血已并，病形已成，刺之奈何？岐伯曰：刺此者，取之经隧，取血于营，取气于卫，用形哉，因四时多少高下。

帝问：气血已并，病形已成，阴阳相倾，补泻奈何？岐伯曰：泻实者，候其气初入而针入，以开其门，如利其户，候其气出将尽而针出，摇大其道，外门不闭，是谓大泻。帝问：补虚奈何？岐伯曰：持针勿置，以定其意，候其气出将尽而针入，针空四塞，精无从去，方实而疾出针，候其气初入而针出，疾按其门，是谓追之。

帝问：十二经脉，皆络三百六十五节，其生病何以调之？岐伯言：病在脉，调之血；病在血，调之络；病在气，调之卫；病在肉，调之分肉；病在筋，调之筋；病在筋骨，燔针药熨（按：燔针即太乙神针）。

身形有痛，而九候莫病。其病在奇邪者，则左痛刺右，右痛刺左，缪而刺之。痛在于左，而右脉病者，则巨刺之。必谨察其九候，针道备矣。

第二十三章 标本病传

一、病有标本，刺有逆从

岐伯言：凡刺之要，必察阴阳，故病有在标而求之标，有在本而求之本，有在标而求之本，有在本而求之标，故治有取标而得者，有取本而得者，有从取而得者，有逆取而得者。病发而有余，本而标之，先治其本，后治其标。病发而不足，标而本之，先治其标，后治其本。谨察间甚，间者并行，甚者独行。

二、心病传变症治

心病，心中痛，主用郁金、远志、菖蒲、丹参、秦归。一日而咳，心病传肺也，加用桔梗、贝母、杏仁、麦冬。三日胁支痛，肺病传肝也，加用川芎、吴萸、青皮。五日闭塞不通，身重体痛，肝病传脾也，加用万应丹，枳实、射干、秦艽。三日不已，死，冬夜半①，夏日中②。

三、肺病传变症治

肺病，喘咳，主用桔梗、牛蒡子、贝母、杏仁、细辛。三日胁支痛，肺病传肝也，加用川芎、吴萸、青皮。一日身重体痛，肝病传脾也，加用万应丹，萆薢、枳实、射干。五日而胀，脾传胃也，加用砂仁、陈皮、枳实、莱菔子、槟榔。十日不已，死，冬日入③，夏日出④。

四、肝病传变症治

肝病，头目眩，胁支痛，主用川芎、青皮、吴萸、赤铁矿。三日体重痛，

---

① 夜半：子时，23:00—1:00。

② 日中：午时，11:00—13:00。

③ 日入：酉时，17:00—19:00。

④ 日出：卯时，5:00—7:00。

肝病传脾也，加用万应丹，枳实、射干、萆薢。五日而胀，脾病传胃也，加用砂仁、陈皮、莱菔子、槟榔。三日腰脊少腹痛，胃病传肾也，加用故芷、附子、细辛。三日不已，死，冬日入，夏早食①。

五、脾病传变症治

脾病，身重体痛，主用万应丹，苍术、萆薢、桂枝、茯苓、半夏、射干。一日而胀，脾病传胃也，加用砂仁、陈皮、槟榔、枳实、莱菔子。二日少腹腰脊痛，胫酸，胃病传肾也，加用故芷、附子、细辛。三日背膂筋痛，小便闭，肾病传膀胱也，加用桂枝、牛膝、茯苓、泽泻。十日不已，死，冬人定②，夏宴食③。

六、肾病传变症治

肾病，少腹腰脊痛，胻酸，主用附子、细辛、故芷、牛膝。三日背膂筋痛，小便闭，肾病传膀胱也，加用桂枝、茯苓、泽泻。三日腹胀，膀胱病传胃也，加用砂仁、陈皮、枳实、莱菔子、槟榔。三日胁支痛，胃病传肝也，加用川芎、吴萸、青皮。三日不已，死，冬大晨④，夏宴晡⑤。

七、胃病传变症治

胃病，胀满，主用万应丹，甜酒曲、焦楂、陈皮、厚朴、砂仁、莱菔子、枳实。五日少腹腰脊痛，胻酸，胃病传肾也，加用附子、细辛、故芷、牛膝。三日背膂筋痛，小便闭，肾病传膀胱也，加用桂枝、茯苓、泽泻。五日身体重，膀胱传脾也，加用苍术、萆薢、射干。六日不已，死，冬夜半，夏日昳⑥。

---

① 早食：辰时，7:00—9:00。

② 人定：亥时，21:00—23:00。

③ 宴食：出自《淮南子·天文训》五时辰制对时辰的划分。其中具体名称为晨明、朏明、旦明、蚤（早）食、宴（晚）食、隅中、正中、少还、铺时、大还、高舂、下舂、县（悬）东、黄昏、定昏。

④ 大晨：《黄帝内经》中的特定称谓，指天大明之时。

⑤ 宴晡：《黄帝内经》中的特定称谓，指晡时之后，下晡在前，晏晡在后。

⑥ 日昳：未时，13:00—15:00。

八、膀胱病传变症治

膀胱病，小便闭，主用桂枝、茯苓、泽泻。五日少腹胀，腰脊痛，骱酸，膀胱病传肾也，加用附子、故芷、细辛。一日腹胀，肾传胃也，加用万应丹，砂仁、陈皮、厚朴、甜酒曲、枳实。二日身体痛，胃病传脾也，加用苍术、萆薢、射干。三日不已，死，冬鸡鸣[①]，夏下晡[②]。

九、病传间脏方可刺

诸病以次相传，如心火传肺金，肺金传肝木，肝木传脾胃土，脾胃土传肾与膀胱水，肾水传心火，皆为顺传于其所胜。若肾与膀胱水而传脾胃土，为逆传于所不胜。心病传肝，肝病传肾，为逆传于所生。

十、病传乘胜死期

五脏受气于所生，传之于其所胜，气舍于其所生，死于其所不胜。如心病传肺，肺传肝，肝传脾肾，顺传至肾而死；肝病传脾，顺传至肺而死；脾病传肾，顺传至肝而死；肺病传肝，顺传至心而死；肾病传心，顺传至脾胃而死。

亥子水，寅卯木，巳午火，申酉金，辰戌丑未土，死于所不胜之时也。

十一、病传症象死期

论详全书。

十二、骨枯肉脱险症死期

论详全书。

① 鸡鸣：丑时，1:00—3:00。

② 下晡：《黄帝内经》中的特定称谓，早晡，指将近晡时的一段时间，下晡、晏晡，均为晡时之后，下晡在前，晏晡在后。

第二十四章 脏气法时

一、**肝病主治药食，愈甚时期**。

肝主春，足厥阴、少阳主治。其日甲乙。

肝苦急，急食甘以缓之：麦冬、梨汁、玉竹、甘草、粳米、牛肉。

病在肝，愈在夏，夏不愈，甚于秋，秋不死，持于冬，起于春，禁当风。

肝病者，愈在丙丁，丙丁不愈，加于庚辛，庚辛不死，持于壬癸，起于甲乙。

肝欲散，急食辛以散之：薄荷、荆芥、青蒿尖；用辛补之：川芎、秦归；用酸泻之：芍药、丹皮。

二、**心病主治药食，愈甚时期**。

心主夏，手少阴、太阳主治，其日丙丁。

心苦缓，急食酸以收之：枣仁、五味子、山茱萸、梨汁、赤小豆、犬肉。

病在心，愈在长夏，长夏不愈，甚于冬，冬不死，持于春，起于夏。禁温衣热食。

心病者，愈在戊己，加于壬癸死。不死，持于甲乙，起于丙丁。

心病者，日中慧，夜半甚，平旦静。

心欲软，急食咸以软之：黑玄参、硝石；用咸补之：附子、苁蓉、熟地黄；用甘泻之：麦冬、梨汁、甘草。

三、**脾病主治药食，愈甚时期**。

脾主长夏，足太阴、阳明主治。其日戊己。

脾苦湿，急食苦以燥之：苍术、陈皮、厚朴、木香。

病在脾，愈在秋，秋不愈，甚于春，春不死，持于夏，起于长夏。禁温饱食，湿地濡衣。

脾病者，愈在庚辛，加于甲乙死。不死，持于丙丁，起于戊己。

脾病者，日昳慧，日出甚，下晡静。

脾欲缓，急食甘以缓之：甘草、大枣、黄芪；用苦泻之：枳实、射干；用甘补之：玉竹、黄精、何首乌、党参、茯苓、饴糖、牛肉。

四、肺病主治药食，愈甚时期。

肺主秋，手太阴、阳明主治。其日庚辛。

肺苦气上逆，急食苦以泻之：枳壳、葶苈子、旋覆花、杏仁。

病在肺，愈在冬，冬不愈，甚于夏，夏不死，持于长夏，起于秋。禁寒饮食，寒衣。

肺病者，愈在人癸，加于丙丁死。不死，持于戊已，起于庚辛。

肺病者，下晡慧，日中甚，夜半静。

肺欲收，急食酸以收之：五味子、芍药；用酸补之：五味子、山茱萸、枣仁；用辛泻之：桔梗、牙皂、贝母、牛蒡子。

五、肾病主治药食，愈甚时期。

肾主冬，足少阴、太阳主治。其日壬癸。

肾苦燥，急食辛以润之：桂枝、附子、细辛，开腠理，致津液，通气也。

病在肾，愈在春，春不愈，甚于长夏，长夏不死，持于秋，起于冬。禁犯淬灼，热食，温衣。

肾病者，愈在甲乙，甚于戊己死。不死，持于庚辛，起于壬癸。

肾病者，夜半慧，四季甚，下晡静。

肾欲坚，急食苦以坚之：黄柏、知母；用苦补之：续断、地黄；用咸泄之：黑玄参、泽泻。

以故邪之客于身也，乘脏气所不胜而相加，至脏气所生之时日而当愈，至脏气所不胜见真脏之脉，乃可言间甚之时、死生之期也。

六、肝病主症

肝病者，两胁下痛引少腹，令人善怒。虚则目䀮耳聋，善恐甚。

治详前第九章，经脉五九条，肝病分治四目。

七、心病主症

心病胸中痛，胁支满，胁下痛，膺背肩胛间痛，臂内廉痛。虚则胸腹大，胁下与腰相引痛。

治详前第九章，经脉二五条，心病分治六目。

八、脾病主症

脾病者，身重，肌肉萎，足不收，行掣痛。虚则腹满，肠鸣飧泄，食不化。

治详前第九章，经脉二十条，脾病分治八目。

九、肺病主症

肺病者，喘咳，肩背痛，汗出，尻、阴股、膝髀、足皆痛。虚则少气，耳聋嗌干。

治详前第九章，经脉五条，肺病分治六目。

十、肾病主症

肾病者，腹大胫肿，喘咳身重，寝汗恶风。虚则胸腹痛，清厥不乐。

治详前第九章，经脉四十条，肾病分治七目。

第二十五章　病　机

昔在岐伯言，百病之生，皆生于风、热、暑、湿、燥、寒，以之化之变也。而盛者泻之，虚者补之，其工巧神圣，在于审察病机，无失气宜。

一、诸风掉眩，皆属于肝

治照前经穴图说[①]十二目，取肝之井、荥、俞、经各主要穴。

主用川芎、薄荷、菊花、青皮、鳖甲、赤铁矿、僵蚕、蝉蜕、甘草。风寒，加桂枝、生姜；风热，加丹皮、芍药。

二、诸寒收引，皆属于肾

治照前经穴图说八目，取肾之井、荥、俞、经各主要穴。

主用桂枝、附子、细辛、干姜、秦归、威灵仙、牛膝。

三、诸气膹郁，皆属于肺

治照经穴图说十目，取肺之井、荥、俞、经等主要穴与中府、云门。

主用槟榔、枳壳、郁金、香附、桔梗、贝母、陈皮、半夏、莱菔子（呑）。

四、诸湿肿满，皆属于脾

治照经穴图说，取脾之荥、俞、合穴。

主用万应丹，桂枝、硫黄、苍术、茯苓、半夏、陈皮、甜酒曲。湿热，加枳实、射干。

五、诸热瞀瘛，皆属于火

治取心包俞太陵，三焦井关冲、原中渚、俞阳池。

① 经穴图说：当为《中医理法针药全书》部分附图，但在该《摘要》中未见。

主用玄参、麦冬、丹皮、栀子、薄荷、菊花、郁金、赤铁矿、甘草。

六、诸痛疡疮，皆属于心

治取手心中央心包荥劳宫、手心小指次指交间心荥少府。

主用郁金、丹皮、连翘、栀子、薄荷、荆芥、紫草皮、血藤、赤芍药。

七、诸厥固泄，皆属于下

治详前第九章，经脉四九条，三焦病分治七目。

八、诸痿喘呕，皆属于上

治详前第九章，经脉四九条，三焦病分治七目。

九、诸病鼓栗，如丧神守，皆属于火

治详第九章，经脉四九条，三焦病分治五目。

十、诸痉项强，皆属于湿

治详后第五十八章，痉病三目。

十一、诸逆冲上，皆属于火

治详第九章，经脉四九条，三焦病分治五目。

十二、诸胀腹大，皆属于热

治详第九章，经脉四九条，三焦病分治六目。

十三、诸躁狂热，皆属于火

治详第九章，经脉四九条，三焦病分治五目。

十四、诸暴强直，皆属于风

治取风府、风池、天柱、大杼。

治用万应丹，桂枝、牙皂、细辛、钩藤、五加、萆薢、川芎、姜、枣。

十五、诸病有声，鼓之如鼓，皆属于热

治详第九章，经脉四九条，三焦病分治六目。

十六、诸病胕肿，酸痛惊骇，皆属于火

治详第九章，经脉四九条，三焦病分治五目。

十七、诸转反戾，水液浑浊，皆属于热

治详第九章，经脉四九条，三焦病分治六目。

十八、诸病水液，澄澈清冷，皆属于寒

治用桂枝、干姜、智仁、苍术 、附子、硫黄。

十九、诸呕吐酸，暴注下迫，皆属于热

治详第九章，经脉四九条，三焦病分治六目。

二十、消瘅偏枯仆击痿厥气逆

凡治消瘅，仆击，偏枯，痿厥，气逆，肥贵人则膏粱之疾也。治主用万应丹，余法分别详后。

二一、隔塞闭绝，上下不通，则暴忧之疾也

取胃合三里，脾合阴陵泉。

治用万应丹，硫黄、牙皂、槟榔、枳实、郁金、苍术、秦归、菖蒲。

二二、暴厥而聋，偏塞不通，内气暴薄也

治同闭塞。热厥，加柴胡、枳实；寒厥，加桂枝。

二三、中风跖跛，风寒湿病

不从内、外中风之病，故瘦留著也。蹠跛，风寒湿之病也。

治用万应、万消丹，萆薢、苍术、茯苓、五加。热，加麦冬、梨汁；寒，加盐附。

二四、黄疸，暴痛，癫疾，厥狂，久逆之所生也

主用万应、万消丹，治法分别详后。

二五、五脏不平，六腑闭塞之所生也

主用万应、万消丹，苍术、萆薢、茯苓、半夏、砂仁、陈皮、酒曲、香附。

二六、头痛耳鸣，九窍不利，肠胃之所生也

主用万应、万消丹。头痛，主用石膏、枳实、秦艽；耳鸣，主用川芎、青皮、菊花、铁矿、菖蒲、远志；上窍不利，主用苍耳子、桔梗；下窍不利，主用硫黄、芒硝。

故大要曰，谨守病机，各司其属，有者求之，盛者责之，虚者补之，必先五胜，令其调达而致和平，此之谓也。

第二十六章　五　邪

一、邪在肺症治

邪在肺，则病皮肤痛，寒热，上气喘，汗出，咳动肩背。

治详第九章，经脉第五条，肺病分治三目。

二、邪在肝症治

邪在肝，则病胁中痛，恶血在内，行善掣，节肘脚肿。

治详第九章，经脉五九条，肝病分治二目。

三、邪在脾胃症治

邪在脾胃，则肌肉痛。阳气有余，阴气不足，则热中善饥；阳气不足，阴气有余，则寒中肠鸣腹痛；阴阳俱有余不足，则有寒有热，皆调于三里。

治详第九章，经脉二十条，脾病分治六目。

四、邪在肾症治

邪在肾，则骨病阴痹，按不知痛所，腹胀腰痛，大便难，项背痛，目眩。

治详第九章，经脉四十条，肾病分治五目。

五、邪在心症治

邪在心，则病心痛，喜悲，时眩仆，视有余不足而调其俞。

治详第九章，经脉二五条，心病分治四目。

第二十七章　邪气脏腑病形

一、荥俞治外经，合治内腑

大肠入合于巨虚上廉，小肠入合于巨虚下廉，三焦入合于委阳，膀胱入合于委中央，胆入合于阳陵泉。病在外经取诸荥俞，病在内腑取诸合。

面热者，足阳明胃病；鱼络血者，手阳明大肠病，两跗之上脉竖陷者，胃病。治取各经之荥俞与合，先主用万应丹。

面热，用花粉、知母、橄榄、桔梗、麦冬、秦艽、白芷。

手鱼络赤，用枳实、秦艽、丹皮、黄芩、郁金、乌梅。

跗上脉竖，治同面热，加枳实；脉陷，用砂仁、参、术、芪、苓、炙甘草。

二、大肠病形

大肠病者，肠中切痛而鸣濯濯。冬感于寒，则脐痛不能久立。

治详前第九章，经脉十条，大肠病分治四目。

三、胃病形

胃病者，腹满䐜胀，胃脘当心痛，上支两胁，膈咽不通，饮食不下。

治详第九章，经脉十五条，胃病分治七目。

四、小肠病形

小肠病者，腰脊控睾痛，不时耳热息寒，肩上与手小指热甚。

治详第九章，经脉三十条，小肠分治三目。

五、三焦病形

三焦病者，腹气满，小腹尤坚，不得小便，窘急，溢则为水，留为胀。

治详第九章，经脉四九条，三焦病分治四目。

六、膀胱病形

膀胱病，小腹偏肿痛，以手按之即欲小便而不得，肩上与胫踝后热。

治详第九章，经脉三五条，膀胱病分治五目。

七、胆病形

胆病，善太息，口苦呕宿汁，心下憺憺然，恐人将捕之，喉中吤吤然，数唾。

治详第九章，经脉五四条，胆病分治二目。

第二十八章 风 论

一、风郁皮肤

岐伯言：风气藏于皮肤之间，内不得通，外不得泄。风者善行而数变，腠理开则洒然寒，闭则热而闷。其寒也则衰饮食，其热也则消肌肉，故使人䐜栗而不能食，名曰寒热。

治用桂枝、芍药、炙甘草、生姜、大枣。

饮食衰，加砂仁、苍术、陈皮；肌肉消，加玉竹、首乌、秦艽。

二、风入脉

风气入于阳明，循脉而上，至目内眦，其人肥则风气不得外泄，则热中而为目黄。

主用万应丹，川芎、白芷、桔梗、秦艽、枳实、栀子、茵陈。

三、风寒外泄

人瘦则外泄而寒，则为寒中而泣出。

治用白芷、川芎、桂枝、青皮、生姜、大枣、续断、芍药。

四、风入脉俞分肉

风气与太阳俱入，行诸脉俞，散于分肉之间，与卫气相干，其道不利，故使肌肉愤䐜而有疡，卫气有所凝而不行，故其肉有不仁。

主用万应万消丹，桂枝、萆薢、五加、秦归、川芎、郁金、泽泻、血藤、姜、枣。疮疡，易桂枝为防风、荆芥、桔梗。

五、疠风

疠者，有营气热腐，其气不清，故使其鼻柱坏而色败，皮肤溃疡。风寒客于脉而不去，名曰疠风[1]，或名曰寒热。

治详后第九十七章，主用针药排除污浊，另易新血。

六、四时伤风

于春为肝风，于夏为心风，于长夏为脾风，于秋为肺风，于冬为肾风。

春伤风，治以桂枝、芍药、炙甘草、生姜、大枣。

夏伤风，治以薄荷、僵蚕、蝉蜕、桔梗、菊花、芍药、甘草。

秋冬伤风，援用春药。若无汗，减芍药，酌加附子、麻黄。

七、风中脏腑之俞

风中五脏六腑之俞，亦为脏腑之风，发为癔疭、暴卒、尸厥、痫眩等症。

针泻三阳之井原，针灸补三阴之井俞。

主用牙皂生姜汤吞万应丹，随服半夏、青皮、川芎、秦归、郁金、荆芥、远志、菖蒲。风热面赤，加丹皮、菊花、竹沥；风寒面白，加桂枝、生附子。

八、偏风

各入其门户则为偏风。

主用万消丹，余同上，减菖蒲、远志，加萆薢、续断、五加皮、牛膝、姜黄。风寒，加桂枝、生盐附；脾胃虚，加苍术、砂仁、陈皮。

九、脑风

风气循风府而上，则为脑风。

治取风府。

主用川芎、薄荷、桔梗、青皮、菊花、赤铁矿。热加石膏、秦艽。

十、目风

风入系头，则为目风眼寒。

---

① 疠风：病名，又名麻风。慢性传染性皮肤病之一。由体虚感受暴疠风毒，邪滞肌肤而发，或接触传染，内侵血脉而成。初期患处麻木不仁，次发红斑，即则肿溃无脓，久之可蔓延全身肌肤，出现眉落、目损、鼻崩、唇裂以及足底穿溃等重症。

治取眉头攒竹，眉毛骨隙瞳子髎，目外骨隙丝竹空，目下七分承泣。

主用川芎、青皮、桔梗、芍药、薄荷、续断、僵蚕、蝉蜕。

十一、内风

入房汗出当风，则为内风，发为腰脊酸痛。

治灸脊尾骶，脊十四椎旁寸半肾俞、三寸志室，内踝后跟上太溪。

十二、肠风

久风入中，则为肠风[①]，飧泄[②]。

治取合谷、阴陵泉、关元。

主用牙皂、万应丹、桂枝、防风、苍术、葛根、茯苓。泻黄，加芍药、乌梅。

故风者，百病之长也。至其变化乃为他病也，无常方，然致有风气也。

十三、肺风

肺风之状，多汗恶风，色皏[③]然白，时咳短气，昼日则瘥，暮则甚。诊在眉上，其色白。

治用桔梗、牛蒡子、桂枝、芍药、五味、贝母、茯苓、甘草、姜、枣。

十四、心风

心风之状，多汗恶风，焦绝，善惊骇，色赤，病甚则言不可以快。诊在口，其色赤。

治用荆芥、菊花、僵蚕、蝉蜕、郁金、丹参、秦归、赤铁矿、丹皮。

十五、肝风

肝风之状，多汗恶风，善悲，色微苍，嗌干，善怒，时憎女子。诊在目

---

① 肠风：病证名，一种以便血为主症的疾病。后世用其名而含义不一：一指大肠久积风冷所致的便血，二是泛指内痔、外痔、举痔、脱肛、肛瘘出血等，三指因风邪而便纯血鲜红的病证，四指以湿热为主因的下血。

② 飧泄：病证名，出《素问·脏气法时论》，以泻下完谷不化为特征。

③ 皏：浅白色。

下，其色青。

治用川芎、薄荷、菊花、芍药、鳖甲、青皮。悲，加桂枝；怒，加栀子。

十六、脾风

脾风之状，多汗恶风，身体怠惰，四肢不欲动，色微黄，不嗜食。诊在鼻上，其色黄。

治用茵陈汤吞万应丹，桂枝、芍药、萆薢、苍术、砂仁、茯苓、半夏。

十七、肾风

肾风之状，多汗恶风，面庞然浮肿，脊痛不能正立，其色炲[①]，隐曲不利。诊在肌上，其色黑。

治用防风汤吞万应丹，桂枝、盐附子、萆薢、苍术、泽泻、半夏。

十八、胃风

胃风之状，颈多汗恶风，食饮不下，膈塞不通，腹善满，失衣则腹胀，食寒则泄。诊形瘦而腹大。

治用牙皂、酒曲、万应丹、桂枝、智仁、砂仁、苍术、陈皮、茯苓、半夏。

十九、首风

新浴中风，则为首风，首风之状，头面多汗恶风，当先风一日则病甚，头痛不可以出内，至其风日则病少愈。

治用桂枝、附子、芍药、萆薢、五加、炙甘草、姜、枣、赤铁矿。

二十、漏风

漏风之状，或多汗，常不可单衣，食则汗出，甚则身汗，喘息恶风，衣常濡，口干善渴，不能劳事。

治用桂枝、萆薢、白术、五味、泽泻、茯苓、牡蛎。渴甚，加麦冬、梨汁。

---

① 炲：古同“炱”，指烟气凝积而成的黑灰。

二一、泄风

外在腠理则为泄风，泄风之状，多汗，汗出濡衣上，口中干善渍，其风不能劳事，身体尽痛，时寒。

治用桂枝、附子、萆薢、五加、芍药、炙甘草、姜、枣。

第二十九章　温　病

（一）发于春曰风温，初恶寒，随发热，头痛，口微渴，日晡甚，脉浮缓而动数。

按：冬伤于寒，即发而循经传入者为正伤寒，若寒邪深入，内伏于寒水之脏，待春，厥阴风木司令，水脏之寒邪随附其子风木之气，由内而达诸外，而风木具一阳初生之温气，故经曰：冬伤于寒，不即发也，至春发为温病。

治以僵蚕、薄荷、金银花、菊花、连翘、甘草。风寒，加桂枝、生姜；风热，加丹皮、桂枝；渴甚，加花粉、知母；便结，加栀子、秦艽。

（二）温病，头晕而痛，面赤身热，口渴，日晡甚，脉不浮不沉而动数。治以薄荷、僵蚕、郁金、玄参、花粉、菊花、桔梗、生地、麦冬、梨汁。

（三）温邪伤气分，头痛面赤，烦热燥渴，自汗，脉洪滑动数。治以石膏、知母、玄参、麦冬、生地、食米、甘草、丹皮、郁金。

（四）温热，气血两伤，燥渴甚，烦热谵语，脉沉数，或不浮不沉而动数。治以玄参、芒硝、知母、花粉、芍药、秦艽、大黄。

（五）温热，阴气将绝，孤阳无依，身痛烦渴，狂言谵语，甚不知人，脉或沉伏。治以郁金、丹皮、玄参、麦冬汤，温吞童便、猪胆汁、生葱汁汤。

（六）温热、温疫，头晕而痛，身热烦渴，脉或浮或沉而动数。治以三解汤：僵蚕、蝉蜕、郁金、丹皮、玄参、麦冬、生地、射干、芭蕉根汁、甜酒汁、蜂蜜。

（七）热郁三焦，上则喘渴，舌烂喉痹，中则痞满，下则便结，甚至循衣摸床，舌卷囊缩，以及大头[①]、虾蟆[②]、瓜瓤[③]、滥肠、疙瘩[④]、杨梅[⑤]等瘟。无论脉已沉伏，可用加减解毒汤治之。

方用僵蚕、郁金、雄黄、黄连、黄芩、栀子、槟榔、桔梗、玄参、麦冬、枳实、大黄。头面肿痛，加石膏、马勃；咽喉肿痛[⑥]，加射干、硼砂。

（八）温邪伤营血，内如燔，外不甚热，身瘦如柴，头晕神昏，舌苔红，口微渴。治以郁金、丹皮、生地、赤芍、玄参、麦冬、梨汁、竹沥。无汗，加青蒿尖；汗多，加乌梅；骨热，加银柴胡、地骨皮；便结，加秦艽；善怒，加胆汁。

（九）温病日久不解，虚劳骨蒸，烦燥肉消，自汗口渴。治以鳖甲银柴汤。方用鳖甲、银柴胡、知母、麦冬、玄参、五味、青蒿根、地骨皮。

（十）温病，真阴将绝，邪火燔灼，心烦不得卧，治以加减黄连阿胶汤。方用黄连、黄芩、白芍、麦冬、秫仁、阿胶（化服）、鸡卵黄（吞服）、甘草。

（十一）温病日久不愈，阴阳俱虚，形体衰败者。治以加减复脉汤。

方用炙甘草、麦冬、玉竹、地黄、何首乌、人参、茯苓、阿胶、砂仁。口淡舌白，加苍术。

---

① 大头：病名，瘟疫的一种，见《医方考·大头瘟》，以头面部红肿为特征，多因天行邪毒侵及三阳经络所致。

② 虾蟆瘟：病名，瘟疫的一种，即瘟毒喉痹。

③ 瓜瓤瘟：病名，瘟疫的一种。《杂病源流犀烛·瘟疫源流》："瓜瓤瘟，胸高胁起，呕血如汁是也。"其证情多危重。

④ 疙瘩瘟：病名，瘟疫的一种，以遍身红肿发块如瘤为特征。

⑤ 杨梅瘟：病名，瘟疫的一种，以遍身紫块，发疮如杨梅状为特征。

⑥ 咽喉肿痛："肿痛"二字为据文意增补。

第三十章　热　论

（一）热病偏枯，身偏不举而痛，言不变，志不乱，病在分腠之间。

治用巨针取之，益其不足，损其有余，乃可复也。

内服桔梗、牛蒡子、郁金、姜黄、萆薢、秦艽、川芎、竹沥、麦冬。

（二）风痱，四肢不举，身不痛，志乱不甚，能微言者，可治。

治由阳入阴者，先取其阳，后取其阴，浮而取之。

内服郁金、姜黄、五加、萆薢、牛膝、威灵、秦归、熟地黄、续断。

（三）热病三日而气口静、人迎躁，取诸阳五十九刺。身热甚，阴阳脉静，勿刺。治照后二十二条，刺诸阳穴，以泻其热而出其汗，实其阴以益其不足。

脉躁用桔梗、牛蒡子、薄荷、石膏、知母、山豆根、卫矛[①]、大青叶。脉静用僵蚕、蝉蜕、郁金、花粉、丹皮、玄参、麦冬、山豆根。

（四）热病七八日，寸口脉浮，喘而短者，急刺之，汗且自出。

治浅刺手大指内侧甲角少商，外侧商阳，泻阳则热退，补阴则汗出。

（五）热病七八日，脉微小，病者溲血，口中干，一日半死。脉代者一日死。

（六）热病已得汗出，脉尚躁，喘且复热，喘甚者死，勿刺肤。

（七）热病七八日，脉不躁，躁不散数，后三日当有汗，不出者，四日死。

（八）热病先肤痛，窒鼻充面，取之皮，用镵针五九刺，苛轸鼻[②]，兼取心。

治取肺井少商、荥鱼际、俞太渊，心原神门，心包原太陵。

内服桔梗、牛蒡子、苍耳子、辛夷、薄荷、连翘、贝母、甘草、仙茅。

（九）热病身涩热，烦悗，唇嗌干，取之脉，用镵针五九刺，肤胀汗出，兼取肾。

---

① 卫矛：即鬼箭羽。

② 苛轸鼻：即鼻子上生细小的瘆子。

治取心主井中冲、荥劳宫、俞太陵，肾俞太溪。

内服郁金、丹参、丹皮、麦冬、竹沥、黄连、梨汁。肤胀，加姜黄、桃仁。

（十）热病嗌干渴多饮，善惊，卧难起，取肤肉，用圆利针五九刺。目眦青，兼取肝。

治取脾井隐白、荥大都、俞太白，肝原太冲。

内服秦艽、郁金、枳实、射干、赭石、芍药、草薢、川芎、菊花。

（十一）热病面青脑痛，手足躁，取筋骨，用锋针于四逆。筋躄，目浸，兼取肺。

肝井大敦、荥行间、俞太冲，肺原太渊，并刺诸指甲上间。

内服川芎、青皮、芍药、菊花、草薢、姜黄、麦冬、茯苓。

（十二）热病数惊，瘛疭，狂，取之脉，用锋针急泻有余。癫疾，毛发去，兼取肾。

治取心井少冲、荥少府、俞神门，肾原太溪。

内服郁金、丹皮、丹参、紫草茹、麦冬、连翘、赭石、竹沥、栀子。

（十三）热病身重骨痛，聋，好瞑。取之骨，用锋针五九刺，饥不食，啮齿，取脾。

治取肾井涌泉、荥然谷、俞太溪，脾原太白，胃合三里。

内服生地黄、地骨皮、知母、玄参、丹皮、草薢、茯苓、砂仁。

（十四）热病不知所痛，耳聋不自收，口干，阳热甚，阴颇有寒，热在髓，死，不治。

（十五）热病头痛颞颥[①]，目瘛，脉痛，善衄，厥热病也，取之鍉针，视有余不足，治取肝井大敦、荥行间、俞太冲、合曲泉。

内服川芎、芍药、青皮、薄荷、郁金、丹皮、栀子、赭石。

（十六）热病体重，肠中热，取之锋针于其俞，及下诸指间，索气于胃络。

---

① 颞颥：niè rú。指人和某些其他哺乳动物头两侧的区域，在眼和前额之后，颧弓之上。

治取脾井隐白、荥大都、俞太白，胃井历兑、荥内庭、合三里、上廉、下廉。

内服秦艽、射干、枳实、山楂、芍药、萆薢、茯苓。

（十七）热病挟脐急痛，胸胁痛，取之涌泉与阴陵泉，用锋针针嗌里。

治取肾井涌泉，脾入阴陵泉，舌下二紫脉。

内服枳实、射干、青皮、芍药、甘草、车前子、木通。

（十八）热病而汗且出，及脉顺可汗者，取之鱼际、太渊、大都、太白。

泻之则热去，补之则汗出。汗出太甚，取内踝上横脉以止之：三阴交。

（十九）热病已得汗出，脉尚躁盛，此阴脉衰极，主死。其得汗而脉静者生。

主用玄参、生地、麦冬、丹皮、花粉、知母、竹沥、秦艽。

（二十）热病脉尚躁而不得汗者，此阳脉盛极，主死。脉盛躁，得汗静者生。

主用桔梗、薄荷、卫矛、山豆根、连翘、花粉、知母、石膏、甘草。

（二一）热病不可刺者有九：一曰汗不出，大颧发赤，哕者死；二曰泻而腹满甚者死；三曰目不明，热不已者死；四曰老人婴孩，热而腹满者死；五曰汗不出，呕下血者死；六曰舌本烂，热不已者死；七曰咳而衄，汗不出，出不至足者死；八曰髓热者死；九曰热而痉者死，腰折瘛疭齿噤龂也。凡此九者，不可刺也。

（二二）所谓五十九刺者，两手内外侧各三，凡十二痏：手内侧肺井少商、心井少冲、心包井中冲、手外侧大肠井商阳、小肠井少泽、三焦井关冲。五指缝间各一，足亦如是，凡八痏。头入发一寸，旁分三行，各三，凡六痏：五处、承光、通天。更入发三寸旁边五，凡十痏：临泣、目窗、正营、承灵、脑空。耳前后口下各一，项中一，凡六痏：耳前听会、耳后完骨、口下承浆。项中大椎。巅上一：百会。囟会一：囟门。发际一：风府。廉泉一：舌下。风池二。天柱二。

（二三）气满、胸中喘息，取足太阴大指端，去甲角如韭叶，取脾井隐白。寒，留针；热，疾出针，气下乃止针。

主用万应丹，枳实、射干、赭石、旋覆；热甚，主用大黄、枳实、芒硝、厚朴。

（二四）心疝暴痛，取足太阴、厥阴，尽刺其血络。取脾络公孙、荥大都、俞太白，肝络蠡沟、荥行间、俞太冲，各部分血络。

主用万应丹，枳实、射干、青皮、芍药。

（二五）喉痹舌卷，口中干，烦心，心痛，臂内廉痛，不可及头。

取手小指内侧、次指外侧、爪甲下去端如韭叶，三焦井关冲。

主用柴胡、栀子、丹皮、玄参、薄荷、郁金、射干、麦冬、竹沥。

（二六）目中赤痛，从内眦始，取之阴跷。

取阴跷照海、郄交信。

主用薄荷、桔梗、川芎、泽泻、菊花、丹皮、芍药、栀子、车前子。

（二七）风痉身反折，取足太阳及腘中及血络出血。中有寒，取三里。

取膀胱俞束骨、郄金门、入委中及本经血络，胃入三里。

主用川芎、五加、牙皂、萆薢、薄荷、郁金、僵蚕、蝉蜕。

（二八）癃淋取之阴跷，及三毛[①]，及血络出血。

取阴跷照海，膀胱别络委阳，肝井大敦，肝络蠡沟，肾络大钟。

用木贼汤吞万应丹，萆薢、郁金、栀子、牛膝、生地、丹皮、野油麻。

（二九）阳气大逆，上满胸中，喘喝，坐伏。取耳下屈颊后，胆入天容。

主用万应丹，枳实、射干、厚朴、杏仁、旋覆、瓜蒌仁。

（三十）咳而上气，穷诎胸痛，取舌下廉泉，血变而止，刺二紫脉出血。

主用万应丹，瓜蒌仁、枳壳、杏仁、半夏。

（三一）阳盛则外热，阴虚则内热，内外热如炭，不可着席近衣，无汗，唇嗌燥。

取天府、大杼三痏，又刺二十椎下旁一寸半，中膂俞以去其热。

取肺荥鱼际、俞太渊，脾荥大都、俞太白，以出其汗。兼取大肠荥合谷、三焦荥液门、胃合三里、胆合阳陵泉、阳跷申脉，自热退而汗出矣。

内服薄荷、桔梗、连翘、石膏、知母、秦艽、栀子、玄参、生地、麦冬。

① 三毛：在足大趾指甲盘，隐白上方。

（三二）大热遍身，狂言妄见。

视胃之大络丰隆、三里、冲阳间络脉，盛泻虚补之。并推[①]其挟喉旁，热退乃止。

主用桃花丸，秦艽、石膏、知母、郁金、丹皮、枳实、射干、赭石。

内之六腑有病，取诸三里，气下乃止，不下复刺之。

六腑病症见于上，取诸阳陵泉，五脏病症见于上，取诸阴陵泉。

① 推：原作“椎”，疑为笔误，径改。

第三十一章　刺热论

一、肝热者，小便先黄，腹痛多卧，身热。热甚，则狂言惊，胁满痛，手足躁。

治详第九章，经脉五九条，肝病分治十一目。

二、心热先不乐，数日乃热，热争则卒心痛，烦闷喜呕，头痛，面赤，无汗。

治详第九章，经脉二五条，心病分治十三目。

三、脾热先头痛，颊肿，烦心，颜青，欲呕，身热，热争则腰痛强直，腹满泄。

治详第九章，经脉二十条，脾病分治十七目。

四、肺热先毫毛恶风寒，舌黄，身热，喘咳，胸背引痛，头痛不堪，寒汗出。

治详第九章，经脉五条，肺病分治十三目。

五、肾热先腰痛骱酸，渴饮身热，热争则项强痛，骱寒酸，足心热，懒言。

治详第九章，经脉四十条，肾病分治十一目。

六、肝热病者，左颊先赤；心热者，颜先赤；脾热病者，鼻先赤；肺热病者，右颊先赤；肾热病者，颐先赤。病虽未发，见赤色先刺之，以治未病。

七、诸当汗者，至其所胜日，汗大出也。肝病，汗出于甲乙；心病，汗出于丙丁；肺病，汗出于庚辛；脾病，汗出戊已；肾病，汗出壬癸。

八、热病先胸胁痛，手足躁，刺足少阳，补足太阴，病甚为五十九刺。

取胆井窍阴、荥侠溪、络光明，脾荥大都、俞太白，胆幕辄筋。

胸胁痛，用青蒿尖、芍药、青皮、枳实、栀子；手足躁，加萆薢、茯神。

九、热病始于手臂者，取手阳明太阴而汗出止。

取肺荥鱼际、太渊，大肠井商阳、原合谷、合曲池。

主用姜黄、桔梗、薄荷、菊花、萆薢、秦艽、甘草。

十、热病始于足胫者，刺足阳明而汗出止。

取胃荥内庭、俞陷谷、合三里。

主用萆薢、威灵、秦艽、枳实、葛根。

十一、热病始于头首者，刺太阳而汗出止。

取挟项天柱、风池、大椎、大杼。

主用荆芥、薄荷、石膏、煅铁淬水。

十二、热病先身重骨痛，耳聋好瞑，刺足少阴，病甚为五十九刺。

取肾井涌泉、荥然谷、俞太溪、内踝下五分骨隙照海。

内服同肾病。

十三、热病先眩冒而热，胸胁痛，刺足少阴、少阳。

取肾荥然谷、俞太溪，胆井窍阴、荥侠谷、俞临泣。

主用玄参、知母、枳实、栀子、青皮、柴胡、甘草。

十四、太阳之脉浮长，赤色荣颧，热病也，可待时得汗而已。若兼见沉弦，死。

十五、少阳脉浮弦，赤色荣颊，热病也，可待时得汗而已。若兼见沉石，死。

十六、热病气穴，三椎下间主胸中热，四椎下间主膈中热，五椎下间主肝热，六椎下主脾热，七椎下主肾热。荣热在骶，项上三椎陷者中。

十七、热病甚者，为五十九刺。头上五行，行五，五五二十五穴，中行：上星、聪会、前顶、百会、后顶；次行：五处、承光、通天、络郄、玉枕；三行：临泣、目窗、正营、承灵、脑空。大杼、中府、缺盆、背输，此八者以泻胸中之热。气街、三里、上廉、下廉，此八者以泻胃中之热。云门、三里、委中、腰俞，此八者以泻四肢之热。背五脏俞旁寸半五穴，以泻五脏之热：魄户、神堂、魂门、意舍、志室。

第三十二章　刺寒热论

一、皮寒热者不可附席，毛发焦，鼻槁肉干，无汗。

取膀胱之络飞扬、委阳间血络出血，补肺荥鱼际、俞太渊、络列缺。

治用桔梗、荆芥、贝母、杏仁、甘草、姜、枣。渴，加知母、麦冬。

二、肌寒热者，肌痛，毛发焦而唇槁，肉干无汗。

取委中、飞扬以下血络出血，补脾荥大都、俞太白以出其汗。

治用苍术、葛根、生黄芪、玉竹、甘草、秦艽、姜、枣。渴，加花粉、知母。

三、骨寒热者，病无所安，汗注无休。齿未槁，取少阴阴股络血；齿槁，不治。

取肾络大钟、复溜间血络。

治用银柴胡、青蒿根、秦艽、地骨皮、山茱萸、熟地黄、牡蛎、丹皮。渴甚，加麦冬、玄参；寒甚，加附子；汗冷，加桂枝；汗热，加芍药。

四、骨痹，举节不用而痛，汗注，烦心。

取三阴之经补之，肾经复溜。

治用附子、桂枝、山茱萸、萆薢、熟地黄、茯苓、五加皮、秦归。

五、厥痹者，厥气上及腹。取阴阳之络，视主病也，泻阳补阴经。

取之人迎，补天府。

治用柴胡、枳实、射干、秦艽、芍药、甘草。

六、阳逆头痛，胸满不得息，取胃人人迎与舌本出血。

主用万应丹，枳实、石膏、秦艽、射干、铁水。

七、暴瘖气硬，取大肠所入扶突（屈颊下一寸，当人迎后）。

主用枳实、桔梗、牙皂、青皮、射干、栀子。

八、暴挛痫眩，足不任身，取膀胱所入天柱（入发挟项大筋）。

主用万应丹，萆薢、牛膝、泽泻、茯苓、防己、威灵。

九、暴痹内逆，肝肺相搏，血溢口鼻，取肺脉所发天府。

主用桔梗、牙皂、贝母、紫菀、芍药、青皮、麦冬。

十、足阳明有入烦偏齿者，名曰大迎，下齿虫龋，取之臂[①]。

治详第四十二章，齿痛。

十一、足太阳有通顶入脑者，名曰眼系，正属目本，头目苦痛刺之。

治详第四十一章，目病。

十二、热厥取足太阴、少阳，皆留之。

取脾荥大都、俞太白，胆荥侠溪、俞临泣。

治用柴胡、芍药、枳实、甘草、萆薢、苍术。

十三、寒厥，取足阳明、少阴，皆留之。

取胃荥内庭、俞陷谷，肾荥然谷、俞太溪。

治用附子、干姜、桂枝、党参、炙甘草、秦归。

十四、振寒，洒洒无汗，腹胀烦悗，取手太阴。

肺荥鱼际、俞太渊。

主用桔梗、牙皂、牛蒡子、荆芥、郁金、枳实。

十五、身有所伤，出血多，及中风寒，肢惰不收。

取脐下三寸关元、脐旁五分盲俞、脐旁三寸天枢。

治用桂枝、萆薢、秦归、川芎、续断、杜仲、茯苓、甘草。

十六、刺虚者，乘其脉去处而入针，刺实者，乘其脉来处而入针。春取络脉，夏取分腠，秋取气口，冬取经俞。络脉治皮肤，分腠治肌肉，气口治经脉，经俞治骨髓，各以四时为济。

十七、病始手臂者，取手阳明、太阴而汗出。

大肠井商阳、俞三间、原合谷，肺荥鱼际、俞太渊。

十八、病始足胫者，先取足阳明而汗出。

胃荥内庭、俞陷谷、合三里。

---

① 臂：据《黄帝内经》补。

十九、病始于头者，先取项太阳而汗出。

膀胱入天柱、风池。

二十、手阳明、足太阴可出汗，故取阳汗出甚止于阴，取阴出甚止于阳。

大肠商阳、三间、合谷，脾荥大都、太白。

二一、手太阴、足阳明可出汗，故取阴汗出甚止于阳，取阳出甚止于阴。

肺鱼际、太渊、尺泽，胃内庭、陷谷、三里。

二二、属于热病无汗，宜用辛凉以解表热，苦甘以清里热。

主用薄荷、荆芥、僵蚕、蝉蜕、郁金、连翘、桔梗、卫矛、石膏、甘草。

渴，加知母、花粉；腑热便燥，加秦艽、射干；甚，加芭蕉根汁以下之。汗下后，宜用麦冬、生地、芍药、花粉、梨汁、白茅根汁等养阴之剂。

二三、因伤饮食，恶寒发热无汗。

主用藿香、苍术、甜酒曲、山楂、麦芽、茯苓、陈皮、砂仁、甘草。

食寒物所伤，加桂枝、半夏；食热物所伤，加枳实、射干；因劳苦，加参、芪；因气郁，加香附、槟榔；因房劳感风寒，加附子、细辛；因暑热，加麦冬、沙参。

二四、灸寒热之法。先灸项大椎，以年龄为状数，视背俞陷者灸之，举臂肩上陷者灸之，两季胁间灸之京门、章门，外踝上绝骨端灸之，足小指次指间灸之。腨下陷脉灸之承山间，外踝后灸之昆仑，缺盆骨上切之坚如筋灸之，掌束骨下灸之，脐下三寸灸之，毛中央动脉灸之，膝下三寸三里灸之，足阳明跗上动脉灸之，巅上百会灸之。

第三十三章　内因发寒热

一、论发寒热病理与治要

按：人生天气，气禀阴阳。以天地之阴阳言，阳司风热暑之气，而主岁半以前，阴司燥湿寒之气，而主岁半以后。以人身之阴阳言，以运化水谷，泻而不实者为阳，故胃、大肠、小肠、胆、三焦、膀胱，转味而出入者为阳；以藏水谷之精气，实而不泻者为阴，故心、肝、肺、脾、肾，司神、魂、魄、意、志之妙用者为阴。

以故气为阳，血为阴。出于上、中二焦，酝酿水谷之精气而化生者，名曰营气，成有形之液体而为血脉，昼行于阳二十五周，夜行于阴二十五周，灌注脏腑，营养形身。出于中下二焦，酝酿水谷之糟粕，得其悍慓之气而化生，名曰卫气，成无形之气体，以熏温肤腠，润泽毫毛，如雾露之溉。夫阳气者，卫外而为固，故名曰卫；阴血气者，内守而为主，故名曰营。且血脉者，所以营养形身者也，故亦曰荣。而血气运行，从阳注阴，从阴注阳，故阳盛则卫实而不入于阴。

夫汗者，阴液也，阴阳之气不通，则腠理闭，而身热无汗之病生矣。阴盛则阳气不藏，致营气漏泄，而身寒自汗之病生矣。然胃主容纳水谷，行气于三阳；脾主吸收胃中水谷之精气，行气于三阴。夫人身阴阳二气，皆根据脾胃所入水谷之精气以为盛衰。故胃阳盛，则所入水谷之津液悉被其消耗，致脾无以禀气以润五脏，则阴津衰，邪火炽。

阳盛生外热，阴虚生内热，而内外皆热之病生矣。阳气盛则卫气实，而汗者阴液也，阳热铄尽肤腠之阴津，无以润泽毫毛，而身热无汗之病生矣。脾阴盛则湿气弥漫，水谷之液凝滞不行，而胀满诸病生矣。

至若风温暑热，天地之阳气也，客于形身，熏铄蒸腾，致腠理疏，汗孔开，而身热自汗之病生矣。雨湿雾露，天地之阴气也，客于身形，致阳气伏郁，腠理闭塞，而恶寒身热无汗之病生矣。是故春夏天地之阳气盛，则人身之阴气伤，故夏病在阴。秋冬天地之阴气盛，则人身之阳气伤，故冬病在阳。

他如内伤饮食，积滞不化，郁而发热，与夫内伤情欲，及劳苦过度，致正气亏，阴液衰而发热，病虽不同，治主调其偏，使归于和也。

二、阳盛身热无汗

针泻三阳经之原、俞、合，补三阴经之荥、俞、合。

治用瓜蒌仁、栀子、玄参、麦冬、橄榄、花粉、甘草。面赤，加丹皮；头痛口渴，加石膏、知母；烦热，加郁金、黄连；便结，加秦艽、射干，甚，吞猪胆汁；胀，加枳实，甚加芒硝、大黄以下之。

三、阴盛自汗身寒

针泻、艾灸三阴经井、荥、俞，针灸补三阳之荥、俞，灸百会，灸项中央大椎，灸尾骶骨下，灸脐下三寸，灸内外踝下五分，灸脐中央，灸咽喉下间。

治用桂枝、附子、干姜、硫黄、苍术、草果仁、大枣。

四、虚劳发热

治用沙参、麦冬、茯苓、玉竹、何首乌、橄榄、梨汁、银柴胡、甘草、地骨皮。渴，加花粉、玄参；烦热，加黄连、竹沥；无汗，加青蒿尖；汗多，加五味。

五、气、食郁结发热

治用酒曲汤吞万应万消丹、硫黄末，随服郁金、槟榔、香附、苍术、砂仁、陈皮、茯苓、首乌、厚朴。加法同前。

六、阴虚火旺发热

治用银柴胡、青蒿、枸杞根、丹皮、麦冬、梨汁、玉竹、甘草、熟地黄、鳖甲、知母。加法同前。

若夫卫外之阳虚，则时恶寒。治：君黄芪以温分肉、实腠理，附子以补真阳。

胸中之阳虚，则呼吸少气懒言。治：君人参以益三焦元气，附子以补真阳。

脾胃之阳虚，则食减形衰肢冷。治：君苍术以健脾胃、益中气，附子以补真阳。

第三十四章　暑　论

一、病理

按：经言，先夏至为病温，后夏至为病暑。经又言，脉盛身热得诸伤寒，脉虚身热得诸伤暑。夫暑何以令人脉虚身热耶？盖时至长夏，太阴湿土司令，加以前此天之热，日之热，烛照当空，致地亦为之热，际此时雨初降，热得湿而蒸腾弥漫，人在气交之中，感此疠气致正气虚微，故脉因之濡弱。其气由口鼻入于中焦，分布上下，热从中生，津液亏损，故身热而口渴。但夏至以前之症，为阳邪盛于内外，故其脉洪大以长而动数，宜治以辛凉苦甘咸寒。待夏至则一阴生，而暑夹地中阴邪，所以其脉具太阴之濡弱，所伤在人身之正气，故治宜用芳香轻扬、生津益气及清气分之热之剂。虽经言因于暑汗，体若燔炭，汗出而散，是其内蕴之热，自然由汗以解散，并非可用辛温发表，使其津液外夺，则热愈炽。对于苦寒，只可以治暑热；若属于暑湿，可加苦温苦辛以燥湿；而对于咸寒，则忌其以湿济湿也。

二、暑温

身热头重痛，舌微赤，口渴无汗，体倦神欠，右脉或浮数而濡弱。治以香薷、郁金、金银花、连翘、麦冬、沙参、茯神、甘草、谷麦芽。烦热，加丹皮、黄连；渴，加橄榄、花粉；便结，加秦艽、枳实；水寒胀，先吞万应丹；暑湿自汗，减香薷，加僵蚕；汗多，加五味；气虚，加人参。

三、暑热

头痛，自汗面赤，身热烦渴，脉或浮大滑数。治以白虎汤。方用石膏、知母、甘草、粳米。虚，加人参；渴甚，加梨、藕、茅根、土瓜等汁服。

本方不愈，酌用前二十九章，治温热诸法，清之散之，甚者下之。

四、暑湿

头重痛如裹，身热无汗，舌白，口或渴或不渴，脉濡弱。治用香薷、苍术、猪苓、茯苓、滑石、枳实、射干。面赤心烦，加黄连；渴饮热水，加桂枝；胀满，加陈皮、砂仁、厚朴；胀甚，用万应丹下之。

第三十五章 湿 论

一、按：风、热、暑、湿、燥、寒，是为天地之六气，而六气运行六节，各主六十日有零。其在地，则为木、火、土、金、水五行，而土为万物之所归，布散于辰、戌、丑、未四隅，为五行之墓库，寄旺于四时。其在人身则脾胃属土，故四时杂感中，脾胃之病居多。而脾属太阴湿土，其主气司令，惟大暑后至秋分六十日有零。盖夏至后，则一阴生于地下，地中阴湿之气升腾而为雨露，故经言雨出地气。此感冒雨露，居处于湿，及食暑湿所生长之植物而得病者，皆为伤湿。虽类似伤寒，决不可妄行发表。升腾湿气上逆，则见头重目眩、耳壅、胸腹膨胀，且湿上盛而肿矣。故岐黄治湿，则主治以苦温，佐以酸辛，以苦燥之，以淡泄之，并无表散之明文。经言，湿之中人，下先受之；因于湿，首如裹；湿热不攘，大筋软短，小筋弛长，软短为拘，弛长为痿。盖以湿虽阴邪，客于形身即郁而为热；湿气蒸腾，故头重如裹；湿郁四肢，致令大筋拘而小筋弛，此皆外湿内伏所致。若脾脏内蕴于湿，积久不去，则化热而生虫；或湿气洋溢，泛滥于形身而为肿满；甚至湿气弥漫，熏蒸肺主之皮毛与白睛，而为湿土之色黄。但主除其湿，而诸症皆愈矣。夫长夏之脉，以柔和四布为正，若见濡弱，便为湿气为病之表见，倘兼弦则为风湿，兼紧则为寒湿，兼滑数则为湿积化热，此由脉以审症也。

二、湿疫。初恶寒，旋发热，头重，身酸痛，舌灰白，不渴或饮热水，脉濡弱。

主用槟榔、苍术、厚朴、陈皮、茯苓、泽泻、草果仁、桔梗。口渴，加猪苓、滑石；渴饮热水，加桂枝、半夏；心烦，加黄连；便结，加枳实、射干，甚用万应丹下之；无汗，加青蒿尖、羌活；汗多，加牡蛎。

三、风湿厉节肿痛，大筋拘挛，小筋弛纵。主针灸诸痛处。

治用牙皂汤吞万应丹，随服萆薢、五加、苍术、茯苓、半夏、陈皮、威灵仙、防己。风寒，加桂枝、生盐附；腑热，加枳实、射干；口渴，加猪苓。

四、寒湿内蕴，头重痛，身拘挛，胸腹胀，舌灰白，嗌干不渴，或饮热水，泻泄。

治用酒曲汤吞万应丹，随服桂枝、半夏、草果仁、苍术、萆薢、陈皮、厚朴、砂仁、茯苓、泽泻。外感于湿，无汗，加羌活。加减法同前。

五、湿积久化热，身热头重，发黄，舌灰乌，漱水不欲咽，或渴饮热，便溏黄。

治用酒曲汤吞万应丹，茵陈、苍术、陈皮、厚朴、茯苓、半夏、枳实、射干、滑石。渴饮热，加桂枝；吐虫，加使君子、苦楝皮；甚，加芦荟、芜荑。

第三十六章 燥 论

一、按：燥乃西方金气，其主秋分至小雪六十日零。其气清冷而肃杀，草遇之而色变，木遇之而叶落，是燥为寒气之渐。且经言：阳明之上，燥气治之，中见太阴。又言：治阳明者，不从其本之燥、标之阳，而从中见之太阴。此《内经》云：燥淫于内①，治以苦温，佐以甘辛，以苦下之。其治法与寒湿相类，足证燥为病，实与寒湿互见，故《内经》无燥气为病之专论也。

二、燥为病，胸胁痛不能转侧，痞满，腹胀而注泄②。治以苍术、陈皮、厚朴之苦温，佐以桂枝、半夏、姜、枣之辛甘。其燥结而化热者，则用枳实、射干之苦以下之。

三、秋伤于燥，上逆而咳，发为痿厥。秋伤于燥，长夏伤于湿，冬生咳嗽。治用桂枝、苍术、陈皮、厚朴、茯苓、半夏。寒，加吴萸、干姜；燥结化热，加枳实、射干；燥咳，加紫菀、杏仁、旋覆。

---

① 燥淫于内：原作“燥淫所胜”，据《内经》原文改。

② 注泄：病证名，水泻的古称，出《素问·至真要大论》。《圣济总录》卷七十四：“腹胀下利，有如注水之状，谓之注泄，世名水泻。”

第三十七章　寒郁为热论

一、寒伤形身，郁而病热，两感者死。寒伤皮毛，渐及支络而络脉，失治而入于大经脉，郁而发热。查太阳膀胱经为诸阳主气，膀胱本属寒水，而标为太阳，故寒邪之中人，多自足而入膀胱之经，依次而顺传阳明胃之经，由胃而顺传于少阳胆之经，当其邪入三阳经时，皆可用后各经主药汗之已。若循经而入太阳之腑膀胱，阳明之腑胃，少阳之腑胆，则其郁热已深，当主用后各经药下之已。查膀胱之经脉注肾，胆之经脉注肝，胃之经脉注脾，互相灌输，相为表里，若邪入膀胱经即传诸肾，入胆即传诸肝，入胃即传诸脾者，为两感伤寒，是外而形身，内而脏腑，同受邪伤，故主死而不可治。

二、伤寒一日，太阳经受邪，症见头项痛，腰脊强，脉浮紧，无汗而喘咳。取膀胱荥通谷、俞束骨、原京骨、入天柱、大杼、风府。治以麻黄汤：麻黄、桂枝、杏仁、甘草。

三、二日，阳明胃受邪。阳明主肉，其脉挟鼻络目，故身热目痛，鼻干失眠。取胃荥内庭、俞陷谷、原卫阳、合三里、入人迎、鼻頞旁悬颅。无汗，用柴葛解肌汤：柴胡、葛根、白芷、黄芩、芍药、桔梗、甘草、石膏。有汗，用白虎汤：石膏、知母、粳米、甘草。便结，加秦艽。

四、三日，少阳受邪。少阳主胆，其脉循胁络于耳，故胸胁痛而耳聋。取胆荥侠溪、原丘墟、入天容（耳下屈颊后）、胆幕辄筋（乳下二寸旁二寸）。治以小柴胡汤：柴胡、青皮、半夏、黄芩、炙甘草、人参、姜、枣。

五、寒邪入经络，失治，传入太阳腑膀胱。症兼渴，小便不利，主用五苓汤。入阳明腑胃，症兼胀满，燥渴谵语，主用承气汤。入少阳腑胆，症兼口苦舌燥，胁下痛胀，主用加减大柴胡汤。

五苓汤方：桂枝、猪苓、茯苓、泽泻、滑石。

承气汤方：枳实、厚朴、大黄、甘草。

加减大柴胡汤方：柴胡、枳实、栀子、芍药、甘草。

六、四日，太阴脾受邪。太阴脉布胃中，络于嗌，故腹满而嗌干。取脾井隐白、俞太白、合阴陵泉。治以枳术平胃散：枳实、苍术、青皮、厚朴、茯苓、半夏。

七、五日，少阴肾受邪。少阴脉贯脊络于肺，系舌本。故口燥舌干而渴。治取肾井涌泉、俞太溪、入阴谷。治以白通汤：葱白、干姜、生附子、人尿、猪胆汁。燥渴，用增液承气汤下之：玄参、麦冬、芒硝、大黄。

八、六日，厥阴肝受邪。厥阴脉循阴器而络于肝，故烦满而囊缩。取肝井大敦、俞太冲、入曲泉。治以桂枝、吴萸、川芎、青皮、生姜、大枣、人参。

九、三阴三阳、五脏六腑皆受病，荣卫不行，五脏不通则死矣。治主针灸脏腑各主要穴，疏通其气血。

十、其不两感于邪者，七日太阳病衰，头痛少愈。内外治法酌照前太阳经加减。

十一、八日，阳明病衰，身热少愈。内外治法酌照前阳明经加减。

十二、九日，少阳病衰，耳聋微闭。内外治法酌照前少阳经加减。

十三、十日，太阴病衰，腹减如故，则思饮食。内外治法酌照前加减。

十四、十一日，少阴病衰，渴止，舌干已而嚏。外治同前少阴经。内服甘桔细辛汤，方用甘草、桔梗、细辛。

十五、十二日，厥阴病衰，囊纵，小腹微下，寒气皆去，病日已矣。内外治法酌照前厥阴经加减。

十六、帝问：治之如何？岐伯曰：治之各通其脏脉，病日衰已矣。外治：取各经之井、荥、俞、合、穴，详前。内治：当其在表也，则汗之；其在中也，则从中升降以调和之；其在里也，当温则温之；其郁而为热者，则清之下之。皆所以通其脏脉也。

十七、其未满三日者，可汗之而已。其满三日，可下而已。内外治法详前。

十八、帝问：热已愈，时有所遗而复发者何？岐伯曰：热病少愈而食肉，其热气与肉气相薄，两热相合，故有所遗而复发也。

十九、帝问：治遗奈何？岐伯曰：视其虚实，调其逆顺，可使必已。外治：汗之，取三阳之荥俞；下之，取三阳之合，取三里、上廉、下廉。内治：脉浮小者微汗之，脉沉滑者下之。汗，主用藿香、苏叶、甜酒曲、麦芽、槟榔、山楂、陈皮、茯苓、姜、枣；下，主用万消丹，随服前方，加枳实、射干。

二十、两感病形，一日太阳膀胱与少阴肾俱病，则头痛，口干而烦满。取膀胱井至阴、荥京骨、经昆仑、入天柱、络飞扬，肾井涌泉、廉泉、背肾俞。治用酒曲汤吞万消丹。表，当先用麻黄、附子、细辛、甘草。里，当先用生附子、大黄、黄连。

二一、二日则阳明胃与太阴脾俱病，则腹满、身热、不欲食。取胃井厉兑、荥卫阳、合三里、入人迎、络丰隆，脾井隐白、结太仓（即中脘）。表，当先用葛根、藿香、酒曲、苍术、槟榔、厚朴、黄芩，先吞万应丹。里，常先用葛根、枳实、厚朴、大黄、甘草。

二二、三日，少阳胆与厥阴肝俱病，则耳聋郁结而水浆不入，六日死。取胆井窍阴、荥丘墟、经阳辅、入天容、络光明，肝井大敦、结玉音、络膻中、背肝俞。表，当先用柴胡、黄芩、生姜、甘草、川芎、青皮、吴萸。里，当先寒厥，吴萸、干姜、川芎、桂枝、硫黄。热厥，柴胡、枳实、芍药。甚，先吞万应丹。

二三、两感失治，表里俱急，外则头痛、身痛、发热，内则烦渴、谵语、便结，或便脓血，或泄热臭水，甚而津枯舌燥，昏乱将死者，治以通幽汤。方用鲜葱三公钱（捣细，用烫开水冲入取汁），用以通阳，猪胆一个，童便半杯，用以通阴。三物合并，温服以通阴阳，或汗或下而愈。

第三十八章 瘟疫症

一、治疫要言

疫病之起从何因？由感空中厉气生，初感轻微尚易治，有病而死疫斯成。
便气汗气与尸气，人触多即染其身，不论寿夭与恶善，传染合境与沿门。
其气系由口鼻入，直中膜原三焦分，周身薄膜邪皆入，初觉恶寒渐肌蒸。
病状虽与伤寒似，治法之中却异伦，伤寒初病脉现浮，瘟疫但数不浮沉。
四肢厥逆脉多伏，汗下之后自然平，医时莫作无脉论，妄投温补致杀人。
伤寒初病宜汗解，疫病下后汗始奔，伤寒汗药宜辛散，疫病清热汗淋淋。
若是妄投温补济，邪热益炽难望生，伤寒汗下只一次，疫病多至九转轮。
一日可施汗吐下，非同伤寒传一经，脉见数分不浮沉，昼夜发热日晡增。
头痛身热苔如粉，邪入膜原证候真，治法宜用达原饮，达出膜原免丧生。
洪长而数自汗渴，苔滑脉浮可表和，速投白虎加葛根，若见恶寒证更确。
汗后肌热仍不退，再服白虎自安乐，脉沉而数邪入里，舌苔黄燥更真切。
急用承气荡厥热，虚用增液承气宜，下后津枯或燥渴，再服增液或复脉。
下后身热脉浮数，速投白虎汗即泄，若属重下现虚象，可加人参开腠理。
下后数日汗不泄，里症又急可再里，舌现黑燥津液竭，多服增液养阴宜。
清热解毒兼养阴，此治瘟疫真妙诀，外有寒湿传染病，治法与此迥相别。

二、疫邪初中论治

疫邪初中，治主疏泄以开邪之出路，故宜先用达原饮，引邪离膜原而传表里。服后邪或从草果仁之热入里，舌现微黄，速加大黄于内下之；或从知母、黄芩之凉达表，舌转薄滑，即用白虎汤以清表里郁热而汗自出。切忌用辛温发表，先汗先下听其自然，大致必清里热，邪方外泄者居多，治不得法，甚有汗下至九转者。从外解者，脉洪数转浮，主发烦而出狂汗。脉微弱转浮而出战汗自汗，但必脉现浮时，邪方达表。迨尺寸俱浮，或恶寒，或发烦，或渴水时，立主汗出。汗后热不退，复现胸腹胀满，烦热燥渴，狂言谵语，呕吐恶心，下利热臭水，舌现芒刺燥黑等症，若现一症，皆可再三下之。汗前一见上列病症，亦主急下以乘早驱邪扶正，方为良法。对于增液汤，只宜施于再三汗下后，服早必至壅邪为害。

三、疫邪中膜原苔脉症象

疫邪初舍膜原，致营卫运行之机能遏抑，阳气内伏而恶寒，迨郁极而内外皆热，日晡尤甚。头疼，身痛，口渴，脉不浮不沉而动数，舌厚白，重者厚如渍粉，脉反伏，待汗下后而脉自出。治用达原饮。此方兼治流行疟疾。

方用槟榔、甘草各一公钱二分，知母、黄芩、厚朴各八分，芍药四分，草果仁（杵）四分。服后病势不减，守定再服。舌现黄，速加大黄于内下之。

银翘散，治舌苔转薄，脉浮时，引邪由表解方。方用连翘、金银花、桔梗、薄荷、荆芥、甘草、牛蒡子、豆豉、竹叶。

四、服达原饮后，脉苔如前，宜加青蒿尖再服。舌转薄白，脉现洪长，烦渴，是邪将达表，主用白虎汤以清表里郁热。脉转浮，断定邪由表解，可用本汤加青蒿尖、葛根治之。汗下前后烦渴，亦主用本汤。

白虎汤方：石膏四分，知母一分六，甘草八分，粳米一抄。

银翘汤，治汗下后温热烦渴。方用金银花、连翘、竹叶、甘草、麦冬、生地黄。

五、汗后热不退，宜竹叶石膏汤。舌绛津枯，宜增液汤。热甚，宜黄连解毒汤。烦渴，宜白虎汤加花粉。发斑，加紫草皮、荆芥，再服化斑汤。现里症者，又下之。

竹叶石膏汤，治汗后烦热。方用竹叶、石膏、沙参、天冬、麦冬、甘草、粳米。

黄连解毒汤，治汗下后热甚及便血、血痢，亦治百热毒。方用黄连、黄芩、黄柏、栀子。

化斑汤，治热郁肌腠，皮肤发斑。方用石膏、知母、甘草、粳米、玄参、生地黄、丹皮、紫草皮、大青、薄荷。

六、服达原饮后，口益渴，舌现黄，加大黄下之。若脉沉而数，舌黄或燥渴，谵语，或心腹胀满，或下利热臭水，或舌现芒刺白燥黄黑等症，但现一症，不论脉之隐伏皆可下之。主用瘟疫双解散、凉膈散。

瘟疫双解散，统治瘟疫、大头、杨梅、疙瘩、滥肠、发斑、疔毒等症。方用僵蚕、蝉蜕、姜黄各一倍，酒浸大黄各三倍，为末，用甜酒汁吞，以大下为度。

凉膈散，治热结三焦，烦躁昏乱，不知饮水者，下之即愈。上方统治诸热。方用连翘、栀子、大黄、芒硝、黄芩、竹叶、甘草、薄荷、竹叶，加酒汁服。

七、下后热仍甚，宜用三解汤、增液汤、增液承气汤、黄连解毒汤、竹叶石膏汤，或秦艽、射干、玄参、麦冬、橄榄、花粉、梨汁。

三解汤，统治热结三焦，以一方而具备汗、下、和三法，兼治发斑。方用僵蚕、蝉蜕、郁金、丹皮、玄参、麦冬、地黄、射干、芭蕉叶汁、甜酒汁、蜂蜜。

增液汤，治汗下后，阳热甚，津液枯绝。方用玄参、麦冬、地黄。服后便尚躁，可服增液承气汤。

增液承气汤，即增液汤加大黄二公钱、芒硝八分，得利后停再服。

八、下后复现里症，可再三下之，酌用三承气汤、增液承气汤之类。

大承气汤，治热结三焦，大便闭塞，烦躁实满，为扫荡热邪、排除积滞主方。方用大黄二钱四分，芒硝八分，枳实一分二杵，厚朴一钱六分。

上方减枳实，名小承气汤。小承气汤加甘草，即调胃承气汤。

九、下后调理，阴虚宜增液、清燥养荣汤。阴阳俱虚，宜加减生脉汤。

清燥养荣汤：当归、生地、芍药、花粉、知母、甘草、陈皮、灯心草。

生脉汤，治下后脉微，虚烦自汗口渴。方用麦冬四分、五味四分、沙参八分。酌加秦归、茯苓、砂仁、陈皮。

十、下后无汗，脉不浮不沉而数，宜用柴胡清燥汤。

柴胡清燥汤，即前清燥养荣当归汤再加柴胡、葛根。

十一、下后表有余，宜用柴胡养荣汤。胸满咳嗽，宜用瓜贝养荣汤。

柴胡养荣汤：柴胡、黄芩、芍药、秦归、地黄、甘草、枳实、大黄、生姜。

瓜贝养荣汤：瓜蒌仁、贝母、苏仁、橘红、花粉、知母、秦归、生姜。

十二、下后脉大而数，舌生津，不思饮水，此里邪去而郁阳暴伸也。用柴胡清燥汤去花粉、知母，加葛根以外泄之。

十三、下后二三日，汗不止，身微热，此表有余邪，邪尽自止，不止宜服清燥养荣汤。方详前九目。虚，加人参；呕，加半夏，并用红土[①]煮粥调之。

十四、下后脉症俱平，大便多日不行，时作呕，此由下结不通，邪气上逆。用护胃承气汤下其宿垢，呕吐立止。方用大黄、玄参、生地、麦冬、知母、丹皮、甘草。

十五、男子适失精，疫邪乘虚陷于下焦，致气道不施，便结，溺淋腹胀，主用通幽复脉汤下之即愈，或用承气汤。

通幽复脉汤，治邪郁三焦，表里俱急，外则头痛，身热，无汗，内则烦躁昏乱，甚至胃口闭塞，水浆不入，及脉将浮者，服后便通汗出而复生，实为救急良方。方用葱汁半杯、童便半杯、猪胆汁一个，三味温热服，或汗或下而病解。

十六、女子值经水适来及崩漏产后，疫邪不入胃而入血海，状若结胸，用小柴胡汤加赤芍、丹皮、生地治之。虚，用柴胡养荣汤。

柴胡汤方：柴胡、黄芩、甘草、生姜、小枣、人参、半夏（呕用，渴减）。

十七、孕妇染疫现里症者，主用通幽汤、黄龙汤急下之，庶可母子俱安。若先有腰腹坠痛情事，定主胎堕，当从救母治，庶免两误。

新加黄龙汤方：大黄一钱五，芒硝四分，甘草稍八分，玄参、麦冬、地黄、秦归各一钱。

十八、小孩染疫，目上吊，指勾屈，身反折，若痉状，酌照常人治之自愈。汗前宜用瘟疫双解散，汗下后宜用三解汤。现里症即下之。

十九、当下失下，郁而为黄，热更不减，炽血为瘀，但畜血一行，热随血泄，黄随泻减。故大小便不利，身目如金者，宜用茵陈蒿汤。单小便不利，

① 红土：当为灶心土，即伏龙肝，具有温中止血，止呕，止泻作用。

心中懊恼，宜用栀子柏皮汤。不效，合用五苓散减桂、术治之。

茵陈蒿汤方：茵陈一钱二，栀子八分（杵），大黄二钱，生姜三片。

栀子柏皮汤方：栀子八分，黄柏、甘草各七分。

五苓散方：茯苓二钱，猪苓、泽泻各一钱。本方减官桂、白术，加滑石二分。

二十、昼稍减，夜热甚，谵语者，属畜血，宜用加减桃仁承气汤治之，犀角地黄汤调之。下血如豚肝者亦主用此方。

桃仁承气汤方：桃仁三十粒（杵），大黄一钱六分（酒浸），芒硝一钱。去桂枝、甘草，加丹皮、秦归尾、赤芍药各一分，本方兼治赤痢。

犀角地黄汤方：生地黄四钱，赤芍药、丹皮、犀角各八分。无犀角加玄参二钱。

二一、当下失下，以致循衣摸床，撮空内惕，目不转睛，邪热愈炽，元气将脱者，速用黄龙汤或增液承气汤下之，继用增液、生脉等汤调之。

二二、当下失下，阳气伏郁，致四肢厥逆，身凉脉伏，欲近火者，主用通幽复脉汤治之。甚，用凉膈承气汤。下后脉出厥回而愈，调以加减复脉汤。详前二九章湿病十一目。

二三、当下失下，热毒上蒸，致胃口闭，身凉脉伏，水浆不入者，主用通幽复脉汤灌之。服后里通厥回脉复者可治，宜服增液、生脉辈。

二四、热毒上攻，咽中痛，致声音不出者，主用苦酒煎治之。三服全愈。

苦酒煎方：陈醋一钟、半夏一钱（用醋煮取汁），加鸡蛋青一枚，微火温热服。

二五、痰壅气逆，昏不知人，牙关紧闭者，撬开牙关，用细辛、牙皂、酸矾[①]为末，用鸡毛浸葱姜汁，粘上药末，叠入喉中，探扫出顽痰，迨发哕，速用开水和上药末灌之即入，用毛探吐顽痰而知人，再用加味陷胸汤治之。

加味陷胸汤方：瓜蒌仁七分（杵），半夏八分，甘遂四分（杵），牙皂七分（杵）。

---

① 酸矾：即明矾。

二六、疫邪结于胸膈，满闷喜呕，欲吐不吐者，宜用瓜蒂散吐之。

瓜蒂散方：甜瓜蒂二分（杵），赤小豆（即红饭豆）半杯（杵），栀子一分（杵）。

二七、汗下前后，胸胁胀满，大便如常，是膜原之邪结，不可下，更勿误作寒治。可用加味陷胸汤，或用达原饮，加橘叶、桔梗、枳实、葱白，汗出自愈。

二八、疫痢，乃毒邪舍于肠胃，失其传送，不能载毒而出，最为危症。宜用槟榔顺气汤，或泼火散、黄连解毒汤治之。

槟榔顺气汤方：大黄一钱六，槟榔、枳实、厚朴、芍药、柴胡各一钱二。

泼火散方：地榆、青皮、续断各一钱二，芍药、丹皮各八分，黄芩、侧柏叶各二钱。

二九、大头瘟①，由鼻吸感触雾瘴异气，暑湿热杂邪壅塞三阳经络，萦绕头面之气道，致肿如瓜瓢，甚至营卫运行乖张，故症见憎②寒壮③热，头痛体重，口燥舌干，主用普济消毒散治之。用针刺出血。

方用黄连、黄芩、荆芥、桔梗、甘草、连翘、金银花各一钱，牛蒡子、白芷、马勃、僵蚕各七分，大青叶三钱。内热，加酒蒸大黄以下之。

三十、虾蟆瘟④，邪中上中二焦，致气道不利，项强颈挛，喉痹失音，颈脉胀大，胸高如蟆。主用瘟疫双解散、加减败毒散治之。

败毒散方：荆芥、防风、牙皂、枳实、射干、桔梗、薄荷、川芎、牛蒡子、茯苓、槟榔。

三一、软脚瘟⑤，水土杂邪，食饮浊味，从口舌而入于阴，入则湿热伤下焦，其人内慓，足膝逆冷，便溺妄出，便青泄白，足重难移。宜用苍术白虎

---

① 大头瘟：病名，瘟疫的一种。见《医方考·大头瘟》。以头面部红肿为特征，多因天行邪毒侵及三阳经络所致。

② 憎：原为“增”，据文意改。

③ 壮：原为“状”，据文意改。

④ 虾蟆瘟：瘟疫的一种，即瘟毒喉痹。

⑤ 软脚瘟：病证名，瘟疫见两脚痿软者。《杂病源流犀烛·瘟疫源流》：“软脚瘟，即湿瘟证，便清泄白，足肿难移是也。”

汤治之。

苍术白虎汤方：苍术、萆薢、石膏各二钱，知母一钱，甘草八分，米一撮。

三二、绞肠瘟[1]，食欲复杂，复感暑湿烟瘴，秽浊之气朦蔽中焦，致气血之道不通，升降之机失常，肠鸣干呕，气筑绞痛，用鸡毛探吐之。主用双解汤。针三里、上下廉、公孙、胃仓、意舍。照七四章霍乱治之。

方用藿香、香薷、甜酒曲、槟榔、牙皂、苍术。先吞万应丹。

三三、瓜瓤瘟[2]，从口鼻所入杂邪，注于中焦，失治，肺胃为浊气所伤，致营卫不通，血凝不行，其酿变即现中焦，则见胸高胁起，呕汁如血，宜用生犀饮。方用犀角、黑玄参、丹皮、黄连各八分，茶叶一撮，黄土。表热，加连翘、黄芩；便结，加大黄；便脓血，加地榆、赤芍药。不瘥，服解毒汤。

三四、疙瘩瘟，杂邪异气，壅遏营卫运行机能，遍身红肿，发点如榴米，流走一身，旦发夕死。治用獐牙磁片，划破四围，涂麝香，破鸡敷之，服消毒宁神丸、加减解毒汤、瘟疫双解汤。用三棱针刺委中、尺泽出血，针刺其上，敷以天茄子，其痛立止。划断其赤络，无令入内，分刺井、荥、俞穴。

消毒宁神丸方：大黄、姜黄、雄黄各一公钱半，僵蚕、丹砂、琥珀各七分，共为末，蜜丸。新汲水吞数丸，多服之，以大泻为度。

加减解毒汤方：僵蚕、雄黄、郁金各一钱二，蝉蜕、黄连、黄芩栀子各八分，槟榔、枳实、甘草各一钱，麦冬、玄参各二钱，大黄二钱（酒浸）。

三五、杨梅瘟，瘟疫热邪熏蒸营血。阳毒痈肿，阴毒青紫。形身内外发出脓疮，九窍内亦有是疮，流出血水，二便带血。治宜瘟疫双解散、清热解毒汤、运气五瘟丹下之。刺委中、尺泽出血，并刺疮出血。

清热解毒汤方：黄连、黄芩、白芍各一钱二，玄参一钱，石膏（煅）四钱，知母八分，甘草、升麻、葛根、薄荷各四分，生姜三片。

---

① 绞肠瘟：病证名，指瘟疫之腹痛如绞者。《杂病源流犀烛·瘟疫源流》："绞肠瘟，肠鸣干呕，水泄不通，是此类绞肠痧，急宜探吐之，服双解散。"

② 瓜瓤瘟：病名，瘟疫的一种。《杂病源流犀烛·瘟疫源流》："瓜瓤瘟，胸高胁起，呕血如汁是也。"其证情多危重。

三六、治瘟疫主要法

未病前，预饮芳香正气药，使邪不能入。邪既入，则以逐邪为第一。上焦如雾，升而逐之，兼以解毒；中焦如沤，疏而逐之，兼以解毒；下焦如渎，决而逐之，兼以解毒。营卫即通，乘势追逐，勿使潜滋，治法备矣。

三七、预防疫法

清心寡欲，劳动合度，时甘淡白，勿食炙炒酸冷，是为治未病要法。若值瘟疫流行，家有病人，宜保养天真，振作精神。俾正气内存，自邪不能平，倘存畏惧之心，邪即乘虚而入矣。讲究清洁，香炉内时焚皂角、雄黄、苍术，鼻擦雄黄、阿魏，或塞青蒿尖、洋草果叶。值病者奔汗解便时，宜服雄黄、阿魏酒，或嚼葱、蒜。病者奔汗后之衣被，置诸冷水中，灰醋漂一夜，倾去水，再加灰酸洗净阴干。便盆内则多置石灰。

三八、救劫避瘟丹配合法

雄黄二两[①]，赤小豆、土丹参、鬼箭羽、牙皂、射干各一两二钱。上药共为末，制成丹，于空心时吞服一二钱，以下泻为度，不泻，加服。

本丹治流行风、热、暑、湿、燥等瘟疫，合境相似，始恶寒，随发热，头痛身疼，烦渴，甚至津枯齿干，神识昏迷，竟至子疕，种种危症。可用青蒿尖、桃柳尖煨汤，吞服二钱。得泻后，已病者可以渐愈，未病者可以避免。

三九、运气五瘟丹配合法

栀子（丁壬年气运化木，用以为君）、黄连（戊癸年气运化火，用以为君）、黄芩（乙庚年气运化金，用以为君）、黄柏（丙辛年气运化水，用以为君）、甘草（甲己年气运化土，用以为君），苏叶、香附以引诸药而达表里。上七味，除为君加一倍，余六味分两同，共为末，于上年冬至日和丸。

上列七味，共重若干，当用大黄若干，杵碎煮透滤汁，再煮渣滤汁，熬膏，和七味作丹丸，用雄黄末为衣。

① 两：原作“刄”，计量单位，相当于“两”。

本丹治流行瘟疫、发热、身痛、口渴、便闭及大头瘟[①]、烂肠瘟、虾蟆瘟[②]、杨梅瘟[③]、疙瘩瘟[④]、绞肠瘟、丹毒、遍身红紫、红痧、斑疹、疔毒、痈疮、九窍流血。凡百热毒，采青蒿、桃柳尖七个，煎汤，清晨向日化服二钱，下泻三五次。未病者可以避免，已病即愈。

① 大头瘟：病名，瘟疫的一种，见《医方考·大头瘟》，以头面部红肿为特征，多因天行邪毒侵及三阳经络所致。

② 虾蟆瘟：病名，瘟疫的一种，即瘟毒喉痹。

③ 杨梅瘟：病名，瘟疫的一种，以遍身紫块，发疮如杨梅状为特征。

④ 疙瘩瘟：病名，瘟疫的一种，以遍身红肿发块如瘤为特征。

第三十九章　头痛类

一、病理

按：三阳经脉，皆上络于头，故头痛多属三阳经感受杂邪，致经气厥逆，而痛在外之经络者居多。眉头痛，上连巅顶、项背、腰脊，属太阳；额颅痛，连面鼻，属阳明；耳前后痛，连额角，属少阳。

又查肝脉与督脉会于巅，亦能令脑内晕痛。脾脉络胃，脾胃食积化热，蒸腾上熏，亦能令脑内眩晕重痛。肾脉络膀胱，肾虚亦能令后脑内酸痛。

又有风气循风府而上，则为脑风头痛。

又有寒气客于脑髓，遇寒便发之头痛。

又有三阳经感受时行温热之大头肿痛。

又有头面多汗恶风，不可以出内之首风头痛。

惟查人身髓液与脏腑之精气皆上聚于脑髓，故惟脑髓神经痛，手足青至节多死。其在经络者，只须针灸便可立愈。

二、太阳经脉

尺寸俱浮紧，无汗，为太阳经伤寒。尺寸俱浮缓，有汗，为太阳经伤风。人迎二盛，病在足太阳；二盛而动躁[①]，病在手太阳。

三、太阳经病

头痛，恶寒发热，项背痛，腰、尻、腘、腨皆痛。

四、太阳头痛外治法

太阳经脉行身后，上巅，至目内眦。头顶痛，连额，刺上星、囟会、百会；痛连眉，刺攒竹、眉心中央。头顶痛，连项背，刺风府、风池、大椎、

① 躁：原作“燥”，据文意改。

天柱；痛连腰脊，刺委中、至阴。风从外入，振寒身重，汗出头痛，取风府。大风头项痛，取风府。汗出，灸譩譆[①]。从风恶风，刺眉头。头痛甚者为五十九刺（穴详三十章，热论二二目）。

五、太阳头痛内治法

太阳伤寒，脉浮紧，无汗，用麻黄汤：麻黄、桂枝、杏仁、炙甘草。

头痛，恶寒发热，喘咳无汗，治以麻黄、桂枝、杏仁、炙甘草、牛蒡子。

太阳伤风，脉浮缓，有汗，用桂枝汤：桂枝、芍药、炙甘草、生姜、大枣。

凡服麻桂汤，得微汗，勿再服。汗出多，病益甚。

太阳经感风寒，轻微头痛，治以薄荷、苏叶、炙甘草、生姜、大枣。

凡内伤食饮、外感风寒而头痛喘咳者，主用酒曲汤先吞万应丹四厘，随服前方加以苍术、茯苓、半夏、细辛。有汗，减麻黄，加芍药。

六、太阳府膀胱病

太阳腑膀胱病，头痛，发热口渴，小便不利，刺委中，治用桂枝、猪苓、茯苓、泽泻、滑石。

七、太阳少阴伤风寒

太阳少阴伤风寒，头痛无汗，脉浮紧而按之沉细，治用麻黄一分，桂枝一分，细辛三分，盐附子一分二。

八、肾虚头痛

肾虚头痛，后脑酸痛连脊髓，治用熟附子一分七，炙甘草一分二，秦归、熟地黄一分七，川芎一分。

九、虚火头痛

虚火冲头，面赤而头[②]晕痛，治用熟地黄、山茱萸、麦冬、茯苓、泽泻、

---

① 譩譆：《素问·骨空论》："譩譆在背下挟脊傍三寸所，厌之令病者呼譩譆，譩譆应手。"
② 头：原文无，据文意补。

丹皮，赤铁矿、煅铁淬水。

十、少阳经脉端直而弦

少阳经脉端直微弦，乍疏乍数，乍短乍长。人迎一盛，病在足少阳；一盛而动躁，病在手少阳。

十一、少阳经病

少阳经病，头额角痛，呕聋胁痛，口苦，寒热往来。

十二、少阳头痛外治法

少阳经脉行身侧，上至头角，交目锐眦。耳上痛，前连额，刺头维、悬厘；耳前痛，刺上关、下关；耳上痛，刺曲鬓；耳后痛，刺完骨、翳风。头偏痛连目，或耳鸣痛，刺上关、下关、翳风；偏痛连目，刺丝竹空、瞳子髎；头偏痛，刺临泣、目窗、正营、承灵、脑空。

十三、少阳经感风寒头痛内治法

少阳经感风寒头痛，治用柴胡、薄荷、川芎、半夏、沙参、甘草、姜、枣。腑热，加枳实、栀子。

十四、少阳经气厥逆头痛

少阳经气厥逆头痛，治用薄荷、栀子、青皮、芍药、枳实、石膏、甘草、姜、枣、煅铁淬水。

十五、胆热冲胃头痛

胆热冲胃，头痛，口渴，身热，便闭，治用柴胡、栀子、枳实、大黄、甘草。又方用薄荷汤吞猪羊胆汁。

十六、厥阴经脉，端直而微弦

十七、厥阴头痛

厥阴头痛，胸满呕逆，四肢厥逆，治用川芎、秦归、青皮、薄荷、茶叶、甘草。痰厥，加半夏；寒厥，加吴萸；热厥，加枳实、栀子。

十八、厥阴头痛外治法

寒厥头痛，灸上星、百会、风府；四肢厥，灸肝井大敦；热厥刺之。

又方用芥子、辣椒、胡椒末，加红糖、酒调匀温敷，治冷头痛、寒痞、冷骨风，立效。

十九、阳明经脉浮大而短，短涩而散

阳明经脉，浮大而短，短涩而散。人迎三盛，病在足阳明；三盛而动躁，病在手阳明。

二十、阳明经病头痛

阳明经病，头痛，身热而痛，面赤目痛，鼻干，不眠，热渴自汗。

二一、阳明头痛外治法

额颅痛，刺头维、颅息。痛连目，刺临泣、承泣、悬颅；痛连鼻，刺迎香；痛连上齿，刺颧髎、悬厘、内庭；痛连下齿，刺大迎、颊车、合谷。

二二、阳明经感风寒头痛

阳明经感风寒，头痛，肌肤痛，齿痛无汗，治用白芷、防风、葛根、石膏、甘草、姜、枣。

二三、阳明经气厥逆头痛

阳明经气厥逆，头痛，额颅痛甚，身热面赤，鼻干，口渴，自汗，治用石膏、知母、甘草、粳米、竹叶，煅铁淬水煎。虚，加沙参、麦冬。

二四、阳明腑病头痛

阳明腑气厥逆，头痛，身热烦躁[①]，口渴，自汗，谵语，腑热便闭，治用秦艽、石膏、知母、花粉、枳实、甘草。便仍闭，服芒硝、大黄、甘草。

二五、太阴脾脉

太阴脾经脉，柔和四布，伏而鼓。

---

① 烦躁：原作“烦燥”，据文意改。

二六、太阴脾病症

太阴脾病，身重痛，不嗜食，或呕吐泻利，便闭，头浑浑重痛，目眩。

二七、太阴头痛治法

太阴脾病，痰厥头痛，取前阳明经穴，痛连巅顶，刺上星、囟会、百会、风府，或用芥末等敷。治用酒曲汤吞万应丹，苍术、砂仁、茯苓、陈皮、枳实、山楂①、桂枝。

二八、脑风头痛

脑风头痛，迎风目泪，取睛明、攒竹、风池、风府、临泣、天柱、瞳子髎、丝竹空。治用川芎、秦归、桔梗、菊花、荆芥、茯苓、泽泻、山茱萸、熟地黄。阳虚冷汗出，加桂枝、附子。

二九、头痛多汗恶风

头痛，多汗，恶风，不可以出内，治用桂枝、龙骨、牡蛎、熟地黄、附子、山茱萸、芍药、甘草、姜、枣。

三十、头痛，遇寒便发

头痛，遇寒便发，灸百会、风府、脑空，敷以芥子末等，治用细辛、附子、桂枝、川芎、秦归、炙甘草、生姜、大枣。

三一、头面暴肿大而痛

头面暴肿大而痛，取前三阳头痛诸穴，治用薄荷、僵蚕②、马勃、栀子、石膏、射干、枳实、大黄。

三二、厥，挟脊而痛至顶

厥，挟脊而痛至顶，头沉沉然，目䀮䀮然，取足太阳。膀胱入委中，视其血络尽刺之，膀胱井至阴、申脉、金门、昆仑。治用羌活、防风、秦归、

---

① 山楂：原作“山查”，据文意改。
② 僵蚕：原作“殭蚕”，据文意改。

川芎、姜、枣。寒厥，加桂枝。热厥，加黄柏、滑石。

三三、头痛不可俯仰，不可以顾

头痛不可俯仰，刺足太阳；不可以顾，刺手太阳小肠。膀胱俞束骨、入天柱、大杼，小肠井少泽、荥前谷、入天窗。治同三二。热厥，加枳实、秦艽。

三四、厥，头痛面若肿而烦

厥，头痛，面若肿起而烦心，取足阳明胃、太阴脾。胃荥内庭、经解溪，脾荥大都、络公孙、合三里。治用白芷、石膏、苍术、黄连、半夏、防风、枳实。

三五、厥，头痛，心悲善泣

厥，头痛，心悲，善泣，视头动脉，刺尽去血，后调足厥阴。肝井大敦、荥行间，结玉英[①]，肝结膻中。治用川芎、吴萸、青皮、秦归、香附、荆芥。寒厥，加桂枝；热，加枳实。

三六、厥，头重痛

厥，头痛，贞贞然头重而痛，泻头上五行，先取手少阴，后取足太阴（头五行详前四目）。心井少冲、络通里，脾井隐白、络公孙。治用万应丹以荡积热，随服酒曲、山楂、枳实、茯苓、苍术，升清降浊。

三七、厥，头痛善忘

厥，头痛，意善忘，不知痛所，取头面左右动脉，后取足太阴。取头面胆胃二经动脉，脾井隐白、络公孙。治用苍术、茯苓、半夏、枳实、射干、酒曲。寒，加桂、姜；热，加秦艽。

三八、厥，头痛项先痛，腰脊为应

厥，头痛，项先痛，腰脊为应，先取天柱，后取足太阳。膀胱荥通谷、

---

① 玉英：即玉堂。

原京骨、合委中、入天柱、大杼、络飞扬。内治同三二。

三九、厥，头痛，耳前后脉涌有热

厥，头痛，耳前后脉涌有热，泻出其脉血，后取足少阳。取胆荥侠溪、俞临泣、入天容、曲鬓，刺耳前后络脉出血。治同十四。

四十、头半寒痛

头半寒痛，先取手少阳、阳明，后取足少阳、阳明。取三焦荥液门、入天牖、悬厘，大肠原合谷、经阳溪，胆荥侠溪、俞临泣、入天容、曲鬓，胃荥内庭、入人迎、络丰隆。寒厥，照太阳、阳明感风寒治之；热厥，用薄荷汤吞猪胆汁一个，立瘥。

四一、真头痛

真头痛，痛甚，脑尽痛，手足寒至节，死，不治。针灸手足井、荥、俞穴及头上三行，脑户、风府，活者甚多。治用生附子、细辛、桂枝、川芎、秦归、姜、枣，临症加减。

四二、头痛大痹

头痛不可刺者，大痹[①]为恶，日作，可少愈，不可已。治用芥子、辣椒、胡椒共捣细，加红糖，用甜酒糟调匀，微烘敷之。

四三、外伤头痛

头受伤而痛，可侧刺其伤处，不可远取于经俞。

伤用白芷、羌活、生半夏、防风等末，用甜酒糟调匀敷之，可加姜、葱。

四四、心烦头痛

心烦头痛，治在手太阳、少阴。取小肠荥前谷、俞后溪、入天窗，心俞太陵、络通里。治用麦冬、郁金、竹叶、赤铁矿、枳实、秦艽，煅铁淬水煎。

① 大痹：病证名，泛指邪在筋骨或五脏较重的痹证。

四五、阳逆头痛

阳逆头痛，胸满不得息，取之人迎。治用枳实、石膏、旋覆花、甘遂、半夏、牙皂，煅铁淬水煎。

四六、头项背痛

头、项、背痛，此邪客足太阳之络，取至阴。不已，刺外踝下三痏，申脉、金门（外踝下，申脉前五分）、昆仑（足跟上）。治用羌活、防风、石膏、泽泻、滑石、生姜、大枣，煅铁淬水煎。

四七、脊强、头重高摇

脊强，泻长强；虚则头重高摇，补长强。长强，脊骶骨下，一名尾闾。治详第十章，络脉十四目。

虚则头强，补内关。治详第十章，络脉三目。

髓海有余，则轻劲多力；不足则脑转，耳鸣，脑酸，眩冒，目瞑无所见，懈怠安卧。治同四八。

气乱于头，则为厥逆，头重眩仆，取之天柱。不知，取足太阳荥俞与风池、天柱（风池下挟项大筋），膀胱荥通谷、俞束骨、申脉。治同四五，减旋覆。

四八、目眩头倾

目眩头倾者，上气之不足也，补阳跷留针。阳跷，申脉（足外踝下五分骨隙）。治用桂枝、熟附子、熟地黄、萆薢、参、苍术、茯苓、炙甘草、苁蓉。

第四十章　耳　聋

一、病理

按：经言，水谷入胃，生化其精微，上注空窍，目得之而能视，耳得之而能听。又曰，耳者，宗脉之所聚。又曰，肾气通于耳，肾和则耳能别五音。又曰，肾主五液，以润五脏，充周脑髓。又曰，五脏六腑之精气，皆上注于脑。又曰，五脏六腑，心为之主，脑为之使，耳目为之候外。今考查耳与目，皆交会于大脑下之骨空，其骨形宛若大齿，面部中有二孔，前为目系交脑神经窍，旁为耳窍，外眦薄膜，中与目窍相会通，适当大脑左右总神经系交会之端，故耳有所闻，目有所见。感触脑神经，即贯通五脏，而发生神识作用，以应付事机。经又曰，九窍不利，皆肠胃之所生，据此可以别耳聋之病源矣。查小肠脉至目锐眦，却入耳中，是主液生病，耳聋、目黄、颊肿。三焦脉从耳后入耳中，出耳前，至目锐眦，故是动则病耳聋浑浑，嗌肿喉痹。胆脉从耳后入耳中，出耳前，至目锐眦，故病耳聋眦痛。大肠别络入耳，合于宗脉，其经气实则龋聋。查诸经经气厥逆，致耳或鸣或痛或肿，治惟有用针以疏通气道，可令立愈，勿须用药以佐治也。

二、耳病外治法

以故耳或鸣或痛或肿，按耳门前听会而病减，属小肠；按耳后完骨下翳风而病减，属胆；按耳下当屈颊后天容而病减，亦属胆。须审按确鉴，刺之立愈。若三穴一同齐按而病始减，则并刺之。不瘥，可兼取后列各穴。

耳鸣，取手中指爪甲上中冲，左病取右，右取左，缪刺之，后取足大指端大敦。聋而痛，取胆井窍阴、荥侠溪、入听会。聋而不痛，取大肠井商阳、原合谷。耳聋，取三焦井关冲。耳聋，取耳中珠子听宫。暴聋气朦，取耳后骨上天牖。耳聋，取商阳、合谷，不已，取听会。耳聋不闻，取偏历、商阳，不时闻者勿刺之。耳聋气朦，取耳中珠子听宫，按其鼻，运其气，使气通于耳，立闻。耳聋兼齿虫痛，取大肠络偏历。耳因肿而聋，刺后用玉簪花根捣细，和甜酒糟温敷之，捣其汁饮之，外用烧盐熨之，熨后揉之，不散者，用鸡溏粪膏贴之。耳因灌脓，或生干耵而聋，用点眼铁化汤灌入浸泡，以手指按揉耳门，过数时，倾出药水，有干耵，钳去之。灌脓，再三洗之，用棉线搓紧，纳入捻粘之，立愈。

三、邪壅耳病内治方

远志、菖蒲、牙皂、细辛、桔梗、川芎、郁金、贝母、香附、薄荷。小肠热，加黄连、枳实；三焦胆热，加栀子、胆草；肠胃热，加秦艽、黄芩。耳后肿或灌脓，主先吞万应丹，再服前方加牡蛎、漏芦。

四、精气脱耳聋

耳者，宗脉之所聚。胃虚则谷入少而宗脉虚，虚则滞而脉竭，脉竭故耳鸣习习，补听会、商阳[①]。治用苍术、砂仁、首乌、参、芪、炙甘草、桂枝、饴糖、姜、枣、川芎。

又方：熟地、苁蓉、枸杞、山茱萸、五味、龟甲、阿胶、川芎、秦归。虚寒加桂枝、附子。

又方：猪脑脊髓洗漂去血丝膜，煮熟，加砂仁、葱，多多服之，较服药尤效。

---

① 商阳：原作“商汤”，疑为笔误，据医理改。

第四十一章　目　病

一、病理

经言：十二经脉，五脏六腑之精气，皆上注于目。又曰：目者，营卫魂魄之所常营也，神之舍，心之使，宗脉之所聚，上液之道也。黑眼瞳子发于阴，白眼赤脉发于阳，阴阳之精气两相合，传而睛始明也。又曰：肾主骨，骨之精为瞳子；肝主筋，筋之精为青眼；心主血脉，血脉之精为络；肺主气，气之精为白眼；脾主肌肉，肌肉之精为约束，裹撷筋骨血气之精，与脉并为目系；膀胱之脉起于目内眦，小肠之筋上属目外眦，三焦与胆之脉交于目外眦。太阳为目上纲，阳明为目下纲。寒则筋急目不合，热则筋纵目不开。阳跷之脉[①]属于目外眦，阴跷之脉络于目内眦。目之属于脏腑若此，而其致病之源，不出内外二因。内因者，因内伤七情六欲，致脏腑精气郁结而不通。外因者，因感风、热、暑、湿、燥、寒六淫杂邪，致血凝气滞，而痛发于目。然外因之症，多由内因而感受者居多。所以治目痛，当注重散郁、养阴、抑阳。至若暴发之痛，更当以辛凉、散邪、清热为主，忌用温补。他如脏腑之气脱目不明，方可以补虚也。

二、内外因目痛病象

红肿胀涩，风盛则浮肿痒痛；热盛则努肉赤烂；湿盛则肿，眼皮破烂；燥盛则胀涩；寒则火气内伏，郁为胀涩。血与气因感邪凝涩，结为翳膜。

三、目痛外治法

按：红肿胀涩，皆由邪郁于内，必表现于目内外上下之诸络脉间，视其络之血结者，用锋针尽刺之出血，其病立愈。翳膜，则用锋针划断其白珠四

① 脉：原作“目”，当为笔误。

周血丝出血，尤其用钩针钩起内外眦膜，再三剪去之，用药水点之，虽年久者皆可散净。目痛从内眦上纲起，刺目内眦、两眉头、上星、照海（内踝下五分骨隙）。从外眦起，刺丝竹空、瞳子髎、临泣、目窗、申脉（外踝下五分骨隙）。从下纲起，刺目下八分临泣，鼻颏旁悬颅。满目尽痛可刺上列各穴。络有结血，用锋针浅刺取血；无，用毫针浅刺骨空，转针致气，以酸透目为度。眼皮红肿，用手将内皮外翻，以狗尾草或茜草干扫错出血，血净肿消。目痛连头，取头痛各穴。头目苦痛，取后脑旁目系，取项筋间天柱、风府。阳气盛则目瞋不眠，泻阳跷郄申脉；阴气盛则目闭不瞋，泻阴跷郄照海。

四、目痛外治方

点眼铁化汤：生白矾、胆矾各八分，自然盐（即盐矿）一钱，五味子七分，乌梅肉三个，川椒三分，杏仁七粒（杵），新大针七颗，天雨水或蒸溜水六公两共贮瓷瓶内，泡晒三七日。针化为水后，以纸滤渣用。目病点入，止痛去痒，消肿化翳。加川椒数钱，兼治疮癣、齿痛、耳脓。

五、外因目痛内治方

薄荷、菊花、青皮、郁金、桔梗、牛蒡子、续断、丹皮、栀子、川芎、茯苓、泽泻、芍药、僵蚕、蝉蜕。心火烦闷，加黄连；肺火气热，加黄芩；胃火口渴、头痛，加石膏；脾火便结、眼皮破，加枳实、秦艽；肝火多怒，加胆汁；便闭及红肿胀甚，加酒浸大黄、芒硝下之；或用薄荷木贼汤，吞万应丹下之。目红肿胀涩，已服前方及下之，并服熊胆。不愈，转为夜间目珠痛甚，不能卧，热泪涌出，自汗恶风，证属阴气虚，阳跷脉甚而不入于阴，故当夜间卫气行于阴时而病作，泻阳跷申脉，治宜益阴之虚，俾阳潜于阴而立愈。方用菟丝子（杵）一钱六，五味子（杵）、枸杞子（杵）、车前子各四分，熟地黄、秦归各一钱二分，服一剂立愈。

服前方愈后，因感风寒湿邪而复发，症同前者，再用后方以治之。方用钩藤钩（杵）、僵蚕（杵）、甘草、苏叶、防风、陈皮、厚朴、枳壳、木香各七分，用上药以解散风寒杂邪，服一剂得微汗，痛止勿再服。

服前方已愈多日，因感风热而复发，症同前者，再用后方治之而痊愈。

方用南星、秦归头、陈皮、紫菀、麦冬、赤芍、甘草各三分，竹叶心九个，灯心草一束，服一剂立愈。

上二方治内因目痛，而兼外感最效。

外感风湿，郁而化热，自汗恶风，目珠夜痛如戳，热泪涌出，治以后方立愈。方用羌活、升麻、防风各三分，柴胡五分，甘草、黄芩、栀子、枳实（炒、杵）各一钱，用上方以解散风湿杂邪，兼清郁热，服一剂汗出痛止，勿再服。

六、内因目痛病象

雀盲，瞳仁[①]无光，昏眊，迎风冷泪，干涩，睛枯，内陷。治用熟地黄、女贞子、续断各二钱，山茱萸、川芎、秦归、郁金、丹参、杭芍各一钱，薄荷、桔梗、牛蒡子、菊花、密蒙花、草决明（炒、杵）各七分。

七、暴盲

按：人必阴阳二气合翕，合传其精气于目而始明，亦如太阴须得太阳对射而生光，阳电须与阴电接触而闪灼，同一理也。若人内伤情欲，致阴气衰微于下，阳气独治于上，阴阳水火之气不济，令目暴盲者，为内因。若外感六淫杂邪，邪气升腾弥漫，致阳气厥逆，阴气潜消者，为外因。治以升清降浊，调和阴阳为主要。取眼系（后脑对目）骨空、天牖（耳后完骨上骨空）、长强（脊骶骨下），针后灸之。

治外因方：柴胡、薄荷、青皮、桔梗、川芎、菊花、牛蒡子各一钱二，僵蚕七分（研），赤铁矿二钱（研），大黄一钱二（酒浸），牵牛子一钱（杵），木贼三钱。本方兼治暴发火眼最效。服后得泻，复明，调以后方。

治内因方：柏子仁一两五，青皮七钱，川芎六钱，为末，用薄荷、侧柏叶、木贼煨汤，早晚空心吞服二钱，药净病愈。凡治目病，用木贼、夏枯草煮水煎药，吞丸，良。

八、青盲

内伤情欲，致脏腑之精气不上注于目，与夫外感杂邪，闭塞气道，外无

① 瞳仁：原为“瞳人”，据文意改。

他症，但觉视昏，惟审察其瞳仁，必现淡灰色，渐成灰蓝色，迨成灰白色，则视日如漆矣。此症于主用针药外，尤宜详问致病之源，用良言告诫劝慰，须自觉悟，方可复原。治照“七条”针灸各穴外，内伤主用治内因方，外感杂邪，主先服治外因方，后再服治内因方，莫不就痊。

九、雀盲

胃纳水谷，生化其精气，上注空窍，目得之而能视，与夫脏腑阴阳水火之气，合传而睛始明。若内伤饮食情欲，致水谷之精气不充，阴阳之气失调，故当日暮卫气行于阴时，则阳气内藏而目盲，迨天明目张，卫气行于阳时，则阳气回复而目始明。得诸气食郁结者，症见面黄腹胀，或肠澼泄泻。得诸情欲者，症见神衰形瘦，或男滑精女崩带。故治因积者，主先少服万应丹，以化积而疏通气道。外治：针灸补眼系、长强、百会。内治用川芎、桂枝、苍术、砂仁、何首乌、甜酒曲、炙甘草、黄芪、党参、饴糖、杭芍。男滑女带，加苁蓉、锁阳；真阳真阴衰，加熟附子；真火衰，加吞硫黄末；阴虚火旺加麦冬、车前子。

十、目黄症治

按：大肠主人身之津，小肠主液，病则津液竭，故口干目黄而鼽衄。膀胱脉起于目内眦，故病则目黄鼽衄。心与心包脉上系目系，故病则面赤目黄。脾主地气，肺主天气与皮毛，脾胃湿热之气熏蒸，致肺主之白睛与皮毛及胃主之肌肉皆黄，甚而为肿。惟目黄分阳黄、阴黄二证：目黄而身热口渴便闭，面色光润者，为阳黄，治宜清散阳邪，荡涤湿热；目黄而面色晦暗，不热不渴者，为阴黄，治宜温中除湿。

目黄外治：取胃合三里、脾合阴陵泉以泻湿热。

阳黄内治方：茵陈、栀子、黄柏、滑石、茯苓、枳实、泽兰、芍药、山楂、甘草。便结，加射干；口燥便闭，加大黄；心烦，加黄连。

阴黄内治方：茵陈、苍术、陈皮、厚朴、茯苓、半夏、猪苓、泽泻、桂枝。口渴，加滑石；便结，加射干；胀，加枳实。治诸黄主先用酒曲汤吞万应丹以泄之。

第四十二章　齿　痛

一、病理

按：齿为骨之余，而骨属于肾，肾脏之精气虚，无以营养骨属，故令齿冷痛。肾主五液以营五脏，肾虚则阴液衰，邪火炽，故令齿热痛。齿生长于龈，查胃与大小肠脉皆萦绕于龈，肠胃食饮积滞化热，其燥、湿、热之气，循经上熏齿龈，致令齿心枯燥，朽腐而生虫。其邪气凝结，则肿痛生脓，甚至风、湿、热三气合化，而生极微细之虫，繁殖于龈肉则为腐。失治，侵及口唇者可治。若循经而上入目系与脑，则无救矣。惟有用针以泻大肠经脉所过之合谷与所络之偏历，以泄生虫之养化命脉，针入转针致气，酸透于齿龈，可令立愈。一刺不知，再三刺之，以酸注为度。主先用牙皂汤吞万应丹、雄黄末，以清病源。

二、齿痛外治法

（一）齿痛虫龋，缪刺合谷、偏历，酸注立已。不已，刺其脉入齿之大迎、角孙、颊车，立已。合谷（手大次指歧骨间），偏历（循合谷下去腕三寸，由外绕内络脉），角孙（鼻孔旁八分面骨下），大迎（颊车骨陷中动脉），颊车（大迎上开口有空）。

（二）上齿痛，取角孙、迎香（鼻旁五分）、颧髎（颧骨下骨空）、和髎（耳门前骪骨屈陷中）。

（三）上当门痛，取龈交（唇内齿缝间）。下痛，取承浆（唇下陷中）。下齿痛，取大迎、颊车。

（四）齿唇寒痛，缪引上齿，取偏历间血络，取胃井厉兑，大肠井商阳。

（五）齿痛喜饮冷，取胃井厉兑（足大指次指端）、荥内庭（次指外间）、入大迎。

（六）齿痛恶饮冷，取大肠井商阳（手大指次指端）、俞三间、原合谷，络偏历。

（七）牙车骨痛，取商阳、合谷、大迎。不已，从下推按人迎，立已。

（八）齿龈肿痛，主用锋针刺齿缝，与龈肉出血，立已。日久生脓，取以铍针。

三、齿痛内治法

（一）肾虚冷痛，治用细辛、秦归、川芎、姜、枣。手足心冷，加桂附。噙以细辛、荜拨、冰片。

（二）肾热齿痛虫龋，治用石膏、秦艽、玄参、山豆根、川芎、细辛、薄荷、桔梗，噙以细辛、冰片、硼砂、硝精。有虫，加雄黄、明矾。虫蚀龈肉乌腐，于前方加芦荟、芜荑、轻粉，吃虫草根果，研搽并服之。外治：雄黄、石黄、皂角、苍术为末，加香麦制蚊烟包，挂枕间燃熏，吸气入以杀虫菌。先用鸡肝宰细炒香，温敷牙龈，引虫外出，片时倾弃，漱以铁化汤，噙以上药。

（三）肠胃热蒸肿痛，治用石膏、秦艽、枳实、射干、丹皮、薄荷、川芎、桔梗，不瘥，加芒硝、大黄下之立已。噙同前热痛。

（四）头偏痛，齿痛甚，用薄荷鲜葱汤，吞猪胆汁一个，童便半杯，其痛立止。

第四十三章　鼻　病

一、鼻衄

按：鼻流血曰衄，衄由邪火内郁，上伤阳络，邪火挟[①]血由鼻流出。查大小肠、胃与膀胱之脉，皆络于鼻，故此诸经经气厥逆，其血循经妄行而鼻衄。至若阴虚火旺，亦令血妄行而鼻衄。与夫脾胃因食饮积滞化热，热气熏蒸，致血上潮而鼻衄。病各不同，治以用针泻阳，用药降火为主要。

二、鼻衄外治法

（一）鼻衄，上齿寒，取胃井厉兑（足大指次指端）、荥内庭（次指外间）、合三里。

（二）衄，取小肠荥前谷、俞后溪。不已，刺腕骨。不已，刺委中血络出血。

（三）衄血不止，取膀胱荥通骨、原京骨、合委中。鼽衄，补膀胱络飞扬。

（四）衄不止，用多数铁与石，煅红，陆续淬入醋中，时熏病者口鼻以敛之自止。

（五）暴痹内逆，肝肺相搏，血溢口鼻，取天府。衄，上刺上星，后风池，下承筋。

三、鼻衄内治法

太阳、阳明经病，头痛发热而鼻衄者，病当愈。方用荆芥、栀子、丹皮、玄参、紫草皮、蒲黄、芍药、马勃、麦冬各一钱，干地黄二钱，用侧柏叶、梨汁、白茅根汁、土瓜煮水煎。因阴虚火旺而衄者，主用前方加郁金、秦

---

① 协：原作“脅”，为“胁”之繁体字，据文意当为“挟”。

归尾。

四、食积化热鼻衄

因食积化热而鼻衄，症兼胸腹胀满，面色萎黄，女子月经不调，治用酒曲汤吞万应丹，随服苍术、郁金、香附、陈皮、秦归、丹参、砂仁、马蹄香、续断、蒲黄、荆芥、赤铁矿。血热，加丹皮；便燥，加秦艽。

五、惊衄

脾经湿热之气熏蒸，致肝藏之魂不宁而惊，肝藏之血上溢而衄，治用酒曲汤吞万应丹，随服荆芥、薄荷、菊花、青皮、山楂、枳实、射干、丹皮、茯神、赭石。心烦，加黄连、竹沥。

六、胆热移脑鼻衄

胆热移脑，则频辛鼻渊而浊涕下不止，失治，传为衄衊瞑目[①]，衊红汗。治用薄荷汤先吞万应丹，随服荆芥、桔梗、贝母、川芎、青皮、辛夷、菊花、苍耳子、栀子、枳实、马勃、赤铁矿。热甚，加胆汁。

七、鼻痒而时嚏

鼻窒，痒而时嚏，日久不愈。治主先用童便半杯，猪胆汁一个，化合温热，次用鲜葱二钱（杵），薄荷一钱，煨汤，吞胆汁童便。过二小时，再服胆热移脑方以治之，自鼻通而嚏止。

八、鼻红生疮

肺开窍于鼻，大肠脉起于鼻頞，故肺与大肠之热气上熏，致鼻红肿。督任之脉络阴器上至于鼻，故下部生杨梅疮，其毒邪循经上行，亦能令鼻红肿朽腐。

外治：红肿，用三棱针刺鼻尖、鼻孔，捏按出血。朽腐，刺后用白芷、防风、羌活、雄黄、白矾末醋调搽。洗用铁化汤，再搽疮癞一扫光。

---

① 衄衊瞑目：出自《素问·气厥论》。《类经》十五卷："衄、衊皆为鼻血，但甚者为衄，微者为衊。"

内治：肺与肠热，主用前六条胆热移脑方，加黄芩、天冬、枳实、秦艽。下体生疮，先用牙皂汤吞万应丹，主用萆薢、防已等，迨梅毒净而鼻自愈。

九、鼻不闻香臭

肺气通于鼻，故必肺气和，鼻方能别香臭。且九窍不和，皆肠胃之所生，肠胃积有污浊，生化不良，致清气莫由通畅，故香臭莫别。治以荡涤积滞为主要。治用酒曲汤吞万应丹，随服砂仁、马蹄香、藿香、苍术、陈皮、茯苓、半夏、贝母、桔梗。热，加枳实。鼻臭，于本方外，再用胆热移脑方治之。

十、鼻息肉不通

鼻窍感受风寒杂邪，致气血凝结于孔内，结为息肉，甚有结核如瘤，坠于外者，刺内孔息肉出血，刺鼻颏骨隙，刺足外踝上八九寸，由外绕内络脉飞扬。先吞万消丹，随服桔梗、贝母、细辛、半夏、牛蒡子、紫菀、射干。

第四十四章　舌　苔[1]

心开窍于舌，心为火脏，其色应赤。舌所以迎纳水谷，五味入口，先至于舌，故脏腑有病，皆表现于舌。舌尖属心包，边内两旁属三焦，舌中根属脾胃[2]。

一、舌苔薄滑白，恶寒发热，头痛项强，脊膂至腿痛，病在足太阳膀胱经。轻者用薄荷、苏叶、甘草、生姜、枣。脉浮紧无汗，照前太阳头痛，用麻黄汤；脉浮缓有汗，用桂枝汤。

二、舌由薄白而燥渴，头项背痛，小便不利，为病在足太阳腑膀胱。治用猪苓、茯苓、泽泻、滑石、桂枝。

三、舌两旁滑白或红，寒热往来，或呕或聋，口苦胁痛，病在少阳胆经。治用柴胡、黄芩、青皮、半夏、沙参、甘草、生姜、枣。渴，加花粉。

四、舌燥白，渴甚，额颅痛，身热重痛，面赤鼻干，不眠，自汗，痛在阳明胃经。治用石膏、知母、花粉、甘草、粳米。烦，加竹叶；便闭，加秦艽。

五、舌黄燥，发热身痛，烦渴，狂言，谵语，便闭，手足心汗出，病在阳明胃腑。治用芒硝、大黄、甘草微下之。病在胀满，减甘草，加枳实、厚朴以泻实热。

六、舌由红转燥黑，昏不知人，便闭，阳亢甚，阴将绝，急下之以清阳热。治用栀子、连翘、黄芩、芒硝、大黄、竹叶、薄荷、甘草、蜂蜜，酌用玄参、生地、麦冬、花粉、芍药、秦艽、梨与白茅根汁，以救阴液。甚至胃口闭塞，昏乱将死者，照三十八章瘟疫十五条，用通幽复脉汤以救之。

七、凡舌黄枯燥，服下药后，调以后方以养阴生津。方用地黄、麦冬、

---

① 舌苔：原作“舌胎”，全文据意径改。

② 《中医诊断学》中舌面脏腑分候：舌尖属心肺，舌边属肝胆，舌中属脾胃，舌根属肾。

花粉、橄榄、芍药、甘草。便黄，加乌梅；泻，加葛根。

八、舌鲜红不渴，外不甚热，自觉内热如焚，主热灼阴血，故不渴而肌肉销。治用玄参、麦冬、丹皮、生地、栀子、竹沥、梨汁、地骨皮、银柴胡。

九、舌滑，色形如猪腰，主真阴将竭，产后见之多死。治用熟地黄、枣皮、苁蓉、巴戟、锁阳、龟胶、杭芍、党参、茯苓。

十、舌厚白如渍粉，作寒热，头身痛，脉不浮不沉而动数，为疫邪伏于膜原。治用槟榔、厚朴、芍药、甘草、知母、黄芩、草果仁，加青蒿、桃柳尖。病势无增减，守定多服。舌厚白转黄，加大黄于内下之。

十一、舌厚白转为薄白，为疫邪已将传诸表，身热，口渴，头痛。治用石膏、知母、甘草、竹叶、陈米，加青蒿、桃柳尖。

十二、舌由厚白而转黄燥，为疫邪已转诸里。治用射干、枳实、芒硝、大黄、厚朴急下之。

十三、舌苔透明红亮，为疫邪由表将入于里，汗后多见此苔。治用射干、秦艽、玄参、丹皮、山豆根、花粉。

十四、舌起红刺，或白刺而燥渴，为毒邪内蕴。治用射干、山豆根、栀子、黄连、玄参、薄荷。热甚，加芒硝、大黄下之。

十五、舌苔灰白而滑润，为寒湿内蕴。治用桂枝、苍术、茯苓、半夏、附子、干姜、大枣。

十六、舌由灰白转乌黄，形同霉豆腐而润，为食饮内积，脾胃之阳将竭。治用前方加砂仁、陈皮、甜酒曲。便结，加吞硫黄末。

十七、舌苔根间或心中滑不上苔，为食饮积滞。若燥，为食积化热。治用前二方减附子、姜。胀满加枳实。食积化热，用万应丹下之，随服上方。

十八、舌由灰白转乌黄，口燥渴，为湿盛化热，治用苍术、猪苓、茯苓、泽泻、滑石、桂枝、枳实。或先吞万应丹。

十九、舌由灰白而转乌黑润滑，为真阳将绝，水盛火竭之表现。治用前十五条方。

二十、舌或灰乌黄燥而渴饮热水，与漱水不欲咽，皆为内蕴寒湿。酌用前十八条方加减治之。

二一、舌由红黄而转燥黑，为火极似水，阳热亢甚，阴液枯竭之表见。治用前十二条方急下之。不胀满，燥渴甚，减厚朴，加玄参、生地、麦冬、芍药。

二二、舌间起小红点，为食积化热而生虫。治用苍术、酒曲、茯苓、槟榔、枳实、山楂、使君子、苦楝皮、鹤虱。

二三、舌间起白点如芝麻而润滑，为脾胃之阳将绝。治用桂枝、苍术、党参、茯苓、半夏、干姜、大枣、甘草。

按：舌苔本色，人各不同，宜先问其平日之常色，以断病色。惟如渍粉，勿误为寒。

第四十五章　舌部声带病

舌为心之外表。脾之经脉，上膈，注心中，挟咽连舌本，散舌下，故病则舌强而痛。肾之经脉，络心注胸中，循喉咙挟舌本，故舌肿胀及不能言，多因诸经之气厥逆。须知胀肿属热邪壅塞经脉，短缩因寒邪凝滞。

一、舌肿胀治法。兼刺肾脾之井俞，穴详后二条。用锋针深刺舌心，刺舌下二紫脉挤捏出血，搽以细辛、硼砂、冰片末。无论肿胀短缩，用牙皂细辛薄荷汤吞万应丹。肿胀用细辛、郁金、蒲黄、黄连、半夏、僵蚕、桔梗、丹皮、射干。

二、舌缩短治法。用太乙神针灸熨之。针灸天突、关元、舌下，肾井涌泉、俞太溪，脾井隐白、俞太白。治用细辛、桂枝、半夏、菖蒲、牙皂、干姜、川芎、秦归。寒，加生附。

三、舌肿不能言。针舌心、舌下，脾肾井俞，喉下天突，喉旁扶突，足下三里、丰隆。用牙皂汤吞万应丹，随服细辛、诃子、郁金、桔梗、半夏、蒲黄、菖蒲、远志。热，加丹皮、射干。

四、厥，胸满，面肿，唇挛，暴言难，甚不能言，取胃之井、荥、俞、络。胃井厉兑，荥内庭，俞陷谷，络丰隆。治用牙皂万应丹，细辛、白芷、半夏、诃子、桔梗、枳实、射干。

五、厥，气走喉而不能言，手足冷，大便难，取肾之井、俞。肾井涌泉，俞太溪。用开水先吞万应丹。治用桂枝、生附子、细辛、半夏、干姜、茯苓、远志、菖蒲、诃子。

六、暴瘖气硬。取屈颊下一寸扶突，项入发瘖门，舌下舌心。治用牙皂、薄荷、桔梗、黄芩、秦艽、射干、枳实、天冬、蜂蜜。

七、心之络脉通里，入心中，系舌本。虚则其血气不注于舌，故舌缓不能言，补通里（手小指下掌一寸半，由内绕外络脉）。治用远志、菖蒲、桂心、秦归、枣仁、柏仁、苁蓉、熟地、茯神、丹参。

八、口瘖不能言，肢废不能举，此心肾气厥不至，病名风痱，急当温之。治用熟地、苁蓉、附子、桂心、山茱、巴戟、远志、菖蒲、秦归、细辛。

九、暴瘖。会厌（肺盖脆骨）为音声之户，寒气客于厌，致厌失其灵活作用，故暴瘖。治主先用万消丹，余照二条舌短缩不能言，减川芎，加桔梗、诃子治之。

十、舌纵，涎下，烦闷，取足少阴肾井涌泉、俞太溪、合阴谷。治用万应丹，茯苓、黄柏、滑石、芍药、枳实。寒，减黄柏，加桂枝、苍术。

十一、中热而喘，取足少阴，委中血络，肾井涌泉、荥然谷、络大钟。治用细辛、桔梗、麦冬、五味、杏仁、茯苓、黄柏、知母、射干。脐下动气上冲，喘，主用茯苓、桂枝、苍术、大枣。二症主先用万应丹。

第四十六章　咽嗌口舌病

一、病源

查上焦出于胃上口，并咽上至舌下，故是动则病耳聋，嗌肿、喉痹。小肠脉络心循咽，故是动则病嗌痛、颔肿。胃脉循喉咙，䔄面鼻，故病口㖞、唇胗[①]、喉痹。大肠脉络肺，上颈贯颊，主津液生病，故病目黄、鼽衄、口干、喉痹。肾脉入肺中，循喉咙，挟舌本，故病口热、舌干、咽肿、上气嗌痛。脾脉络胃，上膈挟咽，连舌本，散舌下，故是动则病舌本强痛。肝脉循喉咙后，上入颃颡，故病甚则嗌干。膀胱移热于小肠，膈肠不便，上为口糜烂。肝与三焦之气厥逆发喉痹。大肠与三焦气厥逆，发喉痹，嗌肿痓。详考咽嗌诸病，不外上列各经感邪，致经气郁结而发生，故治以排除杂邪，解散郁结，疏通经隧为主要。

二、内治法

用皂角皮煨汤，吞万应丹，随服薄荷、荆芥、桔梗、牛蒡子、牙皂、半夏、郁金、贝母、射干、甘草、姜、枣。寒，加桂枝、细辛。因暑热，减姜、枣。发于少阳经，加柴胡，热加栀子、丹皮。太阳经加防风，热加黄柏、知母。阳明经加葛根，热加石膏、秦艽。少阴经加细辛，热加黄连、生地黄。太阴经加苍术，热加黄芩、枳实。厥阴经加川芎，热加栀子、丹皮。虚火上炎，加玄参、麦冬。痰涎凝结，加诃子、枯[②]矾。热结便闭，加芒硝、大黄。口流涎，舌破烂，详前第九章经脉三十条小肠病分治六目。

三、分症内外治法

（一）喉痹喉痖，以筷按其舌，用铍针刺其肿处出血，以免成痈塞喉，立

① 唇胗：嘴唇溃疡。
② 枯：原作“炶”。

愈。生于内者，用指甲壳、钱大蜘蛛窝、灯心草，三物烧灰研细，用管吹于肿处即破。

（二）嗌痘不可纳食，无故上怒，气上走贲，此邪客于足少阴肾之络，缪刺足中央之脉三痏，凡六刺立已。用前内治方，怒加栀子，气逆加黄柏。

（三）嗌中肿不能纳唾出唾，缪刺足少阴肾之荥然谷前血络出血，立已。

（四）嗌干，口中热如胶，取足中央脉肾井涌泉，内踝后绕跟肾络大钟，立已。用前内治方，嗌干口热，加麦冬、知母、玄参。

（五）喉痹舌卷，口燥心烦，臂外廉痛，手不及头，缪刺手指次指甲上，刺数日已。用前内治方，口干心烦，加栀子、丹皮、玄参、麦冬。

（六）气逆，喉痹，卒瘖，此邪客于胃之络，缪刺外踝上八寸，由外绕内络脉丰隆。用前内治方，先吞万应丹，热加枳实、秦艽。

（七）喉痹不能言，取足阳明胃之井厉兑、络丰隆、合三里、入人迎。用前内治方，加诃子、菖蒲，先吞万应丹。

（八）喉痹能言，取手阳明大肠之井商阳、原合谷、入扶突（屈颊下一寸）。用前内治方，热加秦艽。

（九）咽痛，或生疮不能言，取合谷、天突、扶突。方用半夏一钱，醋煮，取汁半杯，同鸡蛋清一个，微火温服[①]之，立瘥。病甚日三服，不瘥，服前内治方。

（十）气逆上，咽嗌如有物硬，时吤而后通，取天突。先用牙皂汤吞万应丹，随服桔梗、牛蒡子、诃子、半夏、贝母、紫菀、细辛、枯矾、射干、旋覆花。肢冷，加桂枝。

（十一）牙关紧闭，咽闭不能吞物。用指推揉上关、下关、和髎、颊车[②]，针后灸熨之。咽闭，针灸天突、舌下。治用细辛、诃子、半夏、枯矾，共研末，次捣葱姜汁半杯，再将牙撬开，用鸡毛粘葱姜汁，又粘细辛等药纳入喉，探搅出痰，搽净。再三粘药探搅，迨病者发哕出声，则咽嗌已开。随用开水调灌细辛、葱姜汁等，便可下咽。属于痰凝，先服万应丹，随服苍术、茯苓、

① 服：原作“脉”，疑为笔误，据文意改。
② 颊车：原作“挟”，疑有误，径改。

半夏、桔梗、陈皮、射干。属于热，食管干，用玄参、麦冬、花粉、竹沥、梨汁、白茅根汁、蜂蜜。若烦燥便闭者，急用芒硝、大黄、秦艽、栀子、枳实、薄荷下之。

四、喉痹救急外治法

按：三阳经脉，左右挟咽，其经气凝结，仅在喉旁，无论左右双结或偏结，失治成二种，盖尚能灵活通气，无甚危险。惟三阴经脉，则一系直行喉咙后，或系舌本，故其经气凝结，则单结于舌本横骨间，或肺盖上会厌间，多至闭塞气道而死。若气壅垂危时，可仿兽医治马喉结法，连用火针刺之。法用一锤，大可二公厘，长约一寸许，于四分处抑屈弯平，又于二分处抑锤嘴直。先令病者仰卧，使头下垂，次缠纸于锤端，粘香油，用松明燃火烧锤红，去纸速向结喉骨上急刺入，随急出，以期刺透舌下肺盖上等结处，刺后脓由口吐出者立瘥。若仍壅阻，则气得由锤孔呼吸，暂免闭塞，俟脓溃自愈。锤痏则用油纸捻，粘白芷、羌活等药末，纳入孔中，不日生固。

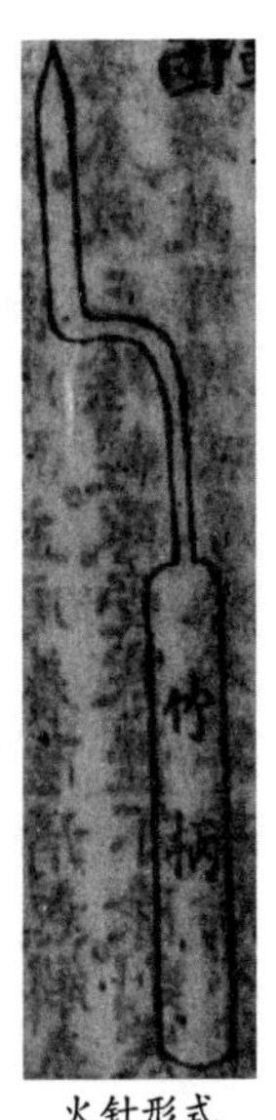

火针形式

五、骨刺塞喉救急法

治用绣花丝线数十根，合并联络挽结，医者以手指拈上端，以下端皱折泡开水中，吞下咽嗌后，医者速用指抽出丝线，骨刺随被线结挂出。

第四十七章　白喉症

一、病源

按：三焦、胆、胃、大小肠、膀胱之阳热甚，上熏蒸其经脉所过之咽嗌，皆能发喉痹。但发于三阳者，必现发热，面赤，鼻干，口渴，或苦或燥，心胸烦，肠胃热，脉现缓、大、滑、数等阳证，故忌用升发之剂，妄引热邪上升，势必垂危，而主用养阴清热解毒之剂。但肝、脾、肾之经脉，亦循喉咙，挟咽连舌本，故三阴经感受寒湿不除，则寒郁为热，与湿积化热，邪气蒸熏，亦能令喉舌白破，故有用玄参、麦冬等养阴不效，治以桂心、枯[①]姜枣等，内服外搽而愈者亦多人。然其分别寒热，一由于口多涎，一由于口燥可别。故治病不能执方，惟有审察病情，斟酌时令、气候施治，方不致误，特录治白喉忌表抉微数方，以备临诊参考之需。

二、白喉正将

此系大中平之药，极稳极效，惟下层药，非热盛便结宜慎用。

（一）上层镇药，大生地黄、玄参、煅石膏、麦冬。

（二）次层润药，天冬、当归、白芍、丹皮、贝母、薄荷、生甘草。

（三）中层消药，大木通、神曲、焦山楂[②]、陈皮、砂仁。

（四）下层导药，郁李子、知母、生土牛膝、泽泻，运气五瘟丹。

三、养阴清肺汤

日服二剂，重者三剂，病势无增，守定多服。大生地四钱，麦冬（去心）二钱四，白芍（炒）一钱五，薄荷七分四，玄参三钱，丹皮、贝母各一钱五，

---

① 枯：原作“姑”。

② 楂：原作“査”。

生甘草七分。此乃治白喉之圣药，用养阴润剂以通利大便，分量[①]当照原方，不可加减，守方服去，自然愈。喉肿，加煅石膏一钱五；大便燥，加秦艽一钱五，芒硝七分；胸腹胀，加枳实、焦山楂各七分；小便短，加木通、泽泻、知母各一钱；燥渴加天冬、兜铃各七分；面赤身热苔黄，加金银花、连翘各七分四。

四、白喉次将

治白喉初起，辨证未明及症之轻者，兼治风热，以此轻剂解之。

（一）上层镇药，次生地、粉葛根。

（二）次层润药，金银花、冬桑叶、桔梗、枇杷叶、紫菀、柿霜。

（三）中层消药，木通、枳壳、麦芽、竹叶。

（四）下层导药，车前子、灯心草。

五、除瘟化毒丹

服一二剂，如症加重，即服养阴清肺汤。粉葛根、金银花各五分，枇杷叶（去毛、蜜炙）、薄荷各一钱，次生地、冬桑叶各八分，木通三分，竹叶四分，贝母八分，生甘草三分。白喉初起，症象轻而白未见，即服此方；见白，即改服养阴清肺汤。大便闭，加瓜蒌仁、郁李仁各七分；胸下胀满，加枳壳、麦芽；小便短赤，加车前子、灯心。

六、白喉猛将

非极重之证，以及误服禁忌之药，现危相者不可轻用。

（一）上层镇药，龙胆草、生石膏、犀角。

（二）次层润药，瓜蒌仁、生栀仁、连翘、黄柏、兜铃、蓝根。

（三）中层消药，枳实、厚朴、莱菔子。

（四）下层导药，生大黄、玄明粉。

七、神仙活命丹

重者日服三剂，病减仍服养阴清肺汤。龙胆草七分四，玄参三分，马兜

---

① 量：原作“两”。

铃、蓝根各一钱二，生石膏一钱八，白芍一钱二，黄柏七分，生甘草四分四，大生地三钱八，瓜蒌、生栀仁各一钱二。凡白喉初起，极痛且闭，饮水即呛，眼红声哑，白点立见，口出臭气者，可照服此方。若延误数日，或妄服表药而危急者，均用此方以泄其毒。舌有芒刺，谵语，加犀角二钱；大便结，胸腹满，加厚朴七分四；便闭甚，加枳实、大黄各七分四；小便短赤，加知母、泽泻、车前子。

以上三方，加味各法，随时斟酌，轻者加一二味，或减轻分量，庶无偏误。

八、白喉一切禁忌之药

白喉初起必发热，服之热退，误为见效，毒实内陷，哀哉。麻黄妄服哑，桑白皮肺虚忌泻，杏仁、荆芥、防风、花粉、苏叶、射干妄服哑，山豆根、牛蒡子通行十二经，柴胡升散，前胡发表，桂枝辛热，皆所当忌。

九、解误用表药中毒法

春用蚕食不尽孔多桑叶五片，夏用荷花蒂、莲须七个，秋用荸荠苗稍黄者九枝，各寸半许，冬用生青果核（杵碎）三枚。

又法：以生绿豆碾末，重者一茶杯，轻者减半，冷水调服。再煮米粥一碗，先服药，后服粥，则误服之剂即解除矣。若无绿豆，用苦荞面更良。

总而言之，勿妄投表散药，症非难治，一投表散药即难治矣，切戒切嘱。

第四十八章　口㖞目斜

一、病理

按：胃与大小肠之经脉、经筋，皆荣面，左右挟口属目。若感受风寒杂邪，即合口目歪斜。盖寒则血凝涩，热则筋弛纵。风为热邪，风胜则动，故风邪客于右，则右缓而弛纵，以致口纵目不开。寒邪客于左，则左急而牵引，以致口缩而目不合。故缓者刺之以泻热邪，急者灸之以散寒邪。

二、外治

左急，用桂心、干姜、细辛熬膏涂之，太乙神针熨之。右缓，用黄连、大黄、白芷熬膏涂之，桑枝做钩钩之。视其筋肉蠕动处刺之，刺后灸熨之。刺鼻下人中、鼻旁迎香、鼻旁八分角孙、口吻[①]旁地仓、屈颊前陷中颊车、眉头攒竹、目下七分承泣、目下五分横脉、目外五分瞳子髎、眉尾骨空丝竹空。

外搽：用猪胰切细浸酒，加入白芷、防风、细辛、牙皂等药末，时搽洗之。

三、内治

用牙皂荆芥汤吞万应丹，随服萆薢、秦归、川芎、白芷、桂枝。热减轻，钩藤、五加皮、僵蚕、全蝎、甘草、生姜、枣。热，加秦艽；寒，加苍术、半夏、生盐附。

① 吻：原作“笏”，疑为笔误，据医理改。

第四十九章　口味症治

一、病理

按：心气通于舌，心和而舌始能别五味；脾气通于口，脾和则能知五味；肺气通于鼻，肺和则鼻能闻香臭；肝气通于目，肝和则目能辨五色；肾气通于耳，肾和则耳能知五音。然此五脏之神识，皆由脾胃熔化水谷而发生，若食与身体不相宜之物，即令脾胃消化不良，而口味为之变也。

二、口甘

是故口甘者，病名脾瘅[①]。夫五味入口，藏于胃，脾为之行其精气，津液在脾，故令人口甘也。此人必多食肥甘而始发生口甘也。盖以肥者令人内热，甘者令人中满，故其五味之气上溢，而口为之甘也。宜清淡其饮食，味自和矣。

取膝下三寸骺外廉胃合三里，膝内辅下脾合阴陵泉。

治用泽兰汤吞万应丹，随服山楂、谷麦芽、甜酒曲、枳实、茵陈。

三、口苦

口苦者，病名胆瘅[②]。夫肝者，中之将也，取决于胆，咽为之使。此人数谋虑不决，致胆虚生热，气上溢而口为之苦。又，木火之气乘于脾胃中土，湿热升腾，亦令口苦。

取胆合阳陵泉，背胆俞（十椎旁寸半），胆幕辄筋（乳旁寸半直下二寸）。

治用柴胡、芍药、枳实、栀子、黄芩、焦楂、乌梅、甘草。腑热便闭，

① 脾瘅：古病名，出《素问·奇病论》，指过食甘肥所致，口中发甜的病症，日久遂成消渴。

② 胆瘅：古病名，出《素问·奇病论》。《圣济总录》卷四十二：“内经谓有病口苦，名曰胆瘅……治肝胆俱虚，热气上熏，口中常苦，泄热益胆汤方。”

加秦艽、射干；渴，加花粉、知母；苔白，加吴萸。又方：用柴胡汤，吞童便、猪胆汁。

四、呕苦

长太息，心下憺憺恐，针后立瘥。

按：肝胆木火之气上逆，乘于脾胃，以致胃气随之上逆，故呕苦与干呕。

取三里以下胃逆，取阳陵泉与少阳血络以平胆邪，取外踝上血络。

治用柴胡万应丹：半夏、青皮、芍药、茯苓、黄连、竹茹、枳实、铁矿。

五、口咸

咸为水味，寒水之气太过，乘于脾胃中土，故咸味溢于脾气所通之口。

灸脐上一寸水分，灸中脘，灸足心涌泉。

治用酒曲汤吞万应丹，随服苍术、陈皮、厚朴、茯苓、半夏、大枣。

六、口酸

酸为木味，肝胆木气太过，乘于脾胃中土，脾胃病不能消化饮食，食积化热，故木味之酸溢于脾气所通之口。

取阳陵泉，灸熨中脘、阴陵泉。

治用酒曲汤吞万应丹。吴萸、枳实、苍术、陈皮、半夏、茯苓、姜、枣。

七、口淡

淡乃水味，中宫火气衰微，不能熏温脾胃，寒水之气上溢，致口淡而不嗜食。

灸脐下三寸关元，灸中脘，灸足心涌泉。

治用益智仁、草果仁、砂仁、苍术、陈皮、茯苓、半夏、甘草、大枣。

再有口味淡甚而头晕目眩，此属虚火上炎与水气升腾。治用丹皮、甘草以平虚火，桂枝、附片、茯苓、泽泻以镇水邪。

八、口气臭

按：经言，九窍不利皆肠胃之所生，查胃为仓廪之官，大肠为传导之官，是为生化气血之器能，若人胃中有污浊陈积，致其生化于肺之气失其中和，故当呼气出时觉有臭气。倘由鼻而上熏于脑，则其所渗之涕常臭。故治宜排除肠胃之积以清病源，随用芳香之品以调之。取手大指次指分间大肠原合谷，膝下三寸胻外廉胃合三里。治用酒曲牙皂汤吞万应丹，随服砂仁、马蹄香、茴香、山柰、藿香、桔梗、苍术、陈皮、茯苓、郁金、香附。寒，加吴萸；热，加枳实、山楂。

第五十章　口问奇邪

一、病理

岐伯言：百病之生，皆生于风雨寒暑，阴阳喜怒，饮食居处。大惊卒恐，则血气分离，阴阳破败，脉道不通，阴阳相逆，卫气稽留，经脉空虚，血气不次，乃失其常。论不在十二正经，其奇邪之上走空窍者，请道其方。

二、呵欠

卫气昼行于阳，夜行于阴，阴者主夜，夜者主卧。阳者主上，阴者主下，故阴气积于下，阳气积于上，阳气未尽，阳引而上，阴引而下，阴阳相引，乃发呵欠。阴气盛，阳气尽，故目瞑而欲卧。阴气尽而阳气盛则寤。故人将寤将寐及将病，与病将愈时，多发呵欠。故病人发欠为将愈之兆。惟新产妇，三发欠而气脱者，阅多数人矣。

欠主于肾，泻阴跷郄照海，补阳跷郄申脉。以纸捻刺鼻引嚏，调和阴阳。产妇蒙其口，用强壮[①]男子以口呵其气，用足塞其阴户，煅铁石瓦片淬醋熏之。

治用桂枝、茯苓、炙甘草、芍药、生姜、大枣，以调和荣卫阴阳。

三、哕[②]（即塞呃）

谷入于胃，其气上注于肺，今胃有故寒气，与新入于胃之谷气相逆，真邪相攻，气并相逆，复出于胃，故哕。哕主于肺，故补手太阴肺，泻足少阴肾。

补肺合尺泽，泻肾合阴谷，以草刺鼻引嚏息而运气以迎之。

治用酒曲汤吞万应丹、硫黄末。随服苍术、茯苓、半夏、陈皮、厚朴、

---

① 强壮：原作“强状”。据文意改。

② 哕：症状名，呃逆的古称。

砂仁、党参、饴糖、姜、枣、赤针矿。寒加桂枝、吴萸。

四、唏

此阴气盛而阳气虚，阴气疾而阳气徐，阴阳之气不相承接，故发吹唏声以快利其气。阴与阳绝，补足太阳，阳跷郄申脉，泻阴跷郄照海。内治同哕，减万应丹，加黄芪、炙甘草。

五、振寒[①]

寒气客于皮肤，阴气盛，阳气虚，故为振寒寒栗。补诸阳，阳跷申脉（足外踝下），灸顶中央，项上大椎，脐下关元，脊骶下尾闾，手足诸阳之荥俞。内治同欠[②]，减芍药，加参附。

六、噫

寒气客于胃，厥逆从下上，复出于胃，致中宫阴阳二气衰微，无气应呼，故噫。噫，叹息而气始出。补足太阴脾、足阳明胃。脾俞太白、合阴陵泉，胃俞陷谷、合三里。治用桂枝、附片、苍术、砂仁、大枣、硫黄、党参、芍药、炙甘草、黄芪。

七、嚏

阳气和利，满于心，出于鼻，故为嚏。补足太阳膀胱荥，眉头攒竹穴，再用纸捻刺鼻，使其连续发嚏，以疏通阴阳。治用桔梗、牛蒡子、苏叶、炙甘草、生姜、大枣。

八、亸[③]

胃虚则诸脉虚，虚则筋脉懈惰，筋脉懈惰则行阴用力气不得复，故为亸。外治亸所在，补分肉间，再用生姜、葱捣细，加酒温敷推揉。内服萆薢、五

---

① 振寒：症状名。出《素问·至真要大论》。指发冷时全身颤动。《证治准绳·杂病》："振寒，谓寒而颤振也。"

② 欠：当指"呵欠"。

③ 亸：读作 duǒ，下垂之意，如"亸袖垂髫，风流秀曼"。此指人病筋脉迟缓而肢体垂纵之病。

加、续断、杜仲、苍术、茯苓、参、炙草、姜、枣、秦归。

九、哀而涕泣

心者，五脏六腑之主；目者，宗脉之所聚，上液之道也。故悲哀愁忧则心动，动则五脏皆摇，摇则宗脉感而液道开，故涕泣出焉。液者，所以灌精濡空窍者也，故泣多则目无所见矣。补天柱（风池下挟项大筋陷中）。治用川芎、秦归、郁金、柏仁、续断、熟地黄、枣皮、桔梗、茯苓。

十、太息

忧思则心系急，急则气道约而不利，故先吸气满于中，而后长声叹息以呼出。补心主俞太陵，胆俞临泣，皆留针以候其气之回复。治用郁金、秦归、川芎、菖蒲、枣仁、丹参、党参、黄芪、炙甘草。

十一、流涎

饮食者，皆入于胃，胃中有热则虫动，虫动则胃缓而廉泉开，故涎下。补足少阴阴跷郄照海、肾合阴谷，泻胃合三里。治用乌梅、川椒、茯苓、枳实、射干、枯[①]矾。

十二、耳鸣

耳者，宗脉之所聚也，故胃虚则宗脉虚，虚则滞而脉竭，脉竭故耳鸣。补客主人（客主人，一名上关，耳门前开口有空），补手大指甲上外侧商阳。治用明参、黄芪、苍术、茯苓、炙甘草、饴糖、大枣、桂枝、芍药。又方：猪脑髓，水漂洗去血丝膜，煮熟加砂仁，多服良效。

十三、自啮[②]

此厥气走上，脉气暴至也，少阴气至则啮舌，少阳[③]气至则啮颊，阳明气

① 枯：原作“炶”。
② 啮：读 niè。
③ 少阳：原作“少阴”，据医理改。

至则啮唇[①]。视主病者则补之。

凡此十二邪者，皆奇邪之走空窍者也。故上气不足，腹为之满，耳为之鸣，头为之倾，目为之眩；中气不足，小便为之变，肠为之鸣；下气不足，则为萎厥心烦。皆补足外踝下五分骨隙，阴跷申脉，留针致气。

① 注：齿者，肾气之所生也。少阴之脉挟舌本，少阳之脉循于颊，如肾之脏生气厥逆走上，与中焦所生之脉气相辈而至，则啮舌。

第五十一章　杂　病

一、目眩

五脏六腑之精气，皆上注于目，而目系则属于脑，后出于项中，故邪中于项，因逢其身之虚，其入深则随眼系以入于脑，入于脑则脑转，脑转则引目系急，目系急则目眩以转矣。补阳跷郄申脉，目系（脑后风池上二寸余，骨空容指）。治同三十九章头痛四十八条目眩头倾。

二、目视歧

邪中其精则精散，精散则视歧如见两物，由其神劳则魂魄散，志意乱则心为之感，故视歧。治同前目眩，加丹砂、龙骨、茯神、柏子仁。

三、善忘

上气不足，下气有余，肠胃实而心肺虚，虚则荣卫久留于下，久之不以时上，致五脏所藏之精、神、魂、魄、意、志不能施其神识作用，故善忘其前之所言行。

泻胃合三里、大肠入上廉、小肠入下廉，补气会之膻中。治用万应丹，苍术、智仁、柏仁、枣仁、砂仁、首乌、茯神、参、芪。

四、善饥不嗜食

热气留于胃，胃热则善消水谷故易饥。精气并于脾，而不注输于他脏，致胃气逆上，则胃脘塞，故不嗜食。泻胃合三里，补脾结中脘。治用万应丹，枳实、花粉、橄榄、苍术、砂仁、首乌、茯苓。

五、病而不卧

卫气昼行于阳二十五周，夜行于阴二十五周，故阳入于阴则寐，阳出于阴则寤。若卫气常留于阳，则阳气满，满则阳跷盛，不得入于阴，则阴气虚，故目不瞑。

泻阳跷郄申脉。治用秫仁（高粱米）、半夏、枳实、黄连、芍药、阿胶

(化服)、鸡蛋黄(搅化冲服)。

六、病而目闭

卫气留于阴，不得行于阳，留于阴则阴气盛，盛则阴跷满。不得入于阳则阳气虚，故目闭。灸阳跷郄申脉，泻阴跷郄照海，治用桂枝、附子、炙黄芪、甘草、党参、生姜、大枣。

七、人素多卧

此人肠胃大，皮肤湿，而分肉不解焉。肠胃大则卫气留久，皮肤湿分肉不解则行迟，留于阴也久，其气不精，故多卧。灸胃合三里，阳跷申脉，阴跷照海，治同目闭，加苍术、陈皮、厚朴、酒曲。

八、素少暝

其人肠胃小，皮肤滑以缓，分肉解利，卫气之留于阳也久，故少暝。泻三里、阳跷，补阴跷，治同不卧。

九、卒然多卧

邪气留于上焦，上焦闭而不通，已食若饮汤，卫气久留于阴，故卒然多卧。用通关散或鸡毛刺鼻孔取嚏。灸阴跷，治同目闭。

十、诸邪

岐伯言：治此诸邪，先其脏腑，诛其小过，后调其气，盛泻虚补之，必先明其形志之苦乐，定乃取之。形乐志苦，病生于脉，治之以灸刺。形苦志乐，病生于筋，治之以熨引。形乐志乐，病生于肉，治之以砭石。形苦志苦，病生于咽嗌，治之以甘药。形数惊恐，经脉不通，病生于不仁，治之以按摩醪药。

十一、帝问：老人不夜暝，少壮不昼暝者何？岐伯言：壮者之气血盛，肌肉滑，气道通，营卫和，故昼精而夜暝。老者之气血衰，肌肉枯，气道涩，五脏之气失调，其荣气衰少而卫气内伐，故昼不精而夜不暝。治用桂枝、黄芪、姜、枣、龟甲、牡蛎、龙骨、阿胶、柏仁、枣仁。

十二、不得卧而息有音者何？胃者，六腑之海，其气本下行，今逆而上行，故令息有音，胃不和故令卧不安。泻胃合三里。治用万应丹，枳实、厚朴、旋覆、茯苓、秫仁、半夏。

十三、起居如故而息有音者何？此肺之络脉逆也。络脉不得循经上下，逆而不行，络脉之病人也微，故起居如故而息有音也。取肺络列缺（寸口外腕上分间）。治用万应丹，桔梗、牛蒡子、枳壳、杏仁、茯苓、半夏、厚朴。

十四、不得卧，卧则喘者何？是水气之逆也。夫水者，循津液而流者也。肾者水脏，其气上逆，故卧则喘也。取肾井涌泉，俞太溪。治用万应丹，桂枝、茯苓、苍术、大枣、陈皮、厚朴、半夏。

十五、人目不瞑，不卧者何？论治详前五目。饮以秫仁半夏汤，通其阴阳，其卧立至。重者三剂。秫，俗名高粱，用酿酒。

十六、烦热

人身非常温也，为之热而烦满者何？此阴气衰少而阳气盛，故热而烦满也。补脾俞大都，脾合阴陵泉。治用秦艽、射干、枳实、玄参、麦冬、花粉、橄榄、梨汁。

十七、中寒

人身非衣寒也，中非有寒气也，寒从中生者何？是人多痹气也。阴气多，阳气少，故身寒如从水中出。灸顶中央，项上陷中，脊尾骶下，脐下三寸。治用桂枝、附子、硫黄（呑）、党参、炙黄芪、甘草、苍术、茯苓、姜、枣。

十八、四肢热

人有四肢热，逢风寒如炙如火者何？是人者，阴气虚，阳气盛，四肢阳也。两阳相得而阴气虚少，阴虚阳独不能生长，其逢风而如炙如火者，是人当肉铄销也。主刺手足三阳之荥俞，并手足三里，治用萆薢、黄柏、威灵、秦艽、射干、丹皮、玄参、麦冬、姜黄。

十九、身寒

人有身寒，汤火不能热，厚衣不能温，然不冻栗者何？是人者，素肾气盛，太阳气衰，肾脂枯不长，故寒至骨也。所以不冻栗者，肝一阳也，心二阳也，肾孤脏也，一水不能胜二火，故不冻栗，病名曰骨痹。是人当挛节也。主灸肺荥鱼际，肾井涌泉，外踝下五分申脉。治用桂枝、参、芪、苍、姜、枣、炙甘草、附子、硫黄、萆薢、威灵。

二十、肉苛[①]，不知痛痒

人之肉苛者，虽近衣絮犹尚苛也，此荣气虚卫气衰也。荣虚则不仁，卫虚则不用，人身与志不相有，失其灵活曰死。视其络之血结者，泻去其瘀。陷下者补之，推摩之以导其气。治用万消丹，桂枝、威灵、萆薢、五加、芎、归、参、术、芪、姜、枣。

二一、胃痈

当候右手关部内之胃脉当沉细，沉细者气逆，逆者人迎盛甚，盛甚则逆，逆而盛则热聚于胃口而不行，故结而为痈也。取胃合三里，胃入人迎。治用牙皂万应丹，半夏、贝母、茵陈、泽兰、苍术、砂仁、茯苓、射干。

二二、人卧不安者何？此脏有所伤，精有所乏，倚则不安，故人不能注悬其病也。治用黄连、阿胶（化服）、麦冬、郁金、秫仁、半夏、甘草、芍药、鸡蛋黄。

二三、人不得偃[②]卧者何？盖以肺者，脏之盖也，肺气盛则脉大，脉大则不能偃卧。治用万应丹，葶苈子、旋覆花、枳壳、茯苓、半夏、五味。

二四、颈痈治之如何？夫痈气之积者，宜早以针开除之。夫气盛血聚者，宜石而泻之，皆可也。治用万消丹，川芎、萆薢、贝母、牛膝、夏枯草、牡蛎、山甲、姜、枣。

二五、阳厥

有病狂者，此生于阳也，阳气因暴折而难决，故善怒也，病名阳厥。于何知之？阳阴脉常动，太阳少阳不动，不动而动太急，此其候也。治之夺其食则已。夫食入于阴，长气于阳，故夺其食则气无所长，故已。使之服以生铁落。夫生铁落下气急也。治详后五十六章癫狂。

二六、酒风

有病身热懈惰，汗出如浴，恶风少气，名曰酒风。治以泽兰、苍术、牡蛎、萆薢。

二七、人有妊娠九月而瘖，此胞之络脉绝也。夫胞络者系于肾，少阴肾

① 肉苛：病证名，指肌肉顽木沉重，不知痛痒寒热之病。

② 偃：仰面倒下，在此指“仰卧”。

之脉，贯肾系舌本，故不能言。勿须治也，当十月生娩后自复。

二八、病胁下满二三岁不已者何？病名曰息积。此不妨于食，不可灸刺，急为导引服药，药不能独治也。外施推摩法，内服万应、万消丹，焦槟榔、青皮、厚朴、砂仁、甘松、木香、贝母。

二九、人有身体股胻皆肿，环脐而痛者何？病名曰伏梁，此风根也，其气溢于大肠而着于肓，肓之原脖胦在脐下，故环脐痛也。不可揉动，恐成溺涩之病。取脐下寸半脖胦，三寸关元，脐旁五分肓俞，脐旁三寸天枢。治用牙皂万应丹，萆薢、苍术、甘松、砂仁、茴香、槟榔、威灵。寒加桂枝，热加秦艽。

三十、人有头痛数岁不已者何？病名曰厥逆。当有所犯大寒，内至骨髓，髓者以脑为主，脑逆故令头痛齿亦痛。用葱、姜（杵）、胡椒、辣椒为末，加甜酒、红糖和匀，微温敷之，其痛立止。治用附子、细辛、桂枝、川芎、秦归。

三一、有病癃者，一日数十溲，此不足也。身热如炭，颈膺如格，此有余也。太阴脉细如发者，此不足也。病在太阴，其盛在胃，颇在肺，病名厥逆，死不治。治用葱汤，以通表阳而至阴液，童便、猪胆汁以通里阴而清阳热，旋瘥。

三二、人有初生病癫疾者何？名曰胎痫。得之在母腹中时，其母有所大惊，气上而不下，精气外居，故令胎痫。治详八二章，小孩初生十二目。

三三、有病庞然如有水状，切其脉大坚，身不痛，形不瘦，不能食，少食者何？病名曰肾风。肾风而不能食，善惊，惊已，心气痿者死。治用万应丹，桂枝、茯苓、牡蛎、菖蒲、远志、郁金、赭石、龙骨。

第五十二章　五　乱

一、岐伯言：五行有序，四时有分，相逆则乱。故清气在阴，浊气在阳，营气顺脉，卫气逆行，清浊相干，气乱于胸中，是谓大悗。针灸云门、缺盆、天突、阴跷郄照海、脾俞太白，治用甘遂、瓜蒌仁、郁金、槟榔、半夏、姜、枣、薤白（杵），用药汤冲和吞。

二、气乱于心，则烦心嘿密，俯首静伏。取心俞神门，心主俞太陵。治用万消丹，桃仁、郁金、槟榔、菖蒲、远志、半夏、丹参、秦归。

三、气乱于肺，则仰首喘喝，按手以呼。取肺井少商，荥鱼际，肾俞太溪，治用万应丹，牙皂、半夏、枳壳、杏仁、桔梗、贝母、茯苓。胀加枳实。

四、气乱于肠胃则为霍乱，治详后七十四章。

五、气乱于臂胫，则为四厥。刺手足指头推按出血，并刺各血络脉，后取胃荥内庭，合三里，胆荥侠溪，合阳陵泉，治用萆薢、威灵、姜黄、牛膝、苍术、桑枝、松枝。寒加桂枝，热加枳实。

六、气乱于头，则为厥逆，头重眩仆。取挟项天柱，一椎旁半寸大杼，风府，风池，膀胱荥通谷，俞束骨，治用川芎、荆芥、青皮、赤铁矿、茯苓、泽泻。寒加桂枝，热加丹皮。

是故以针治乱气者，徐入徐出以导其气，补泻无形，谓之同精。

第五十三章　海　论

一、胃为水谷之海，其俞上在于气街，下在于三里。气街（胯窝动脉）。

二、冲脉者为十二经脉之海，其俞上在于大杼，下出于巨虚上下廉。

三、膻中者为气之海，其俞上在于柱骨下缺盆，前在于人迎。

四、脑为髓之海，其俞上在于脑空，下在于风府。

五、是故气海有余则气满、胸中悗息、面赤。气海不足，则少气不足以息。有余取缺盆、人迎、天突、气户，不足补之。治有余，用葶苈、枳壳、瓜蒌仁、槟榔、甘遂、大戟、郁金、丹皮。不足，用参、术、苓、草、芪、砂仁、玉竹、首乌、熟地黄、阿胶。

六、血海有余，则常想其身大，怫然不知其所病。血海不足，常想其身小，狭然不知其所病。有余，取肝俞太冲，入曲泉，肝募期门，不足补之。治有余，用川芎、秦归尾、青皮、桃仁、郁金、泽兰。不足，用归身、炙芎、芪、草、参、术、苓、玉竹、熟地、阿胶、首乌。

七、水谷之海有余，则腹满。水谷之海不足，则肌不受谷食。有余泻气街、三里，不足补之。有余用万应丹，槟榔、陈皮、厚朴、莱菔子、茵陈、酒曲，热加枳实。不足，用参、术、苓、草、芪、砂仁、首乌、玉竹、饴糖，寒加桂枝。

八、髓海有余，则轻劲多力，不足则脑转耳鸣，胫酸眩冒，懈惰嗜卧。不足补天顶、脑户、脊骶下长强、三里、阳陵泉。治用参、术、芪、苓、草、首乌、熟地、山茱、阿胶、玉竹、秦归，火衰加桂附。食养方：猪脑髓、脊髓，漂洗，加葱、砂仁烹服，多服最效。

第五十四章　津液别解

一、溺汗泣唾水胀

岐伯言：水谷入口，其味有五，各注其海，津液各走其道。故三焦出气，以温分肉、充皮肤为其津，其流而不行者为液。天暑衣厚则腠理开，故汗出。寒留于分肉之间，聚沫则为痛。天寒则腠理闭，湿气不行，水下流于膀胱则为溺。五脏六腑，心为之主，心悲气并则目系急，目系急则肺举，肺举则液上溢，故悲而泣出矣。中热则胃中消谷而虫上下行，肠胃充郭则气逆，故唾出。阴阳气道不通，四海闭塞，三焦不泻，津液不化，水谷并行于肠胃之中，别于回肠，不得渗膀胱则下焦胀。水溢于形身之膜间，则为水胀。此津液五别之逆顺也。

二、白浊白淋分辨

五谷之津液，和合而为膏者，内渗入于骨空，补益脑髓，而下流阴阳。阴阳不和，则使液溢而下流于阴，髓液皆减而下，下过度则虚，虚则腰脊痛而胫酸。是则白浊由于内蕴湿热杂邪，致中焦阴阳不和，下焦精关不固，肾脏之津液不充周骨髓，由精道而流出，凝滞茎中，故小解涩痛。然欲明其寒热，可于温冷别之。浊温茎中，痛甚，宜除湿清热以养阴；浊冷茎中，不痛，则宜健脾除湿，补益中下二焦。脾能约束宗筋而收摄精窍，莫不就痊。至若白淋，由于下焦之火盛，致膀胱之气化不行，失其分泌作用，故浑浊而流出，甚至结为沙粒，壅塞膀胱出口。治主用苦寒通利。医方误白浊为淋，西医则误为梅毒浸及肾腐，皆非确论也。治用棕根木贼汤，先吞万应丹，随服萆薢、苍术、茯苓、续断、锁阳、熟地黄、山茱、郁金、车前子、柴胡、猪脊髓（切），和酒粱汁，用药汤煮服。浊温茎中，痛，加麦冬、栀子、野油麻。浊冷不痛，加仙茅、蛇床子。甚，加桂、附、硫黄。外治：灸脑顶、脊骶下、阴毛中央、脐下三寸。浊温，茎中痛，刺大敦。小解时，用手由茎根推出凝结之浊，自可不痛。

三、实汗

脾脏属土而主地气，若脾胃湿热之气盛，即蒸腾水谷之液，由其所主之肌肉，直漏泄于毛孔而热汗淋漓。脉见洪长浮滑，症见口渴或身热头痛。取胃荥陷谷，胃合三里，脾合阴陵泉，治用石膏、知母、甘草、粳米、芍药、麦冬、竹叶，便结加秦艽、枳实。

四、虚汗

汗，阴液也，水谷之精气所酿成，以润泽形身者也，而卫外之阳气，为阴液之外护。今阳虚不能卫外，致阴液漏泄，故汗自出。脉见软弱或毛浮，症见恶寒形衰。灸手小指下掌过腕五分神门，神门上间心郄阴郄，治用人参、黄芪、茯苓、甘草、白术、五味、饴糖、桂枝、阿胶、牡蛎。

五、盗汗

阳者卫外而为固，阴者内守而为主，而卫外之阳气，至夜目暝则行于阴，天明目张则行于阳，若人阴气虚不能内守，故每当目暝卫气行于阴时，阴液随腠理而漏泄，迨寤时目张，卫气行于阳而汗即自止。脉见濡小，症见神萎形瘦。补阴郄，阴跷郄照海，背三节旁寸半肺俞，治用牡蛎、龟甲、熟地黄、麦冬、山茱、首乌、茯神、续断、阿胶。

六、黄汗

脾脏内蕴湿邪，积久化热，蒸熏于其所主之肌肉则色黄。若肺主之皮毛复感雨湿杂邪，浸入汗孔，雨湿合邪，即蒸郁而为黄汗。脉见濡弱而数，或浮或沉，症见肌肤与面目皆黄，汁出染衣，多在胸背，口渴腹满，胸中不利，身重肢肿。针泻胃合三里，脾合阴陵泉，治用万应丹，茯苓、萆薢、陈皮、厚朴、猪苓、滑石、茵陈、黄芪、桂枝、芍药。湿热盛，加黄柏、栀子。

七、白汗

水谷之精气生化入心后，复经心包与肝胆木火之气，始化赤为血。若心包与肝胆之经气虚，则其生化力衰，不能将血液化精，故其由汗孔排泄之汁尚色白。脉见小弦而欠柔和，症见白汗染衣，心若酸痛，精神萎靡。补心俞太陵，肝俞太冲。治用桂枝、桂心、黄芪、人参、炙甘草、芍药、饴糖、姜、枣。

第五十五章　淫邪发梦

一、病理

岐伯言：正邪袭内，而未有定舍，反淫于脏，不得安处，与荣卫俱行，而与魂魄飞扬，使人卧不得安而善梦。气淫于腑，不足于内；气淫于脏，则有余于内，不足于外。然欲诊其偏盛与否，于何决之？诊其左手寸关心肝之脉虚，定主多梦无疑。

二、发梦治疗方

主用枣仁、柏子仁、丹砂、赭石、赤铁矿、琥珀、首乌、茯神、龟甲、牡蛎、龙骨、参、术、草、砂仁、马蹄香、菖蒲。加法详后。

三、盛气发梦分治

（一）阴盛则梦涉大水恐惧，针灸肾俞太溪，治用前方加桂心、硫黄。

（二）阳盛则梦大火燔灼，针泻胃原冲阳，治用前方加麦冬、玄参、郁金。

（三）阴阳俱盛则梦相杀毁伤，泻脾俞太白，胃冲阳，治用前方加芍药。

（四）上盛则梦飞，泻心俞太陵，治用前方加赭石、赤铁矿。

（五）下盛则梦坠，泻肾俞太溪，治用前方加硫黄。

（六）甚饱则梦予，泻胃合三里，治用前方加槟榔。

（七）甚饥则梦取，补三里，治用前方加黄精。

（八）肝气盛则梦怒，泻肝俞太冲，治用前方加川芎。

（九）肺气盛则梦哭泣，泻肺俞太渊，治用前方加贝母、桔梗。

（十）心气盛则梦歌乐，泻心包经俞太陵，治用前方加郁金、麦冬。

（十一）脾气盛则梦喜乐，身体重不举，泻脾俞太白，治用前方加萆薢、枳实。

（十二）肾气盛则梦腰脊两解不属，泻肾俞太溪，治用前方加泽泻、地骨皮。

凡此十二盛者，至而泻之立已。

四、厥气发梦分治

（一）厥气客于心，则梦见丘山烟火，补太陵、神门，治用前方加桂心、远志。

（二）客于肺则梦飞扬，见金铁之奇物，补太渊，治用前方加贝母、桔梗。

（三）客于肝则梦山林树木，补太冲，治用前方加桂枝。

（四）客于脾则梦见丘陵大泽，坏屋风雨，补太白，治用前方加草果、甘松。

（五）客于肾则梦临渊，没居水中，补太溪，治用前方加附子、硫黄。

（六）客于膀胱则梦游行，补膀胱俞京骨，治用前方加桂枝、萆薢。

（七）客于胃则梦饮食，补冲阳，治用前方加陈皮、藿香。

（八）客于大肠则梦田野，补合谷，治用前方加茴香子、砂仁。

（九）客于小肠则梦聚邑冲衢，补手小指本节后后溪，加法同上。

（十）客于胆则梦斗讼自刳，补胆俞临泣，治用前方加柴胡、青皮。

（十一）客于阴器则梦接内，补毛中央屈骨，治用前方加川芎、青皮。

（十二）客于项则梦斩首，补项上大椎，治用前方加桂枝、萆薢。

（十三）客于胫则梦行走不能前，居深地窌苑中，补绝骨端阳辅，加法同前。

（十四）客于股肱则梦礼节拜起，补三里，治用前方加萆薢、威灵。

（十五）客于胞殖[①]则梦溲便，补膀胱俞京骨下，治用前方加焦核桃、蛇床子。

凡此十五不足者，至而补之立已。

五、虚气发梦分治

黄帝言：少气之厥，则多梦纷纭，其极至迷，三阳之脉结，三阴之脉微，

---

① 原作“膹”。

是为少气。

（一）肺气虚则梦见白物，见人斩首血藉藉，得其时则梦见兵战。治用前方君茯苓、阿胶、明参。

（二）肾气虚则梦舟船溺人，得其时则梦伏水中，有所畏恐。治君熟地黄、山茱萸。

（三）肝气虚则梦菌香生草，得其时则梦伏树下不敢起。治君山茱萸、鳖甲。

（四）心气虚则梦救火阳物，得其时则梦燔灼，治君柏子仁、茯神。

（五）脾气虚则梦饮食不足，得其时则梦筑墙盖物。治君何首乌、苍术。

凡此皆五脏气虚，阴气不足，阳气有余，故宜合之五脏，调之阴阳，使归于和。

第五十六章 癫 狂

一、病理

按：经言，癫疾厥狂，久逆之所生。又曰，重阴为癫，重阳为狂。又曰，厥成为癫疾。又曰，阳气并于上则狂。又曰，神有余则笑不休，神不足则悲。又曰，阳明厥逆，则癫狂欲走呼，妄言而妄见。又曰，阳气者，因暴折而难决，故善怒而狂，其病名曰阳厥。详研经文，足证癫狂由于忧喜、郁怒、悲哀、惊恐，种种郁结，致人身阴阳之气遏伏，水火之气混乱，因而痰迷心窍，知觉神经昏瞀而发生。故宜内服祛痰开窍，散郁宁神之剂，外用针以开通闭塞，导引神气，俾阴阳之气归于和平而自愈。本此以治其父狂，遗传其子病狂者，皆就痊，况其他乎。

二、外治法

癫狂刺法分详后篇。狂，用铍针深刺上星，用锋针刺百会、风府、风池。善登高疾走，刺胃络丰隆出血。目妄视妄见，刺两眉头、刺眉尾血络出血。口妄言，刺心俞太陵。手足妄动，刺十指缝间，刺手三里、足三里。耳妄闻刺，耳门前上关、耳下一寸天容、耳后骨下翳风，皆按之应耳。

三、内治法

凡治癫、狂、疯、痫、瘛、疭、痉、搐、暴卒，主先用牙皂五分，细辛二分，薄荷一钱，煨汤，生姜汁少许，吞服万应丹一分，以下泻而涤障碍，用多量铁煅淬水煎药。

狂病服万应丹后，可继服桃花丸二三钱，以大泻十数次为合宜，不泻加服。泻后主用郁金、白矾、菖蒲、远志、茯神、龙骨、枣仁、半夏、川芎、赭石、赤铁矿。上方用铁煅淬水煎。肠胃热，加枳实、黄连；面赤，加丹皮；虚火甚，加玄参、麦冬；虚寒，酌加苍术、砂仁、吴萸。泻后病减，多服上药丸。狂甚者，用藜芦、白矾吐之，断其谷食，病愈乃与食；面赤者，再三下之。癫狂，服藜芦不吐，用郁金牙皂汤，吞蟾酥三钱[①]，立吐，统治痰迷不能言等病。

四、癫病治法

癫，由于阴邪盛，阳气遏抑而发生。主先用万应、万消丹，以下泻数次为合宜，随服前方，加桂心、生附子、吴萸。虚，加苍术、砂仁、陈皮；寒，加益智仁、草果。癫病服前方不瘥者，用藜芦甘草牙皂汤涌吐之，再服前方，重加半夏。

五、误治救法

癫狂误治，为日已久，神识昏乱，手足妄动，卧不安席，咬牙切齿，口不能言，食饮不进，颈与手之脉虚微将绝者，主用后法以救之。手足妄动刺指缝、三里。牙关紧闭，用手大指极力推揉牙关，刺耳门前上关、颧骨后和髎，灸熨之。不能言，刺喉管下天突。不知人，刺手掌下太陵。手足发厥，揉之熨之。治用郁金、丹参、菖蒲、远志、龙骨、丹砂、柏仁、茯神、何首乌、马蹄香、秦归、川芎、麦冬、丹皮、阿胶、牙皂、泽兰、香附。服后解出污瘀，随即神识复常而能食，越三日再照方服之，仍解污瘀。服前二剂，病减其七，诊其脉小数，舌苔鲜红，渴饮而小便数多，主肾脏真阳真阴之气衰微，不能上升水津以润咽嗌，而直渗膀胱，发为饮一溲二之肾消。治用附子、肉桂、熟地黄、山茱、阿胶、郁金、茯神、牡蛎、萆薢、续断、首乌、柏仁、玉竹、丹皮、远志。服后脉转微洪，食知味，但舌仍红，消渴稍减，症属阴虚火旺，火炎熏肺胃故渴饮，内蒸膀胱故溺多，宜滋阴升水。治用桂枝、桔梗、熟地黄、阿胶、山茱、五味、玉竹、橄榄、首乌、花粉、全归、丹皮、茯苓、牡蛎，服后立愈。本方治下消最效。

六、癫疾而脉搏滑大者，久自已，脉小急者死，不治。主用治狂第一方，加桂、附。愈者多人。

七、肺脉急甚为癫疾，灸肺井少商，俞太渊，主用治狂第一方，加干姜、桂枝。

① 钱：原书为手抄本，该处字迹模糊，该字据文意猜测所得。

八、肾脉动急甚为骨癫疾，灸肾井涌泉，俞太溪。主用治狂第一方，加附子、桂心。

九、心脉缓甚为狂笑，泻心俞神门，心包俞太陵，主用治狂第一方，加黄连、丹皮、菊花。

十、目眦外决于面为锐眦，在内近鼻者为内眦，上为外眦，下为内眦。太阳为目上纲，阳明为目下纲，太阳主开，阳明主合，故治癫狂主先刺此二穴。

十一、癫疾始生，先不乐，头重痛，视举，目赤甚，作极已而烦心，候之于颜。取手太阳小肠，阳明胃，太阴肺，血变色正而止，刺各经之血络出血。小肠原腕骨、经阳谷，大肠原合谷、经阳溪，肺俞太渊、络列缺。不乐，主用郁金、丹参。头重，铁矿、赭石。视举，川芎、青皮。目赤，栀子、丹皮。烦心，麦冬、黄连。余照治狂方加减。

十二、癫疾始作，引口啼呼喘悸者，候之手阳明、太阳，左强者攻其左，右强者攻其右，血色变正而止，刺其经络间血络，后仿此。大肠原合谷、经阳溪、络偏历，小肠原腕骨、经阳谷，引口刺口旁。主用赤铁矿、赭石，余照治狂方加减。

十三、癫疾始作，先反僵[①]，因而脊痛，候足太阳、阳明、太阴，手太阳，血变止。膀胱俞束骨、郄金门，胃原冲阳、络丰隆，脾井隐白、经商丘，小肠原腕骨。反僵脊痛，针灸挟项天柱、大椎、风府、风池、骶下长强、委中间血络。主用萆薢、威灵。寒，加桂枝、生盐附，余照治狂方加减。

十四、治癫疾者，常与之居，察其所当取之处，病至视其络血太过者泻之，置其血于瓢壶之中，至其发时血独动矣，不动，灸尾骶二十壮。

十五、骨癫疾者，颇齿诸腧分肉皆满而骨居，汗出烦悗，呕多沃沫，气下泄，不治。针灸肾井涌泉、俞太溪。主用附子、干姜，余照治狂方加减。

十六、筋癫疾者，身卷挛，脉极大，刺项天柱、大杼脉。呕多沃沫，气下泄，不治。天柱近发挟项大筋分间大杼（项下一椎旁寸半）。主用吴萸、川

---

① 僵：原作“殭”，为“僵”的繁体字，故改。

芎、桂枝、萆薢，余照治狂方加减。

十七、脉癫疾者暴仆，四肢之脉皆胀而纵。脉满，尽刺之出血。不满，灸挟项太阳，灸带脉于腰相去三寸诸分肉本腧。呕多沃沫，气下泄，不治。取天柱、带脉（脐上二分去腰膂三寸分肉间）。主用桃花丸，郁金、归尾、川芎、血藤、丹参。寒，加桂枝。

十八、癫疾发如狂者死，不治。

十九、狂始生，先自悲也，善忘苦怒善恐者，得之忧饥。治之取手太阴、阳明，血变而止，及取足太阴、阳明。脾井隐白、经商丘、络公孙，肺俞太渊、络列缺、合尺泽，大肠俞合谷、经阳溪，胃原冲阳、合三里、络丰隆。方详前。自悲，主用川芎、郁金；善忘，主用何首乌、茯神；善怒，主用熊胆、羊胆。

二十、狂始发，少卧不饥，自高贤也，自辩智也，自尊贵也，善言骂，日夜不休。治取手阳明、太阳、太阴，舌下少阴，视盛者皆取之，不盛释之。治取大肠、小肠、肺，视其盛经络泻之，不拘穴道。取舌下二紫脉出血。主多用万应丹、桃花丸大泻之。甚者再用吐方吐之，断其谷食。

二一、狂言惊笑，喜好歌乐，妄行不休者，得之大恐，治取手阳明、太阳、太阴，治法详前。惊笑，主用鳖甲、郁金。好歌，主用麦冬、菊花。妄行不休，主吐下。

二二、狂，目妄见，耳妄闻，善呼者，少气之所生也。治取手太阳、太阴、阳明，足阳明、太阴。头两颇[①]，足阳明，小肠、肺、大肠、胃、脾，穴详前。头两颔，大迎（屈颊前动脉），上关（耳门前微上开口有空）。治法详前。目妄见，主用川芎、菊花。耳妄闻，主用郁金、铁矿。善呼，主用茯神。

二三、狂者多食，善见鬼神，喜笑而不发于外者，得之有所大喜，治取足太阴、太阳、阳明，后取手太阴、太阳、阳明。治法详前。多食，主用万应丹、桃花丸；见鬼神，主用鳖甲、菊花、川芎；喜笑，主用黄连、麦冬、郁金、竹沥。

---

① 颇：读 kǎn。俗称腮。

二四、狂而新发，未应如此者，先取曲泉左右动脉及盛络脉见血，有顷已。不已，以法治之，灸骶骨二十壮，骶脊椎尽处尾骶骨，肝合曲泉。

二五、足阳明胃之别络，名曰丰隆，去踝八寸，由骱外别绕入内，别走于脾，其络脉实，则癫狂善行走，泻之。用锋针取血，主用栀子、丹皮、桃仁、石膏、知母、玄参、竹沥。狂甚，加芒硝、大黄、枳实下之。面乌黄，主先用万应丹下之。

第五十七章　瘛疭惊痫

一、病理

人身营卫运行，恍然一钟表也，每一呼吸脉动五次，每一分钟呼吸十五次，脉动七十五次。故人呼吸二万一千六百次，历时一千四百四十分钟，脉动十万零八千次，计循环五十周于身而为一日夜。依次运行，方为平常之人。若感受杂邪，阻塞经隧，邪正相搏，互相抵触，即手伸缩发为瘛疭惊痫等病，须俟邪气溃散，正气回复而后复苏。假如铁道有物障碍，便越轨乱冲，钟表扭放失度，便发生停止乱动，其理一也。症虽分虚实，而治以排除障碍，疏通气血，使归于和为主要。

二、审症分治

得诸虚寒者，发时面色晦而不泽，针灸手足内外指甲角及各经原俞合治。内治先服万消丹，随照前治癫方与后脉急瘛疭等方加减。得诸实热者，发时面色反赤，针泻手足内外指甲角及三阳之原合。穴详五十九章一二目。内治照前治狂方，加秦艽、梨汁、竹沥等。

三、心脉急甚为瘛疭，灸心俞神门、太陵。按：脉急为寒，手足伸曰疭，缩曰瘛，伸缩自动曰瘛疭。寒客心脏，血行滞涩故瘛疭。治用桂枝、秦归、远志、菖蒲、牙皂、生附、细辛、甘草、姜、枣。

四、脾脉急甚为瘛疭，灸脾井隐白，俞太白。按：脾主四肢，脾急为寒，主脾脏内蕴寒饮食，致血脉循环失度，故手足伸缩乱动，治用桂枝、干姜、苍术、半夏、牙皂、细辛、附子、甘草、姜、枣。

五、脾移热于肝为惊衄，针泻脾井隐白、俞太白，肝井大敦、俞太冲，治用万应丹，枳实、射干、花粉、橄榄、麦冬、丹皮、鳖甲、赤铁矿。

六、肝脉涩甚为瘛疭，针灸肝井大敦、荥行间、俞太冲。按：肝藏血而主筋，脉急甚则寒甚，致血与筋失其循环常度，故伸缩乱动。治用桂枝、吴萸、秦归、川芎、青皮、荆芥、薄荷、姜、枣。

七、肝脉小急瘛疭筋挛。

治法同前，寒甚加附子。

八、二阴急为瘛疭。

按：二阴心与肾也，治同心脉急。

九、心脉满火痫瘛筋挛，针泻心之井荥俞。治用菊花、郁金、丹参、连翘、麦冬、玄参、木瓜、川芎、薄荷、丹皮。

十、二阳急为惊，灸大肠井商阳、原合谷，胃井厉兑、原冲阳。治用苍术、葛根、首乌、赭石、赤铁矿、菖蒲、半夏、茯神、姜、枣。

十一、肝脉惊暴有所惊骇，治用万消丹，郁金、龙骨、鳖甲、琥珀、川芎、远志、菖蒲、枣仁。

十二、肝肾并小弦欲惊，灸肝井大敦、俞太冲，肾井涌泉、俞太溪。治用川芎、熟地黄、枣皮、青皮、枣仁、茯神、细辛、赭石、鳖甲。

十三、脉至如数，使人暴惊，三四日自已，泻肝与心之井俞，治用黄连、郁金、丹皮、栀子、菊花、赭石、铁矿、茯神、薄荷、麦冬。

十四、脉至如喘，名曰暴厥。暴厥者，不知与人言，泻心之井俞。治用半夏、牙皂、菖蒲、茯苓、细辛、铁矿、赭石、桂枝、姜、枣。

十五、颈脉动甚而手脉虚，面色赤，瘖，不知人，症属阳邪厥逆，致痰火上壅，针泻三阳之荥俞，补三阴之俞。手脉将停者，刺十指头出血。治用牙皂万应丹，半夏、茯苓、枳实、丹皮、麦冬、赭石、诃子、白矾。服前方得泻后，神识渐清，但不能言，照治癫狂方，用蟾酥等药吐之，立瘥。

十六、刺惊痫脉五

刺手太阴肺各五，刺手[①]太阳小肠五，刺手少阴心经络旁者一，足阳明胃一，上踝五寸刺三针。肺井少商俞太渊、络列缺、经经渠、合尺泽，小肠井少泽、原腕骨、俞后溪、络支正。方用鸡肝或猪羊肝，宰细，用木瓜醋煮，取汁服之立愈。大便结，身挛痛，可再服后方。方用猪胆或羊胆汁一个，童便半杯，调和温热，鲜葱二三钱，捣细，用烫开水冲入取汁。吞童便胆汁后，随吞葱汤，俾微汗出，二便通，阴阳和而旋愈。

① 手：原作“经”，据题意改。

第五十八章　暴卒尸厥

一、病理

经言：邪客于脾、肾、胃、肺、心之络，此五络皆络于耳中，上络左额角，五络俱竭，令人身脉皆动而形身无知，其状若尸，故曰尸厥[①]。盖原此五经之脑神经感触杂邪，旋丧失其知觉，故其脉不病而病见于身形，故治主用针依次刺脾、肾、胃、肺、心之井。君主之俞，以刺激神经，使其发生兴奋，排除障碍，俾正气回复而旋苏。先刺脾井隐白，肾井涌泉，胃井厉兑，肺井少商，心包井中冲、俞太陵。若不已，以竹管吹其两耳中，剔其左额角发，煅，研，和以美酒，饮之立已。

治暴卒惊痫瘛疭等症救急法：用灯心草一根，粘香油燃火，淬鼻尖、两眉头、印堂、上星、天顶、项陷中、脊尾、前阴后阴间、毛中央、脐下三寸间、脐中央、蔽心骨下、咽喉下陷中央、下唇下陷中、上唇中、手足内外指甲角。淬至汗出，则正气流通而复苏。

内治：速用葱茎刺鼻中取嚏，用牙皂、荆芥、半夏、细辛汤，生姜汁，吞万应丹。属寒属热，参照前治癫痫瘛疭脉症，加减治之。治：君赭石、铁矿，臣以郁金，佐以丹参、丹皮，使以远志、菖蒲、川芎、牙皂。

二、气血冲脑暴卒

脑为髓府，乃脏腑生化水谷之精华所凝结，汇萃脏腑各神精，主宰知觉以应付事机，不可稍有杂气杂血混合于其中。而人身之气为阳，所以熏温形身，发动神经；血为阴，所以灌溉脏腑，营养肌肤，行有道理，周有经纪。若气与血为杂邪所刺激，失其运行之常度，上逆而冲于脑，致脑神经与脏腑

---

① 尸厥：古病名。厥证之一，出《素问·缪刺论》。指突然昏倒不省人事，状如昏死的恶候。

精气贯注之道壅塞，即丧失其神机而令人暴卒。

外治：速用锋针刺手中指甲内外角及中指头，推按出血，用毫针刺三阳经之原合。甚者，用大三棱或瓷片刺顶中央、额中央、手弯、足弯大络出血。俾厥逆之气血下泄，而神识随即复常。迟则气凝血聚，脑膜破裂而死。胃原冲阳、合三里，胆原丘墟、合阳陵泉，膀胱原京骨、合委中。内治同前尸厥加减，用胆汁、童便、葱汤以汗下之。

第五十九章　饮食积滞

一、病理

按：人虽资水谷之精气以资生，而过食则伤胃，致水谷积于胃间不能消化，因之脾阳困乏，不充于四肢则冷。食饮积久则化热，致脾主之四肢、胃主之肌肉及胃脘皆热。食饮之热蒸腾上升，甚至头重痛而目眩。若过食寒冷酸凉，致中焦火化力衰，不能化精而为气血，则水谷之液积而不行，涩为痰涎，流注于脏腑形身内外之间，而百病始生矣。

二、辨症

昔在先师，谓饮脉多弦。饮脉不弦，尚未成积，迨弦而细滑，则积饮已形于脉象，故初见饮脉，宜急去其饮以健脾胃而崇土制水。若脉至沉弦，则痰饮内蕴，浮弦则外溢于经脉。或上壅于清阳而头重目眩，胸满喘嗽，或涩于脏腑而留伏内痛，或溢于四肢而浮肿，或泛滥于形身而为肿胀痈脓。甚而荣卫气血被痰涎凝滞，致脉或伏或涩，失其运行之常度，故治主用万应、万消丹以早清其源也与。

三、内治法

主用甜酒曲煨汤吞万应丹。寒积用万消丹，随用苍术、砂仁、茯苓、陈皮、厚朴、马蹄香、藿香、槟榔、香附、山楂、党参、姜、枣。肢冷加桂枝，寒积加桂枝、半夏，甚加草果仁、豆蔻、附子。胁痛加吴萸、菖蒲，胀满加茵陈、泽兰。大便寒结加吞硫黄末，热结加吞枳实末。心烦加吞黄连末，泻泄加葛根、芍药。食热物所伤加枳实、射干，甚加芒硝、大黄。呕吐加吴萸、丁香，饮水吐水加菖蒲。水果积加丁香、肉桂，肉食积加枯核桃、阿魏、鸡内金，鱼肉积加吞生蒜，麦食积加莱菔子叶、麦芽，谷食积加谷芽、酒曲。食积生虫加吞鹤虱、使君子、苦楝皮、雄黄、枯矾、胡黄连、天灵参、芍药末。

四、外治法

食热冲头眩晕，刺额上入发五分上星；目眩，刺两眉头；肠胃热，刺三里、上廉、下廉、阴陵泉；寒，灸之兼灸熨上脘、中脘、下脘；背酸痛，刺大杼、膏肓俞；肩酸痛，刺缺盆、上天井。按之酸，刺之酸注立愈。

第六十章　呕　吐

一、吞酸哕逆

内伤食饮与情欲，致中焦阳气衰微，不能消化胃中所入水谷，则脾胃被积滞所伤，而脾胃属土，土衰则肝胆木气乘之，故味变木气之酸。木气上逆则呕哕，胃中有故寒气，与新入之谷气相逆，则发哕与塞呃。

外治：熨胃脘，针灸三里、上廉、下廉、脐下三寸。呕苦，针阳陵泉。

内治：主用万应、万消丹，苍术、砂仁、半夏、吴萸、党参、陈皮、菖蒲、甜酒曲、藿香、姜、枣。肢冷，加桂枝；便结，寒吞硫黄末，热吞枳实末。

二、食积吐泻

水谷入胃，经中焦火气生化后，胃主行气于三阳，脾主行气于三阴。阴阳二气，互相注输，阳交于阴，阴承于阳，斯为平人。若过食辛热则阳盛，过食寒凉则阴盛，阴阳二气相搏于中则痛而呕吐，于下则泄泻。

外治同哕逆。或烘旧鞋，或用烧盐熨之。若指甲血色青，速照霍乱治之。

内治：桂枝、半夏、苍术、砂仁、茯苓、党参、芍药、炙甘草、大枣、甜酒曲。泻冷，加吴萸、干姜、附子；泻热，加枳实、山楂、黄连。

三、呕吐便闭

内伤情欲与食饮杂邪积滞于中，致阳不化气以施排泄作用，阴不上承津液以润咽嗌，故饮水吐水，而内关不通。

外治：针三里、阳陵泉，熨脐下、胃脘。

内治：用鸡毛探喉吐水尽，用甜酒曲汤吞万应、万消丹，硫黄末，随服半夏、苍术、砂仁、党参、姜、枣、菖蒲、吴萸、桂枝、黄连，视寒热加减分数。

四、饮水吐水

脾阳衰微，失其生化水精，以润咽嗌之官能，故渴饮。脾土衰，则肾脏之水上逆，不能生化以渗入膀胱，故水入而复吐出。

外治：针灸足内踝后跟上动脉肾俞太溪，并熨胃脘，脐下。

内治：用万应丹等，同前。主用桂枝、猪苓、茯苓、泽泻、滑石、菖蒲、苍术。

五、干呕

胆性属木，主生发少阳相火，司生化水谷之精气，以营养身形之玄机，若其气太过，即令头晕目眩，上乘脾胃，即令心悗而干呕，或吐苦酸水。

外治：针胃合三里以平胃逆，胆合阳陵泉以泻胆邪。

内治：用生铁矿、赭石、枳实、芍药、竹茹、甘草，酌加石膏、黄芩。

六、膈噎翻胃

中焦之火化衰，失其熏温脾胃、消化水谷之机能，致胃中有故寒陈积，与新入之水谷相逆，故饭后呕吐。若积滞深沉，则朝食暮吐。

外治：熨胃脘、脐下。

内治：主用万应丹，硫黄、苍术、半夏、砂仁、智仁、党参、陈皮、茯苓、黄芪、桂枝、甜酒曲、菖蒲。寒，加姜、附、吴萸；便溏黄，加枳实、山楂。

第六十一章　消渴　食亦[1]　黄疸

一、病理

胃者水谷之海，五脏六腑之大源，而胃主行气于三阳，脾主行气于三阴，若多食高粱肥美以益胃，胃有余则中热而善消，胃热销尽水谷之液，致脾无以禀气而输精于五脏。夫五脏主藏精者也，今水谷之精不至，则脏无所藏，津液竭而阳热炽，故病消渴。胃中所入水谷之液，不足以供阳热之销铄，无以营养胃主之肌肉，故食虽多而身形益瘦，病名曰食亦。

肺脏为生水之源，须得脾输水谷之精气蒸腾上升，而后始降为水。若肾者主藏五脏之精而主五液者也，今胃热耗尽津液，致脾无以输水谷之精气于肺，而水精不四布，五经不并行，则肾之水源竭，无以供肝木之吸收，济心火之燔灼，熏蒸肺主之皮毛，与脾胃所主之肌肉皆黄，而为消渴黄疸。故经曰，五脏皆弱者善病消瘅。又曰，五脏脉小为消渴。又曰，瘅成中消也。

二、大肠移热于胃，善食而瘦，亦曰食亦。大肠燥热，耗尽胃入水谷之津液，致脾无以输津以营养形身，故虽善食而亦瘦。

外治：针三里、上廉、下廉。

主用万应丹，枳实、射干、橄榄、花粉、麦冬、梨汁、何首乌、山楂。

三、上消

肾水不上承以济心火，热邪熏蒸肺脏，故渴饮多而小便短。

外治：针心俞太陵，肺俞太渊，灸肾井涌泉。

治用麦冬、天冬、黑玄参、花粉、乌梅、山茱萸、五味、茯苓。

---

① 食亦：古病名。其症多食而形体消瘦，由于肠胃和胆有燥热所致。《脾胃论》卷上："又有善食而瘦者，胃伏火邪于气分则能食，脾虚则肌肉削，即食亦也。"

四、中消

胃热耗尽水谷之津，无以营养形身，故善饥渴而形瘦溺短。

外治：针胃合三里，大肠原合谷。

治用花粉、石膏、知母、秦艽、射干、橄榄、茯苓、葛根、山楂。

五、下消

肾水不上升以润脏腑，邪火挟水精下泄，故渴而饮一溲二。

外治：灸百会、涌泉，针三里。

治用熟附子、桂枝、熟地黄、山茱、五味、茯苓、泽泻、丹皮、葛根。

六、下消误治，致形身水液泄尽，形瘦髓枯，头颓脊屈足痿，用后方立瘥。

治用熟附子、肉桂、龟甲、阿胶、山茱、首乌、萆薢、续断、丹皮、黄芪、茯苓、桂枝。

七、外消

水入于胃，直由肺主之皮毛漏泄，故渴饮、汗泻而二便欠利。治用桂枝、牡蛎、茯苓、五味、乌梅、麦冬、沙参、生黄芪。

八、口渴漱水不欲咽

脾蕴寒湿，积久化热，致水津不上升以润咽嗌。治用苍术、桂枝、半夏、茯苓、猪苓、泽泻、滑石、射干，酌加附子。

九、心移寒于肺，为肺消

心火衰，失熏温肺脏四布水精机能，故溺多。治用桂枝、熟附子、茯苓、苍术、熟地黄、山茱萸、益智仁。

十、心移热于肺，传为膈消

肺热失生水机能，致膈膜乏津液以润泽。治用麦冬、竹沥、天冬、梨汁、玄参、花粉、五味、茯苓、山茱。

十一、心脉微小为消瘅

心火衰，失生化水谷，润泽咽嗌，营养形身。治用麦冬、丹皮、五味、藕汁、梨汁、蔗汁、白茅根汁、玉竹、女贞。

十二、心脉滑甚为消渴

心火灼肺，生水之化源绝，脏腑乏津液润泽。治用麦冬、生地、玄参及藕、蔗、梨等汁，热甚加丹皮、黄连。

十三、肺脉微小为消瘅

肺虚不能生水以润泽咽嗌，营养形身。治用麦冬、沙参、甘草、玉竹、茯苓、橄榄及梨蔗藕等汁。

十四、肝脉小甚为多饮，微小为消瘅

肝虚则木火炽，胃土燥，肾水竭，治用女贞子、山茱萸、五味、麦冬、甘草、橄榄及梨蔗藕等汁。

十五、脾脉微小为消瘅

脾虚不能行津液于三阴，胃阳独治而善消，治用何首乌、苍术、茯苓、甘草、玉竹、沙参、麦冬及梨蔗藕等汁。

十六、肾脉微小为消瘅

肾虚则真水衰，邪火炽，阳热亢甚，阴津枯竭，治用熟地黄、山茱萸、玄参、麦冬、玉竹及梨蔗藕等汁。

十七、二阳结谓之消

肠胃热结，耗尽水谷之津液，无以润泽咽嗌。先用甘草、芒硝、大黄，随用橄榄、花粉、秦艽、玉竹、麦冬及梨蔗藕等汁。

十八、是故病消瘅者，脉实大，病久可治，脉弦小坚，病久不可治。

十九、已食如饥者胃瘅

胃热耗尽水谷，致脾无以禀气，营养脏腑，治用花粉、知母、麦冬、橄榄、秦艽、枳实、何首乌及梨汁等。

二十、凡治消瘅，肥贵人则高粱之疾，多食肥甘，则热中而善消水谷，治用万应丹，枳实、山楂、秦艽、花粉、橄榄、知母及梨汁等。

二一、溺黄赤安卧者黄疸

脾蕴湿邪，积久化热，熏蒸身目皆黄，治用万应丹，苍术、茵陈、猪苓、茯苓、泽泻、滑石、枳实、射干。

第六十二章 咳 嗽

一、病理

饮食糊杂，致伤中宫消化机能，不能化精津液而为气血，聚于胃，溢于肺，凝结为痰而吐出。虽有外感风寒湿邪而咳，火郁刑肺而咳，肠胃燥热熏肺而咳，肾虚水泛为痰而咳，寒郁热饮而咳，皆偶尔之病。若穷年累月之咳，实由食饮夹外邪所致。治以涤饮为主，加以温中散寒，莫不应手而愈也。

二、治法

《金匮》主用茯苓、桂枝、半夏、干姜、细辛、杏仁、甘草、麻黄、五味，真[1]主用牙皂细辛桔梗汤，吞万应丹，随用苍术、茯苓、半夏、陈皮、厚朴。寒加桂枝、干姜，热加枳实、射干，气逆加旋覆、杏仁，火郁加兜铃、桑皮，面肿加防风，无汗加麻黄，咳出汗加五味，痰稠加枯矾，气郁加贝母，气虚加沙参、麦冬、阿胶（化服）。

三、外感风寒咳嗽，伤寒，脉浮紧，无汗，鼻窒。伤风，脉浮缓，自汗，鼻流清涕。外治，针灸风府、风池、肺俞太渊、背肺俞三椎旁寸半，治用防风、苏叶、桔梗、牛蒡子、甘草、姜、枣，有汗减防风加桂枝。

四、火郁刑肺，咳时喉痒面赤，有声无痰，午前甚，脉或浮数，或滑数，针心包俞太陵、三焦俞中渚、胆入天容，治用薄荷、牛蒡子、贝母、桔梗、杏仁、旋覆、桑皮、天冬、麦冬、甘草、五味。大便燥加芒硝、射干；虫咳加百部，吞芦荟，立瘥。又方鸡蛋白和醋煮，半生半熟时服。鸡蛋、蜂蜜搅化，用开水冲入服。

五、肠胃燥热熏肺而咳，喘息胸中热，脉或浮滑数，或洪长。针大肠井商阳，原合谷，胃合三里，治用枳实、秦艽、射干、黄芩、桑白皮、桔梗、麦冬，甚加芒硝。

---

① 真：此当指沈士真。

六、肾虚水泛为痰而咳，咳则唾涎，脉或虚浮，或浮滑。灸足心中央，脐下三寸，治用熟附子、桂枝、熟地黄、山茱、茯苓、泽泻、丹皮、萆薢。

七、痨咳，阴虚火旺，咳则痛引小腹，汗出，痨热，骨蒸，脉虚数。针脊三椎旁三寸魄户，四椎旁三寸膏肓俞，脐下三寸关元，足心涌泉，治用龟甲、鳖甲、牡蛎、银柴胡、地骨皮、青蒿根、秦艽、五味，渴加知母、麦冬，虚燥加阿胶、梨汁等，气郁加贝母、紫菀。

八、寒郁热饮，胃有故寒陈积，与新入之热饮食相逆，饭后咳呕，脉紧滑，灸大肠井商阳，脾井隐白，肺俞太渊，针胃合三里，治用酒曲汤，吞万应丹，随服麻黄、石膏、杏仁、炙甘草。

十[①]、初睡鸡鸣，定时咳嗽，内伤食饮，聚于胃，溢于肺，致营卫阴阳失调，故当阴阳交代时而病作，胃气逆则喘息，水气逆则不能平卧。虽属寒饮，而郁久则为热，故咳则热越于外而汗出，汗出则卫气通畅，不药自愈。届时而复发，喘咳针气舍、气户、中府，卫气逆针天突，胸满针天容，咳汗出针阳陵。治以牙皂汤吞万应丹，苍术、半夏、陈皮、茯苓、桂枝、桔梗、贝母、射干，便黄加枳实，痰稠加枯矾，气逆加旋覆、杏仁，咳汗出加五味。

十一、痰逆喘咳，积饮厥逆，上干肺脏，卧则痰溢[②]上涌，咳则胁下引痛。治用牙皂细辛汤，吞万应丹，随服苍术、半夏、茯苓、陈皮、厚朴、桔梗、诃子、枯矾、白芥子，研吞贝母，寒加桂枝、干姜，热加枳实、射干。

十二、咳而上气穷诎胸痛，取舌下二紫脉血色正而止，治用万应丹，瓜蒌仁、枳壳、茯苓、半夏。

---

① 十：原文缺“九”。

② 溢：原作“益”，疑为笔误，据医理改。

第六十三章 咳 论

一、病理

寒饮食入胃，其寒汁沫上溢于肺则肺寒，肺主行气于营卫阴阳，肺寒则内外合邪，其寒汁沫流溢于脏腑间，致其气道不利，故病咳也。

二、肺咳之状，咳而喘息有音，甚则唾血。咳取肺俞太渊，浮肿治肺经经渠，治用麻黄、杏仁、桂枝、半夏、陈皮、茯苓、牛蒡子、桔梗、姜、枣。

三、心咳之状，咳则心痛，喉中吩吩如梗状，甚则咽肿喉痹。咳治心俞神门、太陵，浮肿治心经灵道，治用细辛、薄荷、贝母、桔梗、半夏、郁金、麦冬、竹沥、茯苓。

四、肝咳之状，咳则两胠下痛，甚不可以转，转则两胠下满。咳治肝俞太冲，浮肿治肝经中封，治用牙皂汤，吞万应丹，吴萸、青皮、半夏、茯苓、桂枝、姜、枣。

五、脾咳之状，咳则右胠下痛，阴阴引肩背，甚则不可以动，动则剧。咳治脾俞太白，浮肿治脾经商丘，治用万应丹，苍术、半夏、茯苓、陈皮、厚朴、姜、枣、桂枝。

六、肾咳之状，咳则腰背相引而痛，甚则咳涎。咳治肾俞太溪，浮肿治肾经复溜，治用万应丹，附子、细辛、桂枝、半夏、茯苓、苍术、菖蒲、大枣。

七、脾咳不已，则胃受之，胃咳之状，咳而呕，呕甚则长虫出。咳治胃合三里，浮肿治胃经解溪，治用酒曲万应丹，桂枝、苍术、半夏、茯苓、陈皮、枳实、射干、芦荟。

八、肝咳不已，则胆受之，胆咳之状，咳呕胆汁。咳治胆合阳陵泉，浮肿治胆经阳辅，治用吴萸、枳实、半夏、茯苓、柴胡、桔梗、竹茹、旋覆、赭石。

九、肺咳不已，则大肠受之，大肠咳状，咳而遗矢。咳治大肠合曲池，浮肿治大肠经阳溪，治用桔梗、杏仁、麻黄、五味、诃子、茯苓、半夏、枯矾。

十、心咳不已，则小肠受之，小肠咳状，咳而矢气，气与矢俱出。咳治小肠合小海，浮肿治小肠经阳谷，治用细辛、茯苓、半夏、贝母、桔梗、五味、诃子。

十一、肾咳不已，则膀胱受之，膀胱咳状，咳而遗溺。咳治膀胱合委中，浮肿治膀胱经昆仑，治用细辛、桂枝、茯苓、半夏、五味、山茱萸，寒加附子。

十二、久咳不已，则三焦受之，三焦咳状，咳而腹满，不欲饮食。咳治三焦合天井，浮肿治三焦经支沟，治用牙皂、细辛、万应丹，茯苓、半夏、陈皮、厚朴、槟榔、苍术、智仁。

十三、治咳要穴，治脏者治其俞，治腑者治其合，治浮肿者治其经。咳胸痛，呼吸引痛，针灸云门、中府、关元。咳逆上气，灸气舍、气户、库房、屋翳。胸中大气不舒，呼吸引痛，灸大包腋下三寸乳后四寸，重按引胸中。治喘咳方：于术、冬花、东瓜仁、贝母、麻绒、杏仁、杭芍、竹沥为丸服。

第六十四章　咳吐血症

一、病理

经言，肾脉贯肝膈，入肺中，从肺出，络心，循喉咙。肾病者，面若柴漆，咳唾血，喝喝而喘咳，是则肾脏之水气，上凌[①]心脏，致心血随水气而上逆，故咳唾出。经又言，肾主五液，以润五脏，肾虚则五脏之阴津衰，邪火内动，致心血循经上逆而咳唾出，故致积饮为病，主用万应丹，治火逆，主壮[②]水以制火也。

二、肺脉微急，为肺寒热怠惰，咳唾血，引腰背胸，若息肉不通。灸肺俞太渊，背肺俞三椎旁寸半，气舍，中府，云门，治用桂枝、细辛、半夏、贝母、紫菀、冬花、桔梗、牛蒡子、姜、枣。

三、肺脉涩，甚为呕血。脉涩为寒，血被寒凝于肺胃，故呕出。主用万消丹，归尾、川芎、丹参、细辛、贝母、紫菀、冬花、桔梗。又方：矮头陀、炒荆芥、扁柏叶、紫菀、贝母、冬花、桔梗、川芎。

四、治脉涩，面乌黄，预疗呕血方，主用万消丹，川芎、丹参、玄胡、细辛、贝母、紫菀、矮头陀、桂枝、吴萸、归尾。

五、治呕血方：矮头陀、炒荆芥、扁柏叶、紫菀、冬花、贝母、桔梗、丹参、川芎、秦归、阿胶，寒加桂枝，热加丹皮，便结加射干。

六、肺脉微滑，为上下出血，脉滑为热，热伤阳络则鼻衄，伤阴络则便血。治用黄芩、栀子、丹皮、芍药、郁金、蒲黄、地榆、秦艽、荆芥、生地。

七、肺脉搏坚而长，当病唾血，脉长则阳邪内结，熏灼肺脏，挟血妄行，治同后十三火上炎吐血。

八、脉至而数，血衄身热者死。脉来弦钩浮为常脉，治用薄荷、石膏、

① 凌：原作“陵”，据医理改。
② 壮：原作“状”，据医理改。

秦艽、黄连、黄芩、栀子、丹皮，酌加芒硝、大黄。

九、心脉微缓，为伏梁在心下，上下行，时吐血，脉缓为热挟血妄行，治用郁金、莪术、丹参、甘皮、蒲黄、麦冬、黄连、荆芥。

十、心脉大甚为喉吤，脉大则心火上灼喉咙，故时痒而欲吤，治用玄参、麦冬、黄连、桑白皮、丹皮、竹沥、薄荷。

十一、肝脉大甚为内痈。善呕衄，肝脉大，则木火之气太过，挟血妄行，治用川芎、青皮、吴萸、玄胡、丹皮、赤芍药、荆芥、栀子。

十二、寒客肺经咳吐血，治用紫菀、贝母、冬花、桔梗、牛蒡子、半夏、陈皮，寒加桂枝、干姜。

十三、火上炎，咳吐血，治用生地、玄参、麦冬、桔梗、贝母、荆芥、牛蒡子、丹皮、赭石。

十四、肺痈咳吐血，杂邪凝结于肺左则左痛，于右则右痛，侧卧痛甚。治用牙皂细辛万应丹，贝母、白及、紫菀、冬花、桔梗、牛蒡子。

十五、凡喉痒干咳，及有声无痰而气躁者，皆属于火，治用桔梗、黄芩、黄连、丹皮、桑皮、麦冬、梨汁、蔗汁、甘草。

第六十五章　暴呕血症

一、病理

醉饱后行房，与饱后举重过度，致脾胃之血络损伤，凝涩为瘀，其人面色乌黄，胃胁胀痛，日久呕出污瘀，反觉爽畅，积久复发，治宜化除病源。治用酒曲泽兰汤吞万消丹，随用莪术、三七、玄胡、矮头陀、丹参、茜草根、苍术、茯苓、陈皮、秦归、川芎、荆芥、姜、枣。

二、岐黄治呕血方：乌贼骨四倍、芦茹一倍（无，代以茜草根），共为末，以麻雀卵和丸，淹鱼汁汤吞。

三、暴呕鲜血症：怵惕伤心，悲哀与暴怒伤肝，木火气逆，迫血呕出，治用郁金、蒲黄、栀子、丹皮、麦冬、矮陀、荆芥、赤芍、扁柏叶。

第六十六章　举痛论

一、病理

经脉流行不止，环转不休，寒气入经而稽迟，涩而不行，客于脉外则血少，客于脉中则血凝而不行，故猝然而痛矣。

二、寒气客于脉外则脉寒，脉寒则缩绻，缩绻则脉绌急，急则外引小络，猝然而痛，得炅则痛立止，因重感于寒，则痛久矣（炅，音“影”，即温熨之意）[①]。腹痛外治，针灸曲骨、阴交、关元、盲俞、天枢、气街、三里；痛连心胸，针灸尾翳、上脘、膻中、气户；痛连胁，针灸期门、行间；痛连腰胠，针灸带脉；腹痛连胸胁，身尽痛，针灸大包（乳下二寸旁四寸）。治诸痛，用旧鞋数双，烘热，轮换蒸熨痛处，熨至汗出，则气血流通而自愈。

三、寒气客于经脉之中，与炅气相搏则脉满，满则痛不可按，治用万应丹，细辛、桂枝、秦归、泽兰、苍术、茯苓、姜、枣。

四、寒气客于肠胃膜原之间，血不得散，小络急引故痛，按则血散故痛止，治用万消丹，苍术、豆蔻、槟榔、茴香、蛇床子、秦归、泽兰。

五、寒气客于夹脊之脉则深，按之不及故无益，治用万消丹，桂枝、细辛、附子、半夏、秦归、故芷。

六、寒气客于冲脉则脉不通，冲脉起于关元，随腹直上，故喘动应手，针灸盲俞、天枢、关元、阴交，治用万消丹，桂枝、茯苓、苍术、甘草、干姜、大枣。

七、寒气客于厥阴之脉，其脉络阴器系于肝，寒客则血涩脉急，故胁肋与少腹相引而痛。灸关元、大敦、期门、太冲，治用万消丹，桂枝、吴萸、川芎、秦归、香附、泽兰、姜、枣。

八、厥气客于阴股，寒气上及小腹，血涩在下相引，故腹痛引阴股，灸

---

① 此处括号内文字，为沈士真原书所加注。

大敦等穴，熨阴股，内治同七条。

九、寒气客于小肠膜原之中，血涩不能注于大经，血气稽留，故宿昔成稽。用太乙神针灸之，用烘鞋烧盐熨之，治用万消丹，茴香子、桂枝、蛇床子、玄胡、莪术、泽兰、姜、枣。

十、寒气客于五脏，厥逆上泄，阴气竭，阳气未入，故猝然痛死，气复反则生。灸手足内外指甲角、百会、脊骶、关元，治用生附、桂枝、细辛、半夏、菖蒲、姜、枣。

十一、寒气客于肠胃，厥逆上泄，故痛而呕，酌照前六十章呕吐加减治之。

十二、寒气客于小肠，小肠不得成聚，故后泄腹痛。治用万消丹，苍术、砂仁、茯苓、诃子、甜酒曲、炒山楂、葛根。

十三、热气留于小肠，瘅热焦渴，则坚干不得出，故痛而便闭不通，主用猪胆汁一个，童便半杯，温服，用鲜葱（杵），滚开水冲入，取汁吞下。不利，加吞芒硝一钱。利后，服麦冬、梨汁、射干、秦艽、秦归、芍药、蜂蜜。

第六十七章　腹中论

一、鼓胀

岐伯言有病心腹满，旦食不能暮食，名为鼓胀。治以鸡尿醴，治刺胃合三里，补中脘、关元，或用烘鞋或用太乙神针熨之。方用干鸡粪四公两炒黄，用酒半斤煮，取汁一杯，空心服，以下污瘀，不下加服。或[①]用泽兰酒曲汤吞万应、万消丹，硫黄末以攻积滞，泻后，随服苍术、砂仁、陈皮、厚朴、茯苓、半夏、槟榔、木香、茵陈、甘松香、酒曲、玄胡。

二、血枯

胸胁支满，妨于食，病至先闻腥臊[②]臭出清涕，先唾血，目眩，时前后血。此得之年少时，有所大脱血。若醉入房中，气竭肝伤，故月事衰少不来。治以乌贼骨四份，芦茹一份（无，代以茜根）。二物共研，丸以雀卵，饮以淹鱼汁，另详六十四章咳呕血。

三、胃痈

病少腹上下有根，名曰伏梁，裹大脓血居肠胃外。下脓血，治刺三里、上下廉，忌揉按，主用泽兰酒曲汤吞万应、万消丹下之，随服玄胡、香附、川芎、秦归、槟榔、苍术、砂仁、茯苓、半夏。

四、伏梁

风气溢于大肠而着于肓，故身体皆肿，环脐而痛，有若梁伏，针脐旁五分肓俞，脐旁三寸天枢，脐下寸半肓原脖胦，治用牙皂汤吞万应、万消丹，萆薢、威灵、槟榔、茵陈、防风、茯苓、半夏、茴香子。

五、热中消中

不可食膏粱、芳草、石药，石药发癫，芳草发狂。夫热气悍栗，药气亦

① 或：原为“真”，据文意改。

② 臊：原作“燥”，据文意改。

然，二者相遇，恐内伤脾，脾者土也而恶木。误服此者，迨甲乙日更论。

六、厥逆

膺肿颈痛，胸满腹胀，灸之则瘖，石之则狂，须其气并，乃可以治。主刺三里、阳陵泉以引阳气下降，灸脊骶下以通阴阳，治用万应、万消丹，柴胡、芍药、半夏、瓜蒌仁、枳实。

七、妊娠

身虽神倦体衰若有病，而脉无病状，故知怀子之且生。

八、病热

人迎脉盛甚，而阳入于阴，病在头与腹，故䐜胀而头痛，针泻三阳之根结络入与荥俞合穴，而补三阴之荥俞，治用石膏、知母、枳实、射干、秦艽、芒硝、大黄。

第六十八章　胸腹论治

一、症治

考诸清阳出上窍，浊阴出下窍，阴气在上即生䐜胀，阳气在下发为飧泄，阴气上逆，宜抑而降之，阳气下陷，宜升而举之，阴阳混乱，则从中分导升降之。

是故身半以上为阳，凡胸中䐜胀疼痛等症，皆阴邪之上逆，宜用薤白、甜酒汁、生姜、半夏、枳壳、甘遂、苍术、桂枝等类以降阴邪。身半以下为阴，凡肠澼、下痢、癃闭、脱肛皆阳邪之下陷，治宜用苍术、柴胡、葛根以升阳，栀子、黄芩、黄连等类以益阴。俾阴阳合翕，阴交于阳，斯为平人。

至于胃中热，则令人消谷，心如悬，善饥，脐以上皮热，治宜用花粉、知母、橄榄、麦冬、梨汁、白茅等汁以养阴抑阳。若热甚，则用大黄、芒硝、秦艽、枳实、射干以荡涤积热。肠中热，则泄黄沫如糜，脐以下皮热，治宜用秦艽、黄连、乌梅、芍药、山楂、枳实、柴胡之类。

胃中寒，则腹胀，治宜用苍术、陈皮、半夏、砂仁、桂枝、甜酒曲、木香、豆蔻、甘草、饴糖之类。肠中寒，则肠鸣飧泻，脐以下皮寒，治宜用砂仁、草果仁、肉豆蔻、干姜、赤石脂、甜酒曲、苍术、党参、茯苓、大枣之类。胃中寒，肠中热，则胀而且泻，治宜用苍术、砂仁、陈皮、半夏、厚朴、甜酒曲以温胃而除胀，葛根、山楂、芍药、黄连、乌梅之类，以升散肠热而止泻。胃中热，肠中寒，则病饥，小腹痛胀，治宜用花粉、知母、橄榄、麦冬以益胃阴而止消渴，茴香、蛇床子、砂仁之类，以温肠而除胀痛。

若夫中下二焦之火衰，不能熏蒸肠胃，消化水谷，致大便凝结，必现胸腹胀满且寒等症，主常服硫黄以补三焦真阳而自瘥，佐治以豆蔻，以补火而温肠胃，苍术、砂仁、陈皮、厚朴、酒曲以温中而助消化。

故治上项诸病，春夏阳有余，当先治其标之热，后治其本之寒，秋冬阴有余，当先治其本之寒，后治其标之热。

第六十九章 胸腹病脉

一、肺脉微急，为肺寒热，怠惰，咳唾血，引腰背胸，鼻息肉不通。

按：寒则血道不利，故脉紧急。肺寒则营卫不和，故作寒热气血不行，故咳血引痛而结瘪，治用桂枝、细辛、贝母、牛蒡子、紫菀、冬花、半夏、姜、枣。

二、肺脉微涩，为息贲上气。

按：肺主气，主行营卫阴阳，脉涩为多血少气且有寒，寒气客于肺，致气道不通，故息贲止气。治用桂枝、桔梗、紫菀、牛蒡子、旋覆、杏仁、半夏、茯苓、姜、枣。

三、肺脉微大，为肺痹引背，起恶日月光。

按：肺主气，脉大则气盛于中而痹痛引背。诸大者气多血少，血少则精衰，故目眩而恶日光，治用枳壳、厚朴、桔梗、贝母、茯苓、半夏，薤白捣细用药汤冲入服。

四、肺脉沉搏为肺疝。

按：脉形如豆，不上不下而动曰搏。肺主行营卫阴阳，脉应微浮，今得沉搏，则治节不行，故聚为疝，治用桂枝、半夏、干姜、细辛、牙皂、桔梗、贝母，薤白捣药汤冲服。

五、心脉微急，为心痛引背，食不下。

按：寒则血凝涩，故脉紧急。寒则心之血道不通，故痛引背。寒则心火衰，不能熔化水谷之液为血，故食不下，治用桂枝、菖蒲、远志、生附子、细辛、益智仁、苍、陈、苓、夏。

六、心脉搏滑急为心疝。

按：脉往来流利曰滑，属阳。血有余故脉滑，脉急为寒，血有余而寒客之，故凝心下为疝，治用桂枝、丹参、郁金、远志、菖蒲、半夏、玄胡、秦归。

七、心脉微滑，为心疝引脐，小腹鸣。

按：心主血，脉滑为阳气盛，主积于心下而为疝。心与小肠相连络，心气移于小肠，故小腹有形而鸣。治用郁金、丹参、黄连、丹皮、玄胡、荆芥，肠结加枳实、大黄。

八、心脉微缓，为伏梁在心下，上下行，时吐血。

按：脉盛大和利曰缓，为热。心脏属火，脉缓为火气有余，主积在心，上下行痛，心火挟血妄行故唾出。治详咳吐血章。

九、心脉微大，为心痹引背，善泪出。

按：脉大者多气，心脉大则气有余，积于心下，痹引背痛。目为心之使，气有余，则液随气上凑于目，故泪出。治用郁金、丹参、丹皮、莪术、芍药、荆芥。

十、肝脉微急，为胁下若覆杯。

按：肝主藏血，今脉急为寒，寒则血聚于经脉所过之胁下，而有若覆杯。治主先吞万应丹，随用桂枝、吴萸、青皮、川芎、秦归、半夏。

十一、脾脉微急，为膈中，食饮入而还出，后沃沫。

按：脾主吹受胃中水谷之津，行于三阴，脉急主寒客脾脏，失其化升水谷机能，故上则呕吐，下则便沃沫。治用万应丹，苍术、半夏、砂仁、草果仁、桂枝、山楂、酒曲、硫黄。

十二、脾脉微滑，为虫毒腹热。

按：长夏湿热蒸熏，故百虫化生，脾脏属土而恶湿，脉滑为湿热之气盛，故主湿盛生虫，而脾位之腹部热。治用万应丹，山楂、枳实、射干、酒曲、鹤虱、枯矾、使君子、芦荟。

十三、肾脉微大为石水，起脐以下至小腹，腄腄然，上至胃脘，死不治。

按：肾脏属水，脉大主水气太过，积为石水。若上胃脘，则浸淫干土，故主死。治详八十三章水肿二十四目。

十四、肾脉大急沉，肝脉大急沉，皆为疝。

按：肾脉应沉，肝脉应弦，今得诸大为邪气盛。脉急为寒，沉为病在里，主寒邪内结，而为止而不动之疝。治用万消丹，桂枝、附子、吴萸、川芎、玄胡、木香、乌药。

十五、心肝肾脉皆小急，不鼓动，为之瘕。

按：心主血，肾主五液，肝主藏血，今脉皆小急，夫小为正虚，急则为寒，主正虚而寒凝气道，结为按之则散曰瘕，治用万消丹，桂、附、细辛、半夏、木香、秦归、玄胡。

十六、肾脉微急，为沉厥奔豚，足不收，不得前后。

按：肾脉起于足下，而开窍于前后二阴，今脉急为寒，寒气厥逆，故由下冲心痛若奔豚，与足痿便闭，治用桂枝、茯苓、苍术、大枣、硫黄。

十七、肾脉小甚为洞泄。

按：肾开窍于二阴，而主收藏，今脉得小甚，为正气虚，虚则关闸不固，水液不升，故发为通洞而泻冷，治用附子、硫黄、破故纸、枯核桃、牡蛎、苍术、茯苓、山楂、酒曲。

十八、肾脉微缓为洞，洞者食不化，下嗌还出。

按：肾脏主水火，故三焦属肾，脉盛大而和利曰缓，今脉缓为下焦之火有余，火性急迫，故不俟物化而泄出，治用柴胡、苍术、芍药、山楂、乌梅、酒曲、赤石脂、续断，热加枯矾。

十九、肾脉微涩，为不月，沉痔。

按：肾为藏精血之脏，脉涩为血被寒凝而不行，与血少故不流利，在妇女当主经停，在平人主血凝而为痔，治用万消丹，桂枝、红花、泽兰、秦归、郁金、血藤，痔减桂加桃仁。

二十、肾脉涩甚为大痈，先用荆芥汤，吞万消丹，山甲末。

按：肾脏本多血少气，今脉涩甚，主血被寒凝而不行，故主结为大痈，治用生附子、细辛、川芎、秦归、血藤、玄胡、半夏、丹参、泽兰。

二一、三阴急为疝，三阳急为瘕，先用酒曲泽兰汤吞万消丹。三阳脉应浮缓，脉急为寒，主结，为按之则散，曰瘕。三阴脉急，主结为不动之疝，治用桂枝、半夏、吴萸、苍术、草果仁、生附子、茴香子、姜、枣。

第七十章　胸中病

一、气满喘息而支胠，胸中热，此邪客于手阳明大肠之络，缪刺手大指次指爪甲上商阳如食顷，立已，治用万应丹，旋覆花、瓜蒌仁、枳实、射干、麦冬、桔梗、花粉。

二、阳逆头痛，胸满不得息，取挟喉旁动脉人迎立已，治用万应丹，石膏、枳实、秦艽、射干。热甚，主用厚朴、枳实、芒硝、大黄。

三、气逆上，刺膺中陷者与下胸动脉：璇玑、玉堂、膻中、云门、气户、库房、屋翳。阳邪上逆，照前一二方；阴逆，主用桂枝、茯苓、苍术、甘草、芍药、铁矿。

四、冲任气逆，上气有音者，治其喉中央天突喉下动脉，与脐下三寸关元，上冲喉取大迎、颊车动脉，治用前方酌定寒热施治。

五、气逆上，胸中喘息，取足大指内侧端隐白。寒留针，热急出，气下乃止，治用万应丹，苍术、陈皮、厚朴、茯苓、半夏、芍药、甘草。

六、阳气大逆，上满胸中，膹胀息肩，喘喝坐伏。取之胆入天容，耳下屈颊后，治用枳实、芍药、甘草、黄芩、旋覆，便结吞胆汁，热甚加芒硝、大黄。

七、咳而上气，穷诎胸痛，取之舌下，血变而止，廉泉、舌下二紫脉，治用细辛、茯苓、半夏、五味、甘遂，寒加桂、姜，热枳实。

八、冲气留于腹中，积蕴不行，不得常所，使人支胁，胃中满，喘呼逆息。气积于胸中，泻大迎与天突。积于腹中，泻三里气街。上下皆满，取季胁下一寸章门，重者取三穴如鸡足，诊视其脉弦急及绝不至与腹皮急者不可刺。

九、厥逆为病，足暴冷，胸若将裂，肠若以刀切，烦不能食，脉大小皆涩。暖取肾，冷取胃，冷补温泻之：肾井涌泉、荥然谷、俞太溪，胃井厉兑、荥内庭、络丰隆。治用酒曲汤吞万消丹、硫黄末，随服桂枝、附子、半夏、苍术、大枣、草果仁、茯苓，甲色青加胡椒。

十、厥逆，腹暴满，肠鸣胸满不得息。取下胸二胁与背俞，以手按，快者是：肺中府，背三节旁寸半肺俞，胃气户，胃俞十二椎旁寸半。治用万消丹，硫黄末、茯苓、半夏、菖蒲、木香、甘松、槟榔、草果仁。

十一、气逆。取太阴阳明，甚取少阴阳明动者之经：肺俞太渊、云门，大肠井商阳、经阳溪，肾俞太溪、经复留，胃解溪、冲阳。阳气逆主用厚朴、芒硝、枳实、大黄、甘草、芍药，阴气逆主用桂枝、附子、半夏、苍术、茯苓、硫黄、干姜、芍药。

十二、少气，身漯漯也，言吸吸也，骨酸体重，懈惰不能动。补足少阴肾：肾荥然谷，经复溜，络大钟。治用桂心、附子、硫黄、熟地黄、山茱、女贞子、参、苓、阿胶。

十三、短气，吸短不续，动作气索。补足太阴脾去血络也：脾俞太白，经商丘，络公孙，视其经络血结者刺之。胀满先服万应丹，治用苍术、砂仁、首乌、参、苓、夏、草、陈、芪、玉竹、饴糖、酒曲，泻加葛根，谷不化加硫黄，恶寒加桂枝、姜、枣，甚加附子，便黄加射干。

十四、支膈烦闷，泻心络通里（去手腕一寸半，由内绕外络脉），治用万应丹，郁金、丹参、玄胡、贝母、枳壳，热加丹皮。

十五、胸中胀痛，忧思郁结，悲哀惊恐，致阴气上逆，障碍大气流通。灸膻中、云门、中府、气舍、气户、三里、阴陵泉、关元。治用半夏、瓜蒌仁、生姜、甜酒汁，薤白捣细用药汤冲服。

十六、痰饮内蕴，流注于三焦之膜间，气不宣畅，致心胸腹背相引痛。针灸天突，上中下脘，关元，脊十节间，四节旁三寸膏肓俞。治用半夏、甘遂、牙皂、瓜蒌仁，痛时肢冷加桂枝、吴萸，热加枳实。

十七、胸中懊恼烦闷，反复颠倒，此阴邪内结，宜涌吐以越之。针气户、气舍、太陵、三里、阳陵泉。治用栀子、淡豆豉、甘草，煎服后探吐之。

十八、胸痛至小腹，手不可近，按之痛甚，此痰饮内结。脉沉滑，急下之。针三里、上廉、下廉、阳陵泉、阴陵泉。治用半夏一钱半，甘遂二分，牙皂三分，枳实一钱，厚朴一钱。

第七十一章　癥瘕积聚

一、病源

饮食入胃，经三焦之火化，成为气血，以充周形身。若因内伤外感，致气血运行之机能迟滞，症见胸腹内部结团，流动作痛，揉按之则散，迨气血积聚则复发，病名曰瘕。若感邪较重，致水谷之液不能化精，流注于联络脏腑之膜间，或结为水泡，或凝为糟滓，或聚为瘀团，不时作痛，而按之有形，推之则移，病名曰癥。若止而不动，病曰疝。考诸经言三阳之脉急为瘕，心肝肾脉小急沉不鼓为瘕，又曰三阴之脉急为癥，又曰肝肾脉大急沉为疝。是则癥瘕疝之脉皆急，而脉急为寒，原夫瘕由于阳气被寒所遏抑，癥与疝则属于阴液阴血被寒所凝结，他如积于肠胃者则属于宿食。要皆生于内伤饮食情欲，外感杂邪，致经气厥逆，陈莝凝滞而成，故可施唯一之治疗，用万应、万消丹攻除于内，用针灸以治其外，随用健脾益胃、温中化积法治之，莫不就痊。是则心积曰伏梁，心下有块如梁伏，时痛而心烦；肺积曰息贲，右胁下积块如覆杯，气逆而咳，不时微发寒热；肝积曰肥气，左胁下积块如覆杯，胀痛，发寒热；脾积曰痞气，在脘中如覆盘，胀痛，面黄而形瘦；肾积曰奔豚，脐下冲动痛引心，时上下行，肢寒而心动悸。

二、外治

积块，审按块之首尾，用针斜刺之，以贯块之中心为原则，并刺其中心，刺后用太乙神针灸熨之。积在心下，针灸上中下脘；积在腹中，针灸脐旁五分盲俞，三寸天枢，脐下三寸关元，寸半脖胦；积在胁下，针灸季胁稍章门，乳旁下期门；肺积，针灸肺俞太渊，背肺俞；心积，针灸心俞太陵，背五椎旁三寸心俞；肝积，针灸肝俞太冲，背肝俞，募期门；肾积，针灸肾俞太溪，背肾俞；脾积，针灸脾俞太白，背脾俞，章门后分肉带脉；五脏积，针灸章门。

三、内治

用甜酒曲汤，先吞万消丹，过二小时服后方：苍术、半夏、桂枝、茯苓、菖蒲、砂仁、陈皮、厚朴、玄胡索、香附、莪术、姜、枣。呕吐吞酸，加吴萸；口味淡，加草果仁、丁香；寒甚，加附子；痰胀，加吞莱菔子、白芥子；寒积血分作痛，加胡椒、肉桂；积块蒸热，加射干；胀满，便黄，加枳实；泻黄，肠中撩乱，加吞山楂末、黄连；心烦，加吞黄连末、郁金；面黄，加茵陈；腹冷，便结，加吞硫黄末。

第七十二章　心腹病

一、猝心痛，暴胀，胸胁支满，此邪客于足少阴肾之络，若无积滞病象，刺然谷前出血，如食顷立已，不已则缪刺之，新病五日已，治用桂枝、苍术、茯苓、菖蒲、故芷、吴萸、枳实，有积先服万应丹。

二、厥心痛，与背相控，善瘛，如从后触其心，伛偻者，肾心痛也。先取足外踝后昆仑，踝前京骨，发针不已，取然谷，治用附子、桂枝、茯苓、苍术、故芷、姜、枣。

三、厥心痛如以锥刺其心，心痛甚者，肾心痛也，取肾荥然谷，俞太溪，治用桂枝、茯苓、苍术、菖蒲、故芷、益智、姜、枣，寒甚加附子。

四、厥心痛，腹胀胸满，心尤痛甚，胃心痛也，取脾荥大都，俞太白，治用万、应万消丹，桂枝、半夏、苍术、陈皮、厚朴、豆蔻、姜、枣。

五、厥心痛，色苍如死状，终日不得息，肝心痛也。取肝荥行间，俞太冲，治用桂枝、吴萸、胡椒、丁香、青皮、秦归，寒厥加附子，热加枳实。

六、厥心痛，卧若徒居，心痛间，动益甚，色不变，肺心痛也。取肺荥鱼际，俞太渊，治用桂枝、茯苓、半夏、桔梗、贝母、干姜、甘草。

七、真心痛，手足青至节，心痛甚，旦发夕死，夕发旦死。针灸心包络内关，刺十指头，推按出血，治用桂枝、丁香、胡椒、丹参、郁金、菖蒲、远志、生附子、秦归。

八、心痛不可刺者，中有盛聚，不可取以俞也。食饮积用桂枝、茯苓、苍术、半夏、豆蔻、菖蒲、干姜、大枣、酒曲，瘀血积用莪术、三棱、桂心、丁香、玄胡、归尾、红花。

九、心痛引背脊，欲呕，取足少阴肾井涌泉，荥然谷，俞太溪，治用桂枝、茯苓、半夏、吴萸、苍术、干姜、大枣，寒甚加附子。

十、心痛腹胀，啬啬然，大便不利，取足太阴脾荥大都，俞太白，合阴陵泉，治用酒曲汤吞万应丹、硫黄末，苍术、半夏、豆蔻、陈皮、厚朴、砂仁。

十一、心痛引背不得息，刺足少阴肾井涌泉，荥然谷，俞太溪。不已，刺手少阳三焦，荥液门，俞中渚，治用桂枝、茯苓、半夏、菖蒲、姜、枣，属少阳加柴胡、芍药、槟榔、枳实。

十二、心痛引小腹满，上下无定处，便溲难，刺肝荥行间，俞太冲，合曲泉，治用桂枝、吴萸、青皮、玄胡、川芎、茯苓，寒加姜、附，热加芍药。

十三、心痛，短气不足以息，刺手太阴肺荥鱼际，俞太渊，合尺泽，桂枝、茯苓、半夏、干姜、桔梗、苍术、甘草、大枣。

十四、心痛，当脊九椎旁寸半肝俞，按之痛已，刺之不已，上取膈俞，下胆俞，治照前五条肝心痛。

十五、心疝暴痛，取足太阴脾、厥阴肝，尽刺其血络，治用泽兰酒曲汤吞万消丹，桂枝、半夏、豆蔻、吴萸、苍术、青皮。

十六、背与心相控而痛，所治在天突与七椎及中脘、关元，治用万消丹，桂枝、胡椒、半夏、茯苓、苍术、砂仁、木香。

十七、背拘挛引胁痛，此邪客于足太阳之络，刺之从项始数脊椎夹脊旁按之应手如痛止，刺之旁三痏立已。

十八、心包络实则痛，刺内关，掌心下去腕二寸络脉，治用万消丹，郁金、丹参、玄胡、归尾，热加丹皮，寒加桂心。

十九、胁痛不得息，咳则汗出，此邪客于足少阳胆之络，刺足小指次指爪甲角窍阴，不得息立已，汗出立止。缪刺之，不已，复刺如法，治用柴胡、芍药、青皮、吴萸、栀子、枳实、甘草、茯苓、半夏。

二十、腹满大，上走胸嗌，喘息，大便不利，取脾井隐白，俞太白，合阴陵泉，治用酒曲汤吞万消丹，苍术、砂仁、陈皮、茯苓、半夏、厚朴、豆蔻，寒凝不便加吞硫黄末，热结加枳实、射干。

二一、饮食不干，膈塞不通，在上脘，蔽心骨下一寸抑而下之，在下脘，脐上二寸散而去之，灸而熨之，治用酒曲汤吞万消丹、硫黄末，随服苍术、陈皮、砂仁、茯苓、半夏、党参、桂枝、饴糖、姜、枣。

二二、腹鸣，气上冲胸，喘不能久立，邪在大肠，刺肓之原脖胦与上廉、三里。脖胦，脐下一寸半；三里，膝下三寸胻外廉；上廉，三里下三寸。食积，主用牙皂酒曲汤吞万应丹，茯苓、半夏、杏仁、桔梗、枳实、槟榔。燥热蒸熏，主用芒硝、厚朴、枳实、大黄。

二三、腹满，食不化而响，大便难，取脾井隐白，俞太白，合阴陵泉，治同前二十条腹满大。

二四、腹暴痛，按之不下，取小肠经络与胃幕，肾俞旁五，用圆利针。小肠经阳谷，络支正，胃幕中脘，肾俞旁志室，十四椎下去脊三寸。治用酒曲汤吞万消丹，香薷、藿香、砂仁、茴香、苍术、枳实、厚朴。

二五、腹痛，刺脐左右动脉，以刺按之立已，不已，刺气冲立已。肓俞，脐旁一寸，天枢，脐旁三寸。气冲胯窝动脉，治同腹暴痛。腹皮冷，加桂枝、豆蔻，热加射干、芍药。

二六、肠中不便，取三里，盛虚补之。治照腹痛先用万应丹，审其寒热加减治之。

二七、虚而腹痛，补公孙。实则肠中切痛，泻之。公孙，足大指本节后一寸间络脉。虚痛，用苍、苓、夏、朴、砂仁、陈皮、酒曲、马蹄香、槟榔、姜、枣。实痛，治同二四。腹暴痛，加射干。腰部眇[①]络季肋而痛，刺噫嘻，在六椎下去脊三寸所。

二八、腹皮痛痒，任脉之别，名曰尾翳，下鸠尾，散于腹。实则腹皮痛，泻之；虚则搔痒，补之。尾翳，蔽心骨下。腹皮痛，治用泽兰、槟榔、大腹皮、臭椿树皮、青皮、瓜蒌皮、荆芥。腹皮痒，治用川芎、秦归、生地、沙参、黄芪、甘草、荆芥、丹皮。

二九、腹胀身热，脉大者逆；腹大胀，四肢清，脱形，泄甚者逆；咳呕腹胀，且飧泄甚，其脉绝者立死。

三十、腹暴痛，痛上寒，取足太阳膀胱，足阳明胃，太阳郄金门，申脉，仆参，胃合三里，络丰隆，上廉。治用桂枝、茯苓、苍术、豆蔻、甘草、

---

① 眇：在季胁下挟胁两旁虚软处。

姜、枣。

三一、腹痛，痛上热，取足厥阴肝，不可俯仰，取足少阳胆。肝荥行间，俞太冲，胆荥侠溪，原丘墟。治用柴胡、芍药、枳实、甘草、吴萸、青皮，热结不便加栀子、射干。

三二、厥而腹响，多寒气，便溲难，取足太阴脾井隐白，俞太白，经商丘，治酒曲汤吞万应丹、硫黄末，苍术、茯苓、半夏、桂枝、干姜。

三三、腹痛肠鸣而泻，泻而痛减者属食积，熨上中下脘，灸三里、关元，治用酒曲汤吞万消丹、硫黄末，苍术、砂仁、茯苓、党参、葛根、山楂。

三四、腹痛肠鸣而泻冷，完谷泻出，此正虚而三焦火衰也，治同三三，加桂枝、益智仁、半夏，泻冷加附子、豆蔻。

三五、腹痛肠鸣而泻热，下泻热臭水，此下焦火盛，挟肠胃津液下夺也。治用柴胡、芍药、黄芩、黄连、乌梅、甘草，肛炎先服甘草、大黄，腹鸣而满，四肢清冷，泻甚，脉大者逆。

三六、飧泄，补三阴之上太仓，补阴陵泉，久留针，热行乃止。脾结太仓，即中脘，脾合阴陵泉，治同三三、三四。

第七十三章　霍乱病

一、清气在阴，浊气在阳，营气顺脉，卫气逆行，清浊相干，气乱于肠胃，则为霍乱，治取脾俞太白，胃俞陷谷，胃合三里，内治详后。

二、霍乱，肠中切痛，厥气上逆，取足太阴脾络公孙，五刺脾俞旁意舍，三刺胃俞旁胃仓，十椎旁三寸，意舍十一椎旁三寸，治用藿香、砂仁、甜酒曲、炒麦芽、苍术、槟榔、茯苓、半夏、陈皮、木香、甘草。吐酸，泻冷，肢冷，加桂枝、附片、大枣；吐而不泻加枳实、吴萸；便闭，加吞硫黄末；泻而不吐加葛根、芍药、枯矾；泻热，加乌梅、黄连；欲吐不得吐，用鸡毛探吐之；便闭，用开水烫石灰，澄清水，吞芒硝、硫黄；干呕刺阳陵泉、三里，用石灰水煎黄连吴萸枳实汤，吞硫黄、芒硝以通关格。

三、霍乱有寒热干之别

或因恣食生冷寒凉，复感雨湿雾露，致形身之阳气遏抑，阴阳交争于肠胃，挥霍绞痛，而或吐或泻，四肢厥逆，冷汗自出，唇面色青，腹痛，甚至爪色灰而罗瘪，口渴热汤而舌润者属寒，治用前第一方加桂附。

或因恣食辛热，复感风热暑气，致形身之清气与所感邪气混淆，气机为之闭塞，血液因之污浊，肠胃失其输运之机能，而或吐或泻，而赤身热，口渴舌燥，烦乱神昏，无论脉数代伏，皆属于热。治用第一方减夏、陈，加黄连、乌梅、芍药。又方单用鼠尾草，生捣细，用冷开水吞二公钱，以愈为度。烦渴，多捣加水饮汁。

或因内伤食饮，与气食郁结，复感暑热烟瘴，秽浊之气闭塞中焦，致营卫阴阳气血之道不通，升降之机失常，混乱绞痛，欲吐不得吐，欲泻不得泻，烦躁不安，舌苔黄垢，脉沉或伏，上中下不通者，名干霍乱，治用前便闭与干呕方。

外治法：

凡诸霍乱，皆由于杂邪凝于气血管中，障碍形身生化机能而发生，故惟有用针以开通闭塞，排泄污瘀，实为唯一之治法。查五脏六腑之经脉，皆出于手足内指甲角，去甲角如韭叶处，极力推摩手臂肘与足腿，务须按指逐一分别刺之，按推出血，其痛立已。尤以推刮手肘弯与足弯，刺其血络，泄出其污瘀为主要。再查脏腑之俞穴皆在背，胸乳两旁与腹亦关重要，粘抹香油，用碗口刮背膂胸腹间，推动各神经管，使其气血流通，并刺其结血。虽流行霍乱之重症，只须再三刺上列各处，泄净其污血，视甲壳内之血色回正，除用生石灰八钱，用烫开水冲入，澄清水吞服外，勿须用他药以佐治，便可以立愈。

至若干霍乱与热霍乱，其关格固结不通者，又当主用黄连、吴萸、枳实、芒硝、大黄等，阴药与阳药并用，斩关夺门以攻之。酌照三十五章，瘟疫十五条，通幽汤治之。

其有为日已久，吐甚津亏而便结者，则用后方从中以调之。方用人参、苍术、砂仁、甘草以益中气，芍药以敛阴，桂枝以行津液而开关格，黄连以平厥阳[①]之火，茯苓、半夏以降水逆而涤痰饮。天时热，呕苦，减少桂枝用量；天时寒，呕酸，减少黄连用量。服后吐止，便通则生。

四、附治民国三十一年壬午岁流行霍乱特效法。

（一）病源

夫饮食入胃，经三焦之火化，升腾其精微以营养形身。若因内伤、外感，即令生化不良而发生疾病。岁值壬午，据天元运气，少阴君火司天，阳明燥金在泉。岁中运丁壬，化木而生风，主天地之风气、热气太过，故多风多热而人喜食寒凉，加以国难紧张，气食郁结，人之通病。其在防空地方，野处冷食在所难免。他如流离难民、劳苦农工，食更复杂。时至夏秋，天地之风、热、暑、湿杂气，人由鼻息感触入肺而传诸心，由心而布散于各血管。若人正气不足而恣食寒凉，其寒汁沫即流溢于各血管中，与所伏之风、热、暑、湿杂气两相接触而挥霍绞乱。兼乱于心而烦心，乱于肺而喘呼，乱于胸中而烦闷，乱于头而眩晕，乱于手足而厥冷，乱于胃肠而绞痛。迫促形身之津液，由胃而吐出，由肠而下夺，由汗孔而漏泄。立令身枯如柴，手足指与掌之罗纹瘪陷，麻

① 厥阳：其意待考。

痹转筋，甚至形身之血管忽然结疱。而在脏腑交通之道，气血灌注之所，悉被病菌所滋蔓，待血液凝滞，气道闭塞则死。故惟有速用针刺出血法，可收唯一之特效。其在西医用科学考察，故必人身温度不足，霍乱病菌始能生成。旋侵入血管中，兼具有繁[①]殖性与传染性。而真实地考察，加以治疗辄效。当初其邪仅积滞在一部分，不急治，竟致全体皆发生阻滞，此西医所谓具繁殖性最速也。因感天地杂气，故具流传性。但人正气存内者，邪不能干。若谓生于接触能传染，然则真与儿女辈四出救济，日夜奔忙，施送针药，何以安全？尚冀学者，只须正气内存，食饮合法，便勿妄生猜疑而力行救济焉可。

（二）审症

手指甲壳内血色灰乌，手大指次指交间脉动甚，咽喉下胸叉骨上脉动甚，头昏，心烦，腹痛，吐泻，手足冷，冷汗自出。

霍乱腹痛吐泻，或不痛而吐泻，冷汗自出，随即手足麻，不能言而死。症属邪在肠胃者虽除，而在脏腑、气道与血管者，未排泄，故死缓。

霍乱腹痛，头昏心烦，手足冷麻，施推摩法，血管随即结疱，立即跌仆而死。因迟于刺血，致病菌凝滞形身血管，壅塞脏腑气道，故死速。

（三）主治

初见指甲内血色灰乌等症，便宜急速呼人推摩手足，使气血流通，立即用针或碎瓷片刺手足内外指甲角与手足曲弯间各血络管，推按出血，并刮胸背间血络，刺出其血，内服石灰水而立愈。倘前当指甲内血色灰乌时，失治。已达吐泻腹痛时，应宜不分星夜，急极自行刺血抢救，若待天明，始行延医治疗，迟延一二时，定救不及。

霍乱初发，甫刺手，其痛立止者，仍宜分刺足与胸背间，泄净其毒，方不再发。

其有感邪甚重，刺血后已愈复发者，宜再三刺之，迨血色与指甲色回正时，方可痊愈。若延误时日，致血液凝滞，推刮时起疱者，先行分刺其疱上之上下血管，而后深划其疱，捏按出血。

① 繁：原作“藩”。

再有初发失治，血液将停，络脉管隐伏不见者，用烧盐淬温酒中，极力推摩，而后刺之，能泻出污血者生。

他如气乱于胸中，则大烦闷，加刺喉下胸叉骨上动脉天突，刺肩窝陷中缺盆，缺盆下二胁空云门。气乱心则烦心嘿密，俯首静伏，加刺舌下二紫脉出血。刺手掌下两筋间横纹太陵，手小指过掌下一寸动脉神门。气乱于肺则仰俯喘呼，加刺手寸口上五分间，大指络脉鱼际，足内踝后跟上动脉太溪。气乱于胃肠则痛，加刺公孙、意舍、脾俞、胃仓、陷谷、太白、三里、上下廉。刺乱气诸穴，宜用毫针；不习用针，用手极力推揉以代之。

（四）内治方

霍乱如法刺血后，病痊愈。但服石灰水，便无须再服其他药。若因迟于用针，病未痊愈者，主用后方以治之。若预服之，可减霍乱病菌。方用生蒜头一瓣捣细，雄黄一钱二为末，用石灰水吞服，寒甚加蒜二三瓣。又方槟榔、炒郁金各二钱，香薷、砂仁、苍术、香附、陈皮、厚朴、茯苓、半夏、菖蒲、甜酒曲各一钱二。吐酸泻冷，口不渴，手足冷汗出，酌加桂枝、附片，热则忌服。吐若泻热，服前方宜减夏、陈、朴、蒲，加黄连、枳实、乌梅，渴加葛根，用黄红土杵细，加石灰水冲入，澄汁饮之。

流行霍乱刺血后，尚吐泻烦渴，主单用鲜鼠尾草五钱，捣细，用温冷开水陆续吞下，为治吐泻烦渴之唯一圣药；甚至罗纹瘪陷，吐泻不止而烦渴者，宜多采数两，捣细，用温冷开水冲入，取汁饮之立瘥。

流行霍乱，吐泻，手足冷，刺血后，手足转温。随即从阳化热，面赤口渴烦燥者，主多服鼠尾草及后方。

方用郁金、黄连、丹皮、芍药、麦冬、金银花、山豆根、甘草。泻热，加枯矾、乌梅；渴，加花粉、橄榄；烦渴甚，用绿豆面或生荞面，甘草末，用温冷开水冲入，澄清取汁饮之。上方可兼治流行五乱，宜照后向症加味。气乱于胸中，加枳壳、贝母；气乱于肺，加贝母、旋覆花；气乱于心，加菊花、紫草茹；气乱于头，加石膏、川芎；气乱于手足，加姜黄、血藤；气乱于肠胃，加枳实。

（五）预防法

无食水果、酸冷物、寒性物、冷饭菜、冷糕饼及过热之品；食无过饱，饭后忌睡眠；水桶中日加石灰几两；行走野外时，鼻孔中时塞青蒿、洋草果等叶；平时预服生蒜、雄黄等；饭后嚼槟榔、甜酒曲。

附：鼠尾草

产地：为山野郊原多年自生之草，处处多有之。

形态：叶如糯米而稍大，一蒂三叶，如爪状，色青绿，错综附生于茎间，如松鼠尾状。茎圆，粗半分许，高三四寸至六七寸；当阳色紫，阴处绿。尖端开小叶集花，色淡紫白。结荚如绿豆而形短扁，子形亦小扁。

性味：淡涩，性平，无毒而能解毒。

功效：平时采叶捣细，用冷开水吞服，止泻热；加红糖捣，用温开水吞，止泻冷。现治流行霍乱，吐泻烦渴，用温开水吞，刺血后服之立瘥。

上法，除印传附近各县，采用最效外，呈请国府省府，转知各省县，印传在案。

第七十四章　肠澼脉症

一、脾脉微大为疝气，腹里大，脓血在肠胃之外。

按：脾脉本柔和，今得微大为多气血，故气血结于腹里而为疝，于肠外而为脓，治用泽兰酒曲汤吞万应、万消丹，苍术、玄胡、莪术、射干、矮陀、山楂。

二、脾脉涩甚为肠溃。

按：脉得诸涩，为多血而有寒，血被寒涩而不行，故聚于肠之膜间而为溃。治同一条，主用桂枝、草果仁。

三、脾脉微涩为内溃，多下脓血。

按：脾主统血，今脉涩则血凝而不敷布于其所主之肌肉，已由内溃而下脓血，治用万应万消丹，秦归、川芎、萆薢、矮陀、地榆、血竭、无花果。

四、肠澼便血者，身热则死，身寒则生。

按：过食辛热与食积化热，致二肠发炎，阴络伤，血内溢而下血，内外皆热者死。

五、肠澼下白沫者，脉沉则生，浮则死。

按：二肠发炎，挟其津液下夺，而大肠脉上络肺脏，若脉浮，主热邪熏肺，故死。

六、肠澼便脓血者，脉悬绝则死，滑大则生。

按：脉悬绝，则阴液内绝，故死。脉滑大，则阴阳之气尚属有余，故可调和而生。

七、肠澼之属，身不热，脉不悬绝，滑者生，悬涩者死，以脏定死期。

按：大肠属金，死于丙丁火日；小肠属火，死于壬癸水日，治详十九条。

八、脾脉内鼓沉为肠澼，久自已。

按：二肠虽病澼而脾脉尚沉而内鼓动，具灌注水谷之精气之象，故久当自已。

九、肝脉小缓，为肠澼，易治。

按：肝脉应柔和微弦，今得小为正虚，缓为多热，但小缓则木火未甚，故易治。

十、肾脉小搏沉，为肠澼下血。

按：脉形如豆，动曰搏。今肾脉小搏沉，主阴虚而阳邪陷于阴中，阴络伤，故便血。

十一、血温身热者死。

按：阳热甚，致阴络伤，故下血。今血热则热炽于内，身热则热甚于外，故死。

十二、心肝澼，亦下血，二脏同病者可治。

按：心生血而肝藏血，二脏受阳热之熏蒸，致阴络伤而下血，治平木火而可愈。

十三、其脉沉小涩，为肠澼，其身热者死，热见七日死。

按：脉小为正气虚，沉涩为阴血亏，身热则阳浮于外，故死于火之成数七日。

十四、肺脉微滑，为上下出血。

按：脉滑则阳气盛而热，肺热挟血妄行，故上由口鼻出，肺脉络大肠，故由肠出。

十五、数动一代者，病在阳之脉也，泄及便脓血。

按：热则脉流搏疾，不相承接，故数代，数代则热迫于下而自泄，于肠而下脓血。

十六、肠澼下脓血。

按：过食辛热或食积化热，致令二肠发炎，阴络伤则下脓血。热气内陷而不上升，故坠胀难堪，治以消积热、升清阳、敛阴血为主要。

治用柴胡、芍药、甘草、栀子、丹皮、枳实、山楂、槟榔、地榆、黄连。

身热血紫，主用柴胡、枳实、大黄、芒硝急下之。有食积情事，主先用万应丹。

坠胀无奈，针泻胃合三里，小肠入上廉，大肠入下廉，井商阳，俞合谷，立瘥。

十七、肾移热于脾，传为虚，肠澼死。

按：肾脏主水火而主固泄，肾脏下焦火甚，熏蒸脾脏，致脾虚不能分泌而泻泄。主用黄柏、知母、萆薢、射干、苍术、茯苓、砂仁、首乌、芍药、甘草。

十八、肠澼，下白脓沫。

食积大肠，积久化热，致三焦之火不升，故后重甚。治宜消积滞，除湿热，升清阳而病自已。有食积病象，用酒曲汤先吞万应丹，主用柴胡、山楂、枳实、吴萸、枯矾、诃子、芍药、黄芩、砂仁、乌梅。

又方：大蒜三瓣、陈红糖一钱，捣细，用陈醋半钟，泡一点钟，服之最效，兼治噤口痢。

十九、肠澼，食饮不入者，难治。

食饮积滞，积久化热，致伤脾胃，不能输运水谷，故不能饮食。治宜去积滞，除湿热，健脾胃，主先吞万应丹与蒜糖丸，苍术、砂仁、柴胡、青皮、吴萸、枳实、山楂、酒曲、茯苓，热甚加黄连。

二十、肠澼，胸肺间痛。

按：过食辛热，积滞于肠，致发炎而下痢脓沫，但大肠之脉上络肺脏，今肠热循经上熏肺脏，故下痢而胸肺间痛。治用紫参、桔梗、枳实、芍药、甘草，下痢气加诃子，红痢加丹皮。

二一、肠澼，脱肛。

按：湿热内蕴，致清阳之气下陷而发为飧泄，泄久则脾胃中宫元气日耗，失其约束宗筋而利机关之官能，故令肛肠下坠。治用苍术、柴胡、葛根、萆薢、续断、何首乌、芍药、诃子、砂仁、地榆、樗根皮、丹参、赤石脂，泻黄加山楂、乌梅，泻热加黄连、丹皮。有食积化热症象，主用酒曲山楂汤先吞服万应丹，随服前方，热加枳实。

二二、痔漏，脱肛。

内治：柴胡、芍药、甘草、地榆、丹皮、枯矾、萆薢、续断、无花果。

风热，加秦艽、防风；中气虚，加砂仁、茯苓、何首乌。

外治：深刺脊骶骨下长强，针泻三里、上廉、下廉，灸补脑顶，灸后用蓖麻子四十九粒捣敷之，灸中脘，灸脐下三寸关元。用蜗牛捣烂取汁，少加麝香、冰片敷之，能令痛止肿消，无蜗牛代以田螺。红肿不能收入者，用铣针遍刺出血，或用手捏挤其血而后敷之，并内服螺汁。

第七十五章　暴下血症

一、暴下鲜血

按：血生于心，藏于肝，统于脾。夫怵惕思虑则伤心，悲哀动中则伤肝，暴怒亦伤肝，忧思郁结则伤脾。伤则阴气虚，阴虚则生内热，热则邪火炽，阴络伤，致肝不能藏，脾不能统，血内溢于肠而泻出。

针灸肝合曲泉（膝内辅骨下，大筋上陷中），灸脑顶，并捣蓖麻子敷之。治用郁金、续断、萆薢、矮头陀、地榆、扁柏叶、无花果、蒲黄、芍药、柴胡、鳖甲、龟甲、枣皮、生地黄。血热，加黄连、丹皮；虚，加阿胶，化服人参、茯苓、首乌；风热便燥，加秦艽、防风。又方服蒜糖丸，详十八条。

二、暴下瘀血

按：此症与暴呕瘀血同一病源，故治法亦同。宜先驱除脏腑积滞，而后服消饮食、健脾胃、通经脉、和荣卫之剂而旋愈。

论治详六十六章暴呕瘀血。

第七十六章　小便癃闭

一、病理

查膀胱包裹于下焦之膜间，故小便之渗入，全由于下焦之火气所化生。而下焦者，别回肠，注于膀胱而渗入焉，故肠中之热气甚，即令小便色黄而短数。脾脏之湿气甚，即令小便浑浊。若下焦之火气太甚，致令膀胱失其分泌作用而癃闭不通。与夫下焦之火气衰微，则不能蒸腾水气四布，而直渗膀胱则溺多，甚至下焦之关闸不固而为遗溺。病原不同，故治法亦异也。

二、主治

癃闭，责之三焦之火盛，当用栀子以泻三焦之火，黄柏以泻膀胱之火，丹皮以泻血中伏火而凉血去瘀；佐以柴胡升发少阳之火气，使之上升；使以牵牛直驱水道；和以茯苓以资金水生化之源；引以棕根、木贼以通溺孔。服后若仍不通，反佐以桂，蒸动其气化，自能出矣。

三、小腹满大，上走胃至心，淅淅然身寒热，小便不利，取足厥阴。

按：肝脉过阴器，抵小腹，挟胃，属肝，络胆。其经气郁结，故小腹满，走胃至心，既见厥阴之寒，复见阳明之热。肝主疏泄，气郁故令小便不利，而主取其荥俞合也。

取肝荥行间，俞太冲，合曲泉、章门，脐上二分去中六寸胁下。

治用桂枝、吴萸、青皮、苍术、泽兰、蛇床子、姜、枣，热厥加栀子、柴胡，减桂、姜；大便欠利或溏，先用酒曲汤吞万应丹，而后服本方。

四、脾脉滑甚为溃癃。

按：脾主输水谷之精气于三阴，其脉应柔和，今得诸滑为热，主湿热之气甚，故结于肝主之睾而溃大，乘诸膀胱而癃闭。

取脾井隐白，俞大都，合阴陵泉，络蠡沟。

治用万应丹，萆薢、芍药、枳实、射干、茯苓、泽泻、滑石、楝实。

五、肾脉滑甚为溃癃。

按：肾主五液，其经脉络膀胱，今脉滑则阳盛而热。阳盛则阴虚，致水液竭，小便不利而癃闭。且热气淫溢于睾，致硕大而为溃。

取肾井涌泉，荥然谷间血络，络大钟、委阳。

治用万应丹，黄柏、栀子、牛膝、牵牛子、木贼、楝实、柴胡、泽泻。

六、小腹肿痛不得小便，邪在三焦约，取太阳大络。肿上及胃脘，取三里。太阳大络委阳，委中上外两筋间，肝络蠡沟，内踝上五寸络脉，胃合三里。

治同五条。通后，调以地黄、麦冬、丹皮、茯苓、泽泻、车前子，热加栀子。又方猪胆汁一个，童便半钟，用葱二钱，捣细，开水冲入取汁，和胆、便温吞之。

七、手术

旧法用小银丝端粘屈干管，纳入膀胱，溺即流出，现用西医洗膀胱之具纳入，茎中生疮，达过溺即流出，热结用温冷开水加入猪胆汁洗之。

八、数日不得溲而不胀。

按：此由下焦之火化衰，致小便不能渗入膀胱。虽二三日不解，别无所苦，病后元气亏损多有之。若久闻酸气所致，避酸即溲。

灸百会、骶下长强、脐下寸半脖胦、三寸关元。

治用附子、肉桂、熟地黄、山茱萸、茯苓、山药、泽泻、丹皮、硫黄。

九、癃，取阴跷照海（内踝下五分骨隙），肾络大钟（内踝后绕跟间），肝井大敦（足大指甲后生毛间），络蠡沟（内踝上五寸络脉），及各血络出血。

按：阴跷脉起于内踝下，并少阴肾之经行，属肾，络膀胱。肝脉过阴器，抵小腹而主疏泄。若三焦则联络脏腑而主气与火，故下焦之火热甚，则伤精血，致血内溢于膀胱，而病红癃。下焦之湿热甚，则伤精气，精时自下而病白癃。治详五六条十一条与七十八章。

十、足少阴之别，名曰大钟，由内踝绕跟，实则癃闭，泻之。论治详第十一章十二目。

十一、癃闭，小解痛甚而出点滴。外治除针大敦等穴外，用手指从肛门循溺道，推按致溺孔，先将杂邪推出无遗，而后解溲，自可不痛。

按：风热湿邪壅塞溺道，或败精白浊凝于精管交通溺管间，致小解痛甚。若湿热杂邪凝结成砂，坠塞膀胱出口，须侧卧方可溺出。服药难化者，解剖去之。

用牙皂木贼汤吞万应丹，萆薢、牛膝、郁金、车前子。仿同五六条治之。

十二、病在少腹，胀痛，不得大小便，名曰疝，得之寒。

刺少腹两股脐旁一寸肓俞，又下三寸胞门，脐下寸半、三寸间并熨之。治同八条，主用硫黄、牵牛子、故芷，酌减山茱、丹皮。

十三、内闭不得溲，刺足少阴、太阳与骶上，以长针。肾络大钟，照海，骶上脊尾骨上，膀胱井至阴，委阳，委中外兼两筋间。治同五六条。

第七十七章　红白癃淋

红白癃淋，针委中、委阳、蠡沟间血络出血。

一、病理

按：经言心包移热于膀胱，则癃溺血，盖以心包为三焦之膜原气，属相火，发动火气，敷布心脏之血于形身，故其热甚，致血内溢于膀胱与溺泄出。至若湿热杂邪浸淫下焦，致膀胱之气化不行，失其分泌作用，故浑浊流出，甚至结为砂粒，壅塞膀胱出口。治红淋当泻火凉血，白淋当除湿清热。

二、白淋治法

无论红白淋，用猪脊髓切细作引，以后列药汤煮熟服：白萆薢、续断、苍术、猪苓、茯苓、泽泻、滑石、车前子、木贼、棕根。又方，赤石脂三钱研，煨汤，吞山甲末一钱，治杨梅毒邪转为白淋，立效。再方，野油麻三钱，同木贼、棕根煎服最效。需要野油麻子种，函到寄送。

三、红淋治法

栀子、丹皮、土丹参、牛膝、瞿麦、车前子、萆薢、续断、木贼、棕根。又方，茜草根、马鞭草根、大小蓟根、野油麻、木贼、棕根，加脊髓酒汁引。

四、红白淋，服上方不效者，此正虚而邪热盛也。治用猪脊髓酒梁汁引生地黄、山茱萸、麦冬、茯苓、丹皮、栀子、黄柏、泽泻、续断、木贼。又方，红白淋久，痛减虚甚，用前方减丹皮、栀子、黄柏，酌加续断、锁阳、苁蓉。

五、白浊与白淋异治。法详五十四章。

六、溺血

按：冲任脉皆起于胞中，为经血之海，胞者主藏精血者也，今胞热移于膀胱，则胞中之血随热渗于膀胱，由溺而泄出，故癃闭不通而作痛。主用郁金、丹皮、玄参、生地、麦冬、栀子、芍药、柴胡、川芎。

第七十八章　遗　溺

一、虚遗

按：下焦之火衰，不能蒸腾水液使之上升，以荣养形身，而直驱膀胱，故老人则溺多，小孩则遗溺。治宜壮真阳，强筋骨而约束机关。外治，补手腕上分间去腕五分肺络列缺，补脐下三寸关元。治用萆薢、苍术、破故纸、核桃（三个，炮，连壳捣细）、蛇床子、仙茅、益智仁、续断、葫芦巴、蕲艾、桑螵蛸（炮，研吞）。火衰微，加硫黄、桂枝、附子。单用枯核桃汤吞桑螵蛸，最效。桑螵蛸乃螳螂育子房，冬春折下，炮，卵出无效。

二、气虚遗溺

手太阴肺之别络，名曰列缺，起于腕上分间，直入掌心，散入鱼际。虚则欠却，小便遗数，取之去腕半寸，别走阳明大肠。呵欠，主用桂枝、炙甘草、生姜、大枣；小便遗数，用山茱萸、五味、沙参、苍术、茯苓、萆薢、续断、仙茅、蛇床子。

三、热遗

经言肝脉微滑为遗溺。

按：肝主疏泄，其脉络阴器，抵小腹，今脉得诸滑，为阳盛而热，阳盛则阴虚，致下焦关闸不固，疏泄失宜，故溺出而不觉。泻肝井大敦，内服芍药、山茱、续断、萆薢、桑螵蛸、茯苓，热加栀子。

第七十九章　男子隐疾

一、阳萎精滑

按：阳者卫外而为固，阴者内守而为主。夫心为阳中之太阳而藏神，肾为阴中之少阴而藏志。故心神足，肾志壮，即实行交媾。精气之疏泄，一任神志之主持，虽日接妇人，累月穷年，不使发泄而可得，况梦寐间莫须有之事乎。若心肾虚，则肾藏之水不上济于心，邪火妄动，神志不宁，致阳不外固，阴不内守，或幻梦精泄，或近妇精流。治主峻补下焦，潜阳秘阴，以宁神志。

二、治法

补百会、脐下寸半气海、三寸关元、背十四节旁寸半肾俞，主用锁阳、巴戟、龙骨、龟甲、萆薢、苍术、山茱、五味、续断、阿胶。

三、不兴阳而冷滑

主用萆薢、苍术、熟附子、桂心、龙骨、龟甲、巴戟、故芷、益智、仙茅、蛇床子、山茱萸、焦核桃、桑螵蛸、川椒。又方，每晚用枯核桃煨汤，吞硫黄末六分、川椒三五十粒、五味子十二粒，最效。

四、兴阳梦交泄精

主用熟地黄、山茱萸、萆薢、续断、桑螵蛸、龙骨、牡蛎、龟甲、丹皮、郁金、茯神、麝香（半忽[①]）。

五、附：治绝阳不兴医案

张吏长子和鉴，来函悉，贵恙得诸幼年精气未充，发泄太过，以致真阳

---

① 忽：重量单位。担 = 100 斤 = 50 kg；斤 = 10 两 = 500 g；两 = 10 钱 = 50 g；钱 = 10 分 = 5 g；分= 10 厘 = 500 mg；厘 = 10 毫 = 50 mg；毫 = 10 丝 = 5 mg；丝 = 10 忽 = 500 μg；忽 = 50 μg。

虚痿，不能人事，故三十未婚。夫人身之精血，皆生于水谷之精气，据陈贵体痰质，是水谷之津液尚未化为气血即溢于形身，不惟阳萎，久将成为气血肿满。欲得贵恙痊愈，当以少饮茶水，调养胃气，使水谷之津液化为气血，以营养形身。盖以胃者，水谷之海，五脏六腑之大源，五脏之精气皆禀于胃气。夫肾者，不过受五脏之精而藏之，他医称肾气不足，而不言及真阳虚，是仅言其标而不知其本也。查经言，阳明胃者，主约束宗筋而利机关者也，阳明虚则宗筋弛纵，百脉不引，发为带下。经又言，二阳胃为病发心脾，男子不得隐曲，女子不月。足证男子阳痿，女子带下，同一病源，而治以益脾胃之真阳为主。

张副官焜，则称素患体弱气虚，绝阳不兴，交而不能射精。抑知体气皆水谷之精气所化生，夫人脾胃强健则水谷日加，其精气能充周形身，则发泄时自能全体流动矣。二君之症虽异，而实出于一源，可同服后方以治之。

方用黄萆薢、茅苍术、制硫黄、炒蛇床子、制何首乌、炒川椒、制仙茅参、生龙骨、炙龟甲 、锁阳、巴戟、苁蓉、砂仁、茯苓、半夏。上方分两平均，为丹，早晚用甜酒曲汤吞服一公钱，自可祛病而延年。迨精气充足交媾时，定当振作精神，须俟强极而后交，坚志固守，三五年勿使妄泄。须得却可种子时，始行施泄，定可产聪明特达、寿命延长之子。世之欲求子而多纳姨太，适得其反矣。此造化之玄机，尚冀传告同人焉，此覆。拙沈品轩启，继来函感谢称照法治疗，随即身体强壮，均皆娶妇，年余，各生有子云。

六、睾肿阳挺阴痒

治详前第十章络脉十二条，取肝络蠡沟。男龟头痛，女阴朋张，兼取肝井大敦。内服同肾囊痒。痒用蛇床子、防己、荆芥、黄柏煨汤洗之。

七、男女阴缩

治详前第十二章经筋脾筋四条，肝筋六条。主用：桂枝、吴萸、川芎、干姜，甚加附子、细辛。

八、男女小腹阴痛

治详前第十章络脉十条肝络蠡沟。

九、男女少腹有积

按：冲任为经血之海，肝为藏血之脏，其脉络阴器，抵小腹，寒气客之，即令血凝而不行。故主刺足太阳寒水经之厥阴俞（脊四椎旁寸半），三寸膏肓俞，与脏会之章门（侧卧屈肘当肘端，第三肋稍开），与章门下三寸，监骨上居髎。导腹中气，热下已，不热灸熨之。

治用吴萸、桂枝、川芎、玄胡、五灵脂、半夏、泽兰、归尾、姜枣。上及胸腹，主用甜酒曲汤先服万应、万消丹于前方，再加参术、砂仁、茯苓、陈皮。

十、小肠控睾引腰脊上冲心

按：小肠脉络心，肝脉络睾，寒则牵引作痛。治取肓原脖胦（脐下半寸），脾经商丘，肝井大敦，小肠入下廉。治用：柴胡、川芎、吴萸、茴香子、蛇床子、草果仁、智仁、玄胡索、桂枝、枳实、茯苓，寒甚加附子。痛而便闭，主先吞万消丹、硫黄末。

第八十章　女子隐疾

一、带下

按：女子胞者，与冲任之脉并起于胞中，其脉上络心，属于心包络。故女子十四岁包络脉通，经血以时下，而能受孕。然此经血，皆由胃纳水谷，经三焦之火气熏蒸，取汁变化而赤，生于心，藏于肝，统于脾，而敷布于心包络者也。夫人怵惕思虑则伤心，悲哀动中则伤肝，暴怒亦伤肝，忧思郁结则伤脾，加以外感风热暑湿燥寒杂邪，内伤饮食情欲，即令血脉失其循环之常度。且胃中所入之饮食不能化精而为气血，流注于形身之经隧，或结为癥瘕，或壅为鼓胀，或溢为带下，而其治本则当求诸脾胃。盖以胃者，水谷之海，五脏六腑之大源，胃主行气于三阳，脾主行气于三阴，百脉皆受气于脾胃。故经言，阳明胃者，主约束宗筋而利机关者也，阳明虚则宗筋弛纵，带脉不引，以致子宫挺出、带下、崩漏种种病生矣。然皆由于三焦火衰，不能熏温脾胃，约束机关，胞中经血尚未化赤，不时下脱为白带；已化赤，不能按月经行，淋漓崩漏为赤带。故治宜去胃中之积滞，以疏通经隧，补三焦元气以崇化源，俾水谷之精气化为气血，且灌注无滞，自五脏之精血与月运行，不失输泄之常度矣。而一阳生于水中，水火二气皆出自下焦，左尺以候肾水，右尺以候肾火。尺脉虚者，在男子当主阳萎精滑，女子当主带下。若右尺虚甚，则真火衰微，不能熏温脏腑，助其生化机能，而病尤为较重矣。外治灸顶中央，脐下三寸关元，脐上二分，平开去腰膂分间三寸带脉。

内治：

有胸腹胀满及痞块者，先用甜酒曲泽兰煨汤，酌先吞万应万消丹，随服苍术、萆薢、马蹄香、何首乌、茯苓、蛇床子、续断、杜仲、龟甲、仙茅、山茱萸、蕲艾、锁阳、秦归、荆芥、阿胶（化服）。胀满，加香附、泽兰、茵陈；不思饮食，加陈皮、砂仁；寒胀，加益智仁、草果仁；胁下痛加吴萸、川芎；

食热便闭，加枳实、射干；寒结不大便，加吞硫黄末；气下陷，气随白带由前阴吹出，有声，加参、芪；下体寒，加附子、硫黄；手足寒，加桂枝；经期作寒热，加柴胡；虚劳骨蒸，加银柴胡、鳖甲、地骨皮；血瘀，加丹参、郁金、益母草膏；胀痛，加玄胡索、血藤；经行先期，属热，加丹皮；经行后期，属寒，加肉桂、胡椒，甚加附子；白带，酌用上药加减治之；赤带脉数，舌苔红，有虚火，减桂、附、仙茅等热品。归、芎辛散，亦非崩漏所宜，酌用前方，君地榆、芍药、丹皮。三焦火盛，加栀子；阴虚火旺，加玄参、生地黄，多用侧柏叶煨水煎药；崩甚，用多数铁石瓦片煅红，淬醋陆续薰鼻间自止。

二、血崩

按：经言，阴虚而阳邪搏结于阴中，致阴不内守，血液循经下脱，故为崩。又曰，悲哀太甚，则包络脉绝，阳气内动，发则心下崩，数溲血。盖悲哀心伤而阴虚，阴虚则阳热内动，致心脏之血不敷布于形身，由心下直崩胞中而溲出。治宜补阴血之虚脱，升阳气之内陷，俾阴潜阳秘而自愈。方用郁金、地榆、地黄、何首乌、蒲黄、山茱萸、丹皮、芍药、续断、苍术、柴胡、龟甲、阿胶（化服）、黄连。阴虚火旺，加麦冬、玄参，甚加栀子；大便燥，加秦艽。用侧柏叶煮水煎药，用铁石瓦片煅红，淬醋熏鼻。

三、阴挺

按：妇人之子宫为宗筋与冲任督带并五脏经脉所交会，而各脉之营养分皆由胃纳水谷以生化。故经言，阳明胃者，主约束宗筋而利机关。此症得诸阳明虚，宗筋弛纵，带脉不能约束收引，或经期、产后举重用力过度，致伤胞系，初觉下部坠胀，久则挺出，其状若茄，故俗名阴茄。方用续断、杜仲、薏苡仁、大枣各二钱，荆芥一钱。

外治：每晚用益母草、桑叶等类煮水熏洗，用手缓缓推入，治愈多人，最效。

四、阴痒

按：肝脉络阴器，绕篡间，督脉起于少腹，以下骨中央，女子入系溺孔，络阴器，与膀胱中络合于肾。若此诸经内蕴风湿热邪，或坐湿热地下，风湿热三气合化，故令阴痒若有虫，日久失治，甚有真确生虫者。针足大指甲上生毛间，针足内踝上三四寸肝络蠡沟出血，排泄污瘀，立愈。外搽疮癞一扫光，洗用蛇床子、防己煮水。病甚，用铁化汤，调追毒散搽洗。生虫，加猪肝一具，吹胀蒸熟，切削如阳物，又用黄豆、芝麻各半杯，炒黄，杵，煮滤汁，猪肝削十数条，浸芝麻、豆汁，蒸温热，纳入阴中，肝有小孔，虫食香汁，钻入其中，片时取出，另换，以不痒为度。妇人好淫不孕，多有此病，内服黄萆薢、防己、蛇床子、栀子、荆芥，血热加丹皮，便燥加秦艽。

五、妊胎易堕

按：此虽由肝藏之血虚，肾藏之精虚，不能营养胎儿；阳明之宗筋虚，失其约束机关能力，始枯萎堕落，而其要由于甫堕数月，男女不知节欲而即交，以精气精血不充实之男女，而媾成此胎儿，故不成实，随孕而随堕。治虽宜健脾胃、补肝肾以培后天，尤当节情欲以固先天。方用黄萆薢、续断（盐水炒）、杜仲（盐水炒）、薏苡仁、砂仁各三两，芍药（炒）一两五钱，荆芥五钱，共为末蜜丸。于受孕后，每早空心时，用艾叶汤或米汤水吞一二钱。不惟保胎，能令孕妇康壮，且免除呕吐、胀满等病。面黄腹胀，加苍术、茯苓、甜酒曲、炒山楂；正气虚，加党参、归身、龟甲、阿胶（化服）；上焦热，加麦冬、黄芩；中焦热，加麦冬、知母；下焦热，加秦艽。

六、血枯干痨

按：胃受水谷，经三焦之火化，升腾其精微，清者为营，浊者为卫，营行脉中，卫行脉外，以奉身生。是故上焦如雾，宣五谷味，熏肤充身泽毛，如雾露之溉而为气。腠理发泄，汗出溱溱而为津，谷入气满，淖泽注于骨，骨属屈伸便利，补益脑髓，皮肤润泽而为液，中焦受气取汁，变化而赤为血，壅遏营气令勿所避为脉。今胃病不能化水谷之津液以营养形身而真气虚，虚则邪火炽，血液销，心虚无以生血而心藏之神衰，肝虚无以藏血而肝主之筋急，脾虚无以统血而时后浊。致津液气血不能充周于形身，则脾胃所主之肌肉槁，肺主之皮毛枯，甚至皮肤乌燥，甲错如鳞矣。故主用万应丹以荡涤脏腑形身之积滞，俾后入水谷之精气得以注输无滞，而后用生津润燥、通调气血之剂，莫不就痊也。治用泽兰、红花各二钱，桃仁五十粒（杵），煨汤，吞万应万消丹五厘，以攻污瘀。

随调以后方：丹参、秦归尾、红牛膝各二钱，赤芍药、茜草、泽兰、荆芥各一钱，大黄一钱五（酒浸），五灵脂一钱（研吞）。下不净者，再三服本方，攻涤污瘀。

下后再调以后方：细地黄、丹参、麦冬、丹皮、芍药、秦归、川芎、红牛膝、香血藤。气虚，加参、术、苓、草；营卫不和，加姜、枣、荆芥；脾虚，加苍术、首乌、砂仁；食积，加甜酒曲、山楂、藿香；气血郁结，加郁金、香附；四肢冷，加桂枝；津液枯，加熟地黄、玉竹、阿胶（化服）；便燥，加秦艽、梨汁、麻仁。

外治：白芷、防风各五钱杵细，猪胰一个，宰细，醇酒六两浸泡，时搽摩肌肤，以润燥泽枯，兼推动血液，使其流通；肤燥无汗，卧时可内服之。

第八十一章　妇女小孩病

一、病理

按：妇女之病虽杂，要皆生于气食郁结，或遭家之不良，或生子女而好哭，及其长成而不率教。是年愈老而不快意之感触愈多，由其中气不舒，饮食因之不化。人生以脾胃为主，脾胃有积，乃发种种沉疴及月经之病，间当临诊考查。过积滞年久，正气虚极，形体衰败将死者，但见有中宫胀满，及脉虽细小而或弦或滑数者，皆判定其病生于积滞。食积化热，始发为危症，故必用万应丹以化除障碍，使水谷之精气得以充周而无滞，自内而营养脏腑，化为气血，外而充身泽毛，发展形骸矣。

至若小孩之病，亦与妇女同。无论乳后饭时，多有不满意之啼哭，及其父母过于溺爱，恣嗜以肉食、香饼、水果，偏寒偏热，不易消化之物，轻则呕吐泻利，重则食积化热，熏蒸脏腑，神识昏迷，发为瘛疭痉搐种种危症，故治小孩百病亦必以万应丹化积为主要。乃阅前人所著妇科幼科诸书，虽长篇阔论，惜未悟此一贯之奥，论治愈多而愈乱，徒惑阅者之心目，特揭其要以启达者。

二、审查妇女色脉要法

按：妇女之脉，以尺为主，故尺虚小而动迟者，主经血衰少，过期方行，平时带下；若尺虚小而数者，主经血少而移前参差，甚则淋沥崩漏；尺洪滑数者，则主病淋或生梅疮；尺数而弦，则主下部痒痛；尺小而弦涩，则主经期作痛；尺小而涩，主血积不行；尺盛大而坚急，主腹胀如鼓。夫脉弦为寒，为伤饮，主痛；滑为伤食而化热，主大便溏黄；数则为热，当主烦乱；弦脉见于何部，决其主痛；滑数之脉见于何部，决其缭乱不安。

再审手指甲内之血色，便可别其清浊，用手指扳推甲端，令其倾内倾外，絅[①]环时，其内甲血，红白鲜明者，无病；若青，为寒，主痛；色乌，为瘀血凝

① 絅：丝缕萦绕。

滞；色乌黄，主停饮宿食；乌紫，主食积化热；黄白，为虚寒；红紫，为热。

三、治疗妇女病症加减法

主用甜酒曲汤，吞服万应丹，以化积滞。苍术以散食郁，槟榔、香附以散气郁，郁金、血藤、川芎、秦归以散气郁血郁而生血活血，丹参以祛瘀而生新，陈皮、厚朴以宽中而散郁，黄萆薢、茯苓、砂仁、何首乌以健脾胃而益中气，荆芥以理气血。胸中胀，加枳壳、半夏、薤白（杵细，用药汤冲服）；腹中胀，加枳实、莱菔子（杵，用药汤冲服）；痞块，加玄胡索、三棱、莪术；胁下胀，加吴萸、青皮、鳖甲；心胸胁腹寒痛，加菖蒲、丁香、豆蔻。面色青，属肝胆气郁，加青皮、柴胡；面色黄，属脾胃有积，加茵陈、甜酒曲；面色赤，属血热，加丹皮、麦冬；面色白，属气血虚，加仙茅、枣仁、阿胶。

经行先期属热，加丹皮、芍药、生地黄，减归、芎；鼻衄，加玄参、麦冬、梨汁、白茅根；经热过度，加丹皮、玄参、麦冬、生地黄，阴中热过度亦加；经行后期，属血虚，必有带下病，寒加益智仁，甚加附子、硫黄；经行后期，色青淡而冷，加桂心、胡椒、丁香。阴中冷，加蕲艾、仙茅、附子、硫黄；四肢冷，加桂枝；手足热，加熟地黄、黄柏。先腹胁痛，而后行经，属气血郁结，加玄胡索、五灵脂、泽兰、没药、乳香；经后腹坠胀，腰空疼，属虚，加仙茅、蛇床子、故芷、蕲艾、锁阳、杜仲、阿胶。经血淋沥，加续断、地榆、芍药、龟甲、杜仲、阿胶；经期发热，加柴胡、薄荷；口渴，加麦冬、梨汁。

形体肥而不育，属痰涎凝滞子宫，主用万应丹，君半夏、苍术、茯苓。面如桃花而不育，属血热太过，加生地黄、丹皮、玄参，减芎、归；虚劳发热，加鳖甲、银柴胡、地骨皮、青蒿根；渴，加麦冬、知母；痨咳，加贝母、五味、阿胶；自汗、盗汗，加龟甲、牡蛎、黄芪、五味；恶风，加桂枝。

又方：益母草，于开花结子时采，切细熬膏，早晚吞服，为治气食郁结圣药。

四、妊娠调摄法

按：妇人秉胎后，宜节嗜欲，养性情，甘淡泊，习勤劳，口不出恶言，目不视邪色，自生子贤能，故古人重胎教。且劳苦人生娩最易，其有产厄者，多属于富贵人，由其受孕后，日惟闲荡纵欲，恣食肥美，误会为益胎儿。因之孕妇则肛肠油脂增加，障碍阴户，胎儿则形体肥胖，出路狭窄，实非自爱，徒自戕耳，致于胎儿出身之让路，皆由肛门方面挣开，此故产妇所共知者。故妇人体胖者，多遭产厄，乃竟死而不悟，谬传为命中所带，何其惑之甚耶。乃有执孕妇当补益气血之谬说，在膏粱人反酿成无数痛苦，而在豆粟充饥者则丝毫无恙，盖抑未知比例而加之意也欤。

五、产后发热

俗论每误会为伤寒，不知多由气食郁结，或迫望生男而育女，或因乳孩夭殇，或因其他不快意之感触，或因日卧于床，过食肥美，积滞中宫。初觉胸腹饱满，不思饮食，迨积久化热，则上冲头痛，目眩身重，因而恶寒发热。切勿误为伤风寒而妄行发表。夫经言，夺血者无汗，产后既以亏血，不可再夺其汗，致成重病。若果脉现浮紧，鼻窒或流清涕，项背拘挛，身热无汗，口不渴者，可用苏叶、香附、荆芥、甘草、甜酒曲、苍术，加鲜葱杵细，用药汤冲服，自可得汗而解。

若产后发热而头晕目眩，身体重痛，胸腹胀满，口渴自汗，或手足心汗出，脉现滑数，症属食积化热，当照前治疗妇女加减法，减血藤、芎、归，加炒山楂治之。但瘀血未尽者，芎、归仍可少加。若大便闭或溏黄者，亦可先用万应丹以化积。

六、产后血晕，气将脱者，速将一人用足塞其阴户，再用强壮男子时呵以气，速煅铁石瓦片淬醋熏房中，内服炙黄芪、炙甘草、参、砂仁、苍术、饴糖、阿胶以益气血。恶寒或出冷汗，加桂枝、姜、枣以和营卫。

七、产后哈欠，谨防阴阳脱离，常见三发欠而死者多人。速用葱或纸捻刺鼻中取嚏，速用塞阴户哈气等法同上。内服药亦同，但宜加龙骨以潜阳，龟甲以潜阴，桂枝、姜、枣以调和营卫。

八、产后血崩，速用醋熏同上。内服地榆、黄萆薢、续断、巴戟、锁阳、参、芪、甘草、芍药、首乌、龙骨、龟甲，热加丹皮。

九、产后腹觉空疼，主用黄萆薢、续断、杜仲以约束机关，荆芥以理气血，炒山楂以化瘀血而敛子宫。

十、产后停瘀胀痛，主用玄胡索、川芎、秦归、香附、血藤、荆芥，胀甚加泽兰、红花。

十一、产后伤膀胱出口，失其括约机能，小便点滴漏出。主多用黄萆薢、续断。余照气虚遗溺治之，虽为日已久，莫不就痊。

十二、胎死腹中用后方法治之。斑蝥一个，加碎米微黄同研，用童便一杯，温热漱服即下。

十三、胎死腹中，母垂危者，用后方治之。灶心土一公钱，研细，用开水吞服。本方兼治产后恶血攻心，作痛发呕。横生逆产，亦用上方治之。外治，令产妇平卧，将足搭高，粘清油于胎儿之手足，用针刺其手足心，乘其动缓缓推动入，令其转正。

十四、产后胎衣不下，用后方法治之。用锋针刺蠡沟出血，刺足心中央，刺后捣蓖麻子四十九粒贴足心，下后速弃之。又法，用热水熏产门，令产妇扶床张胯，强用力自出，或用稳婆代推腰及腹。

十五、产后子囊肠坠出，用后方法治之。先用艾灸脑顶，随后用蓖麻子四十九粒捣细贴脑顶。外用药草水熏洗之，推之即入，内服前治阴挺方。

十六、乳孩初生，莫急喂以乳，视其色赤者，先饲以黄连、甘草、芝麻汁一日，以解胎毒，须大便解后，方可喂乳。色白者，宜减去黄连。

乳孩初生，剪存脐带一寸，阴干，于生后九日，或二七日，用新瓦焙干，研末，同后药煨汤服之，服后三日，遍身发出赤痱点，能解胎毒，免出天痘。方用生地黄、赤芍药、秦归尾各二分，僵蚕、蝉蜕、荆芥、甘草、红花各一分五，桃仁五粒（去皮尖，杵）。

十七、乳孩生出三五日，视其脐下之络脉，色青者，定主七日后发掣，可用锋针浅刺透络出血，再于针孔下用艾灸之，并灸脐下三寸关元，灸顶中央，灸前阴后阴间，灸脊尾下陷中，针灸后，络色转红可治，主用天麻丸。方用南星八分，白附子、天麻、五灵脂、全蝎各四分，轻粉、巴豆各一分，共为末，米糊为丸，大如绿豆，每服一丸，约合本方二十分之一。一撮口风，薄荷荆芥汤下。一口噤，薄荷生姜汤下。一脐风，薄荷钩藤汤下。如引药不便，可用开水化服。

十八、婴孩初生，小便不解，用葱三茎，牙皂末一分，和生蜜微杵，葱须顺下，包于脐下，以引阳气下降。内服车前子木通茯苓汤，加葱汁三滴，童便十数滴。

十九、婴孩初生，粪门闭，但有陷下形状者，忌喂乳，可用牙筷粘香油探导；若毫无形迹者，是为孽报，不可治。内服鲜葱汁、猪胆汁数分，麝香半忽，童便数钱，俟解便后，方可喂芝麻等。

二十、乳孩相形察色代诊法。

按：手太阴肺之脉，出寸口，上鱼际，过食指，交手阳明大肠经，而太阴主行气于三阴，阳明主行气于三阳，故脏腑有病即现于太阴、阳明之经脉。但诊乳孩，则畏人面多哭，无从诊其脉象，可以审察手大指与食指内侧之络脉管，其色应淡红黄而光润。盖以黄为脾胃之色，以血液中蕴藏水谷之精气，方为平人，其太过与不及，皆为有病。色深红而大，为血盛而热；红紫，为热盛；紫而青，为热甚而生风，故风木之青色表现于血络；白而细，为血液衰，正气虚，主肠澼泻泄；白而青，为虚寒，青则木盛乘土，故主腹痛。手大指至寸口与食指内侧之血络多结，则主血凝而不行，以手指甲括之，流动自如者可治，若括之而不流动，速用针刺取血以通其结，否则主死。其络脉之屈直与通节，各自生成，乃医方妄立无数名目。

故善诊者但视其外之气色，以辨内之虚实寒热，观其色之晦润以决死生。且五脏气色皆表见于其所主之部位，是故额居面上，其位南方，火以候心；颐居面下，其位北方，水以候肾；左颊属东方，木以候肝；右颊属西方，金以候肺；鼻则位于面中，而主中央脾胃土。故何脏有病，其气色必表现于其所主之部位，而额下鼻根上之印堂，又为五脏之关要，故印堂气色光润，虽病甚，无害，若印堂晦暗则主多凶。面色黄，主脾胃有积，症见腹胀飧泄；面色青，主肝胆有积，症见胁下小腹痛，多啼哭；色乌，主水气洋溢，症见痰饮咳嗽肿满；色赤，主心与包络、三焦之火有余与胃肠热甚，症见烦热与燥闹；色白，主中气虚，症见神倦体衰。

小孩挟喉旁之脉动甚而身不热，症见胸腹胀满，面色黄而或浮肿，主水气上逆，当参照治水肿法治之。

小孩颈脉动甚而身热口渴，主肠、胃、胆、三焦、膀胱之阳气上逆，或因食饮积滞化热。若自汗或仅手足心濈然汗出，大便或溏黄或闭，皆宜照前，主用万应丹以下其积滞，消导其饮食，忌用温补。

小孩身热，视其手之血络脉与耳间血络皆发展，手中指独冷，主出痧麻痘疹，当参照治痘麻法治之。

二一、审察骨度以别寿夭

顶平额宽，囟门骨满，鼻根骨起，左右颧骨大，耳后骨高，耳门大，耳厚有棱，附脑骨生，足跟有骨，皆主寿，反此则夭。骨肉相得而皮缓肉坚者寿，肉多无骨而皮紧肉软弱者夭。额间多毫毛而逆生者，夭。耳多青脉者，掣痛。婴孩手拳握紧，一月后手足能自伸缩，半岁能坐，一岁能行，主强健无病。女子七月，男子八月生齿为顺；一二月生齿，主刑克父母，生迟，为先天气不足。

夫欲生子寿康，当寡欲以培先天，孕时加以勤劳，生后任其就地坐趴，无过溺爱，恣食肥甘，自生子寿永，且技能过人矣。

二二、乳孩发热

主用桔梗、牛蒡子、薄荷[①]，以散风寒郁热，僵蚕、蝉蜕以清热化结散风，菊花以清心，香附、郁金以散郁，川芎、秦归以宣通气血，甘草以和中。有便结、吐乳、腹胀等症，属食积化热，治同后小孩发热。

小便色黄或热，加车前子、木通；小便白浊，加萆薢、茯苓。

大便溏黄，加枳实、山楂；绿白，加苍术、砂仁、陈皮。

体胖多痰，加半夏、陈皮；体瘦面赤，多热，加黄连。

面黄白吐乳，属虚寒，加半夏、陈皮、砂仁，甚加吴萸；面赤吐乳，属食火上逆，加竹茹、山楂、枳实。

手络色白，加苍术、砂仁、陈皮、茯苓；手络色红紫，属热，加生地黄、丹皮；色青，属寒甚，加桂枝、半夏。色青黑则血已死，主死。用针刺之，血不流动，立死。

---

① 薄荷：原作“薄香”，据医理当为薄荷，故改。

身热，耳间络脉发红大展，主发痘麻，可用本方，参照痘麻方治之。

因乳积滞，发生危症时，虽未满月，仍照后篇，主先用万应丹。

二三、治疗小孩病症加减法

主用甜酒曲煨汤吞万应丹以消积滞，随用苍术、焦槟榔、香附以散气食郁结，甜酒曲以温中而助消化，砂仁、陈皮、厚朴、何首乌、茯苓以健脾胃而益中气，使君子以益脾胃而杀虫。

食肉即泄，加焦楂、鸡肫皮；泄泻，加葛根；泻黄，加乌梅、枯矾；胀满，加枳实。

发热口渴，加葛根、花粉；无汗，加藿香、柴胡；有汗，加芍药。

面赤好啼，加黄连、竹叶、郁金；面青好哭，加川芎、青皮。

舌生红点，属虫，加炒鹤虱、焦苦楝根皮、雄黄，甚加芦荟、芜荑，兼治虫咳。

夜遗溺，加桑螵蛸、仙茅、焦核桃（杵）、破故纸。

夜泄，每日用甜酒曲一钱（烘，杵），葱切细，与鸡蛋调匀，炒熟食，以消食升阳杀虫。

夜惊啼，加鳖甲、铁矿、郁金、菊花。

口流涎，属湿热蒸腾，加枳实、焦楂、射干。

口破烂，属膀胱移热于小肠，主用黄柏、知母、芍药、枳实，甚者加木瓜。

口破外治，用天茄子、黄花地丁，捣汁温洗之；治之无效，反佐用枯姜末散之。

若齿龈乌破而朽腐，先有面色乌黄，时泻泄等症，属食积化热，致血液污浊而生虫，其微生虫已循肠胃之经络上蚀齿龈，倘若误会能食而不急治，当主不旬日而死。其论治已详前第一编，形体生虫之研治与四十二章，齿痛二目，而其主要药则在用天灵参以助生化，分泌形身内蕴湿热和化之虫菌。概由膀胱以排泄而泻旋止，俾新入之水谷复其生化之常度而痊愈。虽有传染性，其同胞曾病期疾而死者多人，如法治之，莫不立现奇效也。

天灵参生于山地，为多年生草，冬枯春发，其出生之叶，有似柴胡而柔软，折之出白汁，其苗高二公寸至三公寸，有似乎木贼而一茎发后其枝渐繁，尖端开细瓣之小黄花，其味微甘苦，有似乎参叶。秋后采其苗，晒干杵细，用鸡肝宰细，加药末其中，蒸熟微加盐于空心时食之，每次可食药末半公钱至一公钱，重者日服二次，为杀五疳虫菌之圣药。

其根大如笔杆，色白而嫩脆，折之出白汁，味同人参，若年久者，其根深度莫测其丈尺，故俗名万丈深。因其性善于下窜，故能分泌水湿杂邪，使由膀胱排泄，为治飧泄水肿之要药。杵细，用开水吞服，每次可服半公钱至一公钱，以通利小便，不利加服。若服之过多，致形身水液悉由膀胱泄出，饮一溲二，转变为下消者，照前第六十二章消渴六目治之。

二四、育婴要法

婴孩初生，宜先用甘草、芝麻仁杵细，用开水冲入，取汁喂之，须解大便后，方可喂乳。若产妇乳少，可用饴糖水和芝麻汁连日补助之。夫乳汁由于胃纳水谷所化生，倘脾胃因气食郁结失其生化机能而乳少，宜参照前三条方，先用万应丹以化除积滞，随健脾胃以崇生化之源，而其主要药当用苍术、砂仁、茯苓、黄萆薢、马蹄香、何首乌、陈皮等类，脾阴虚加黄精、玉竹，气虚加黄芪、明丹参、麦冬，血虚加当归身。兼他症，照前三条加减。

若无病，可宰黑母鸡加入马蹄香，隔水炖，取汁以调之。乳孩满月后乳少，可日喂以米粉汁、饴糖等，切忌喂以沙糖、冰糖等热性食品。三五月后，并可饲以蒸黄薯。对于肉食，非宰极细，切莫妄饲。宜令其席地睡趴，锻炼精神，养成健康。勿饲以水果、糖、糕、饼等偏寒偏热之物，自然无病。至于药物所以治病，无病切忌温补。

稍大，宜教以学礼节，尚勤俭，将来方可为社会之良民。若为父母者，一任小孩之索要食物、衣服等，即听从备给，以承顺其欢，是自小便服从子女之支配，倒行逆施成为习惯，待大而责望其索教承命，呜呼其可。常见贫家之子女，仅食粗饭蔬菜，破衣覆体，随育随大，且能精神强壮，兴家立业。而溺爱不离怀抱，衣温暖，食肥甘者，反多夭殇，即长成，半多倾家败产。是则溺爱其子女，适所以贻误其子女。质诸乡邻中不无其人，育婴者，当引以为鉴也。

第八十三章　肿　病[①]

一、病理

按：饮食入胃，经三焦之火气化为气血，以营养脏腑，充身泽毛，其污浊由二便以排泄，此为常也。若因为伤不合之食饮与七情六欲及外感风寒湿杂邪，障碍气血循行之道，致三焦失其生化分泌机能，水液流溢于形身之膜间，积为肿满。治于用针外，主由大小便以排泄内部陈莝，由汗孔以发泄皮肤污浊为三要法。

二、诸肿主治法

用泽兰、茵陈、甜酒曲煨汤，空心时，吞万应万消丹，以取下泻七八次为度，后分气肿、水肿、血肿、黄瘅、虫胀治疗。若不瘥，再用鸡干粪一碗（山间者，食虫多，更佳），炒黄，用酒三碗煮鸡粪，用纸滤去渣，空心时，服汁杯余，令其醉，以期攻下污浊，不下及不下净者，再加服，以攻下污浊为度。下后，照后分症用药治之。

三、水肿症治

按：水肿者，皮微乌而色亮，先目下微肿，或足跗先肿，小便黄短，服前方大泄后，随服苍术、桂枝、茯苓、砂仁、陈皮、木香、菖蒲、猪苓、泽泻、滑石、天灵参（研吞）、泽兰。寒甚肢冷，加附子、干姜；痰甚，加半夏、白芥子（研吞）；食积，加甜酒曲、焦山楂；寒凝大便结，加吞硫黄末；面肿，加防风；腰以下肿，加萆薢、牛膝、防己；小便不利，加车前子；血虚，加秦归；气虚，加参、芪；食热便结，加射干、枳实。

四、气肿症治

皮色乌黄，按之随即胀满，服万消丹后，随服焦槟榔、茵陈、泽兰、木香、香附、乌药、苍术、砂仁、陈皮、厚朴、茯苓、莱菔子（研吞）、甜酒

① 此处原稿缺编第八十二章。

曲，加臭椿树皮或叶，加法同前。色红而痛，忌用桂、附。

五、血肿症治

皮肤润泽，多淡红血络，主用鸡粪酒、万消丹攻下污瘀，随服秦归尾、玄胡索、血藤、没药、香附、五灵脂（研吞）、红花、红牛膝、桃仁（杵）、泽兰、苍术、砂仁、茯苓、丹参、桂枝，加、忌同前。

六、虫胀症治

男子腹大如鼓，女子如孕，而月经不时行。主刺涌泉、阴谷，治以用鸡粪酒为主要，攻下污瘀后，审其属气、属血、属水，加减治之。

黄肿、黄瘅，治详第四十一章，目黄消瘅二篇。

七、肿胀调养法

攻净污浊后，主用苍术、砂仁、茯苓、半夏、陈皮、酒曲、山楂、丹参、炙甘草、生姜、枣、厚朴、秦归、川芎。审其属何项肿，照前加减和成丹，服百二十日，每半月服攻下药一次，以清病源。治各肿，攻下后，内症减，汗不出者，用麻黄、生姜、枣、石膏以微发其汗。

八、浮肿症治法

头面四肢形身日渐浮肿，内无脾胃胸腹胀满等症，但小便黄短，外则无汗。此症得诸汗出当风致汗孔闭塞，或由于肝肾虚致下焦之真阳衰，失其生化分泌作用，不能蒸腾水精四布于形身，下渗于膀胱。治用桂枝、附子、萆薢、茯苓、泽泻、天灵参、山茱萸、牛膝、车前子。火甚减桂枝，等分加丹皮；头面先肿，加防风；足先肿，加防己；汗出不愈，再服万应万消丹，随服前方；若汗不出，加服麻黄生姜大枣石膏汤。

九、刺水肿要法

视其水之结为波陇有形迹者，用圆利针深刺至水所浸淫间，泄净其水；两睾囊肿甚，刺其中缝间及两旁；阳物肿，刺其皮间，刺阴毛陷中，曲骨两旁；股肿甚，深刺其分肉；手足部肿甚，刺指缝间。针入宜搓捻摇大其孔，但刺其下，无论上而头面，中而胸腹之水，皆由下泄出矣。惟水积已久，致肤腠浸腐者，不早用铍针泄净其水，终必致死。若已肿致结疱者，可用铍针遍刺其肿上，而愈者实多。破烂者，用治麻风药敛之。

若足不甚肿，惟腹大如鼓，甚至脐突出，按其中若有孔，与按腹部甚坚者，是水积于油膜间，用铍针刺脐上一寸水分穴，微侧二分，免伤任脉。以针入透腹，至水所浸淫间，从内挑宽其口，水即射出，用圆针纳入，探扫四周。俾水大出，水出数盆，迨不流时，用遍制有孔之银管纳入，泄净其水，针孔决对自敛，切勿用疑。

十、肝满、肾满皆实，即为肿。经言，五脏者，藏精而不泄，故满而不实。今脉满实，是肝藏之血，肾主之五液，被杂邪所遏抑，不得循经流行，故积为肿。今主用万应丹以排除障碍，令气血得以流通。审其属水、属气、属血，参考施治。

十一、肺之壅，喘而两胠满。肺为脏腑之华盖，司呼吸而行气于营卫阴阳。故其气道为杂邪所壅塞则喘，而其经络所行之两胠满，治用牙皂、半夏、桔梗、贝母、杏仁、茯苓、葶苈、枳壳、白芥子（呑）。

十二、肝壅，两胁满，卧则惊，不得小便。肝脉布胁下，气被邪壅，故满。肝属木而藏魂，气壅则木火炽，致魂不宁，故惊。肝主疏泄，气壅则不得小便。治用青皮、川芎、吴萸、玄胡、香附、鳖甲、茯神、桂枝、牛膝。

十三、肾壅，胁下至少腹满。肾主五液以润五脏，其脉起于足下，上循腹。今其气为杂邪所壅而不行，故其经脉所出之足下，所过之小腹皆壅满。治用万应丹，参照水肿治之。

十四、肝肾并沉，为石水。肝主一阳初生之气，脉应柔和微弦，肾主闭藏，脉本沉，今肝与肾并沉，失其生发疏泄之常，致水精不四布，积为石水。治用吴萸、桂枝、附子、茯苓、泽泻、苍术、菖蒲。甚，用万应丹。

十五、肝肾并浮，为风水，并虚为死。肝主藏筋膜之气，其脉弦，肾主五液，脉应沉，而浮弦为风，并浮为风水相搏，溢于筋膜而浮肿。治同水肿，加防风，脉虚同前浮肿治之。

十六、颈脉动喘疾咳曰水，目下微肿如卧蚕取之状曰水。颈脉乃胃之动脉，动喘疾咳是胃入之水失其化生敷布之常，循经上逆干肺，故喘咳。治同水肿，主先用万应丹。

十七、面肿曰风。风性上行而数变，其中人也上先受之，风邪舍于头面皮肤之间，即令汗孔闭塞，正气不能流通，风水相搏而浮肿，治用川芎、桂枝、白芷以散风邪，无汗加防风，余照前治肿法。

十八、足胫肿曰水。肾脉起于足下而主水，故足胫肿曰水，治用防己、牛膝、威灵仙、茯苓、泽泻，余照前方治肿法。

十九、脉盛而紧曰胀，其脉大坚以涩曰胀。寒则血凝涩，脉不通，故盛大而紧急，血气与邪并容于分腠之间，致荣卫失其运行之常，故病胀，治用万消丹，盐附子、槟榔、桂枝、苍术、半夏、柴胡，治法详后。

二十、肝脉微缓为水瘕痹。脉阴阳皆大和利曰缓，故缓为热，今肝脉缓，主风木之气盛而乘脾，脾病失其升腾水气上归于肺之机能，故病瘕痹，治用万应丹，吴萸、枳实、茯苓、射干、菖蒲、半夏，治仿前水肿。

二一、肺脉大甚为胫肿。肺主行营卫阴阳，今脉大则多气，气壅于下，失升腾水精，布散于形身之机能，流溢于肺主之皮毛，水性下注，故胫肿，治用杏仁、桔梗、威灵仙、防己，无汗加细辛，仿前气肿。

二二、肝脉软而散，其色泽者当病溢饮。溢饮者，暴渴多饮而易入肌肤肠胃之外。肝脉本弦而软散为虚，木虚不能制土，致湿盛化热，水精不上升以润咽嗌，故渴饮，土得水而益聚，泛滥于形身而为肿，治用青皮、枣皮、茯苓、猪苓、泽泻、滑石、桂枝。

二三、脾脉软而散，其色不泽者，当病足胻，肿若水状。脾主升腾水精，上注于肺，四布于形身。脾虚失其生化机能，致水流溢于脾主之足胻而肿，治用苍术、萆薢、茯苓、桂枝、牛膝、防己，肿甚，先服万应丹。

二四、肾脉微大为石水。脐以下至小腹腄腄然，上至胃脘，不治。肾主水道，今脉大则气道不通，水邪内积于肾主之小腹，若浸至脾胃则难治，治用万应丹，苍术、茯苓、半夏、菖蒲、陈皮、厚朴、附子、桂枝。

二五、肝脉涩甚为溢饮。肝脏本多血少气，脉涩为血多，主脏气太过，木横乘土，吸净脾脏之精液，故渴饮而易溢于皮肤之外，与肝主之筋膜间也，治用万应丹，青皮、吴萸、柴胡、猪苓、茯苓、泽泻、苍术。

二六、三阴结，谓之水。三阴，手太阴肺、足太阴脾也，二脏之脉结，则脾脏湿气弥漫于其所主之肌肉，肺失四布水精于皮毛，下输膀胱之机能，治用杏仁、苍术、茯苓、猪苓、泽泻、桂枝、细辛，酌先用万应丹。

二七、肺移寒于肾为涌水。按腹不坚，水容大肠，疾行则鸣如水囊。肺主四布水精，下输肾脏，渗入膀胱，肺寒失其生化机能，浸淫肺合大肠而鸣。治用干姜、附子、桂枝、细辛、菖蒲、苍术、茯苓、半夏，甚用万消丹。上列诸脉症，可先服万应万消丹以去积，而后分经分症用药，加减治之。

第八十四章　刺水肿胀论

一、病理

肺主天气，主敷布水精于形身。肾藏气，属少阴，居下焦而主水火，为胃之关。若下焦之火衰，失其生化水气，上升下渗之机能，故令聚水为病。与劳甚则肾汗出，若当风，水气不得由汗孔排泄，容于皮肤，郁为肿胀。

二、水俞五十七穴，皆积阴之所聚，为水所从出者。尻上五行，行五者，此肾俞。故水病下为胕肿、腹大，上为喘呼不得卧者，可取此以泄水气之所留也。中行，脊中、悬枢、命门、腰俞、脊骶下。次行，大肠俞、小肠俞、膀胱俞、中膂俞、白环俞。三行，胃仓、肓门、志室、胞肓、秩边。

伏兔上各二行，行五者皆肾之街也，三阴之所以交结于脚也。腹次行，中注、四满、气穴、大赫、横骨。腹三行，外陵、大巨、水道、归来、气街。

内踝上各一行，行六者，此肾脉之下行也，名曰太冲、照海、复溜、大钟、太溪、然谷、涌泉。

三、四时刺变

春时一阳初生，其气由内出外，故春取络脉分肉间。夏时阳气盛大而溢于经，故取盛经分腠。秋时阳气下降而阴用事，故取经俞以泻阴邪，取合以虚阳邪。冬时阳气潜藏，取井以下阴逆，取荥以实阳气。

四、风水徒水刺法

风水为五十九刺，视皮肤之血络尽取之。徒水，先取脐上一寸，以铍针针之。已刺而筩之，而复之，以尽其水。

五、水胀病象

黄帝问：水与肤胀、鼓胀、肠覃、石瘕、石水，何以别之？岐伯曰：水始起也，目窠上微大，如新卧起状，其颈脉动盛，时刻阴股间寒，足胫肿，腹乃大，其水已成矣，以手按其腹，随手而起，如裹水之状，此其候也，治详前。

六、肤胀症治

寒气客于皮肤之间，空空然不坚，腹大，身尽肿，皮厚，色不变，按其腹，窅[①]而不起，此其候也，治同气肿，加柴胡。

七、鼓胀症治

腹胀，身皆大，与肤胀等，色苍黄，腹筋起，此其候也。三焦之气不舒，郁于脾主之肌肉，故色黄，郁于肝主之筋膜，故色苍而筋起，治同肿胀，主用槟榔、柴胡、木香、苍术、香附、茵陈、青皮。

八、肠覃症治

寒气客于肠外，与卫气相搏，气不得营，因有所系，癖而内着，恶气乃起，息肉乃生，始如鸡卵，日积益大，至其成如怀子状，月经时下。

九、石瘕

生于胞中，寒气客于子门，子宫闭塞，气不得通，恶血当泻不泻，衃以留止，日以益大，状若怀子，经停不行，皆生于女子，可导而下。治取足心涌泉、跗上三寸冲阳、三寸半太冲，视其盛聚血络取之。主用鸡粪酒汁，若秽污不下者，再用红花、泽兰各三钱，桃仁五十粒（杵），煨汤，吞万消丹五厘以攻之；倘不下，再用干漆一钱（煅去烟），土鳖三个（焙），共研细，臭壳虫七个（俗名打屁虫，形如蟋蟀而头尖，行迟气臭），活杵开水冲入，取汁吞药末。下后主用丹参、玄胡索、莪术、五灵脂、秦归尾、红牛膝、泽兰，血热加酒浸大黄一钱，血寒加桂枝。下净后，照八十三章七条调养之。

十、刺血调经

黄帝问：肤胀、鼓胀可刺耶？岐伯曰：先泻其脉之血络。先调其经，刺去其血络，俾瘀去新生，病自愈矣。

---

① 窅：原指眼睛眍进去，此当指按之凹陷之意。

第八十五章　胀　论

一、病理

帝问胀之脉，岐伯曰其脉大坚以涩。帝问胀之舍，岐伯曰在于脏腑之外，排脏腑而郭胸胁胀皮肤。帝问胀所由生以治，岐伯曰营气循脉，卫气逆脉为脉胀，卫气并分循肤为肤胀。无问虚实，急泻三里，三下而止，不下复刺。

按：营者，水谷之精华所化生，和调于五脏，洒陈于六腑，乃能入于脉，故循脉上下，贯五脏络六腑也。卫者，水谷之糟粕所化生，其气悍疾滑利，不能入于脉，故循皮肤之中，分肉之间，熏于肓膜，散于胸腹。今卫气不循其经，逆于营血之中，致血不能循经环转而为脉胀。若卫气并于分肉之间，致脾胃所输水谷之液积滞不行，流溢于所主之肌肉而为肤胀。故唯有用针以泻胃入之三里，用万消丹以排除障碍，俾正气流通，方为治本之要图。失治，致形身营卫运行失常，内郁而为脏腑之胀矣。

二、心胀者，烦心，短气，卧不安。心脏属火，火气内郁故烦，火郁熏肺，致肺气不疏故短气。心为君主之官而舍神，神不宁，故卧不安，治主用郁金、远志、蒲黄，余照气肿加减。针心俞太陵，背五椎旁。

三、肺胀者，虚满而喘咳。肺主气，胀则气不舒，故虚满而喘咳。治用贝母、桔梗、葶苈、旋覆花、杏仁，照气肿加减。针肺俞、太渊寸口陷中、背肺俞三椎旁寸半、胃合三里。

四、肝胀者，胁下肿而痛引小腹。肝脉络阴器，抵小腹，上行挟胃，属肝络胆，贯膈布胁肋，胀则其经脉所过之胁下肿，而痛引小腹，治用青皮、吴萸、香附、川芎、柴胡，余照气肿加减。针肝俞太冲，足跗冲阳上动脉，背肝俞九椎旁寸半，胃合三里。

五、脾胀者，善哕，四肢烦悗，体重不能胜衣，卧不安。脾失吸收敷布胃入水谷之机能，胃中水谷陈积，与新相逆，故善哕。脾脉络心而主四肢与肌肉，胀则气郁不疏，故令四肢烦酸而体重。脾胃不和，阴阳不交，故卧不安，治用砂仁、草果仁、苍术、陈皮、茵陈、枳实、秫仁、半夏，余照气肿。针脾俞太白，腕骨之下，背脾俞，十一椎旁寸半，胃合三里。

六、肾胀者，腹满引背，央央然腰痹痛。肾脉贯脊与冲任脉上行于腹，其气厥逆，故腹满引背，腰为肾之府，故痹痛。针肾俞太溪与背十四椎旁，治用桂枝、附子、细辛，余参照气肿加减。

七、胃胀者，腹满脘痛，鼻闻焦臭，妨于食，大便难。胃胀则消化不良，故鼻闻焦臭，脘痛妨于食，九窍不利，皆肠胃之所生。积滞不化，故大便难解。治同气肿，主用茵陈、泽兰，便结用硫黄。针胃俞陷谷，中指内间上行二寸陷中，背十二椎旁寸半，胃合三里。

八、大肠胀者，肠鸣而痛，冬日重感于寒，则飧泄不化。大肠为传导之官，主变化水谷而出糟粕。传导失宜，故胀而肠鸣飧泄，主用苍术、葛根、枳实、酒曲、山楂，照气肿加减。针大肠俞阳溪，背十六椎旁半寸，胃合三里，大肠入上廉。

九、小肠胀者，小腹膜胀，引腰而痛，治用砂仁、茴香、酒曲、山楂、枳实、茵陈，余照气肿。针小肠俞后溪，背十八椎旁寸半，小肠入下廉，胃合三里。

十、膀胱胀者，少腹满而气癃。膀胱失化气而出小便之官能，故令小腹胀而气滞若癃淋。治用柴胡、栀子、牵牛子、黄柏、木贼、茯苓，照气肿加减。针膀胱俞束骨，背十九椎旁寸半，合委中，络委阳，胃合三里。

十一、三焦胀者，气轻满于皮肤中，轻轻然而不坚。三焦主气与火，人身联络脏腑之大膜，会通肌肤之皮膜，皆三焦火气灌注之道，故胀满而坚，治用柴胡、槟榔、茵陈、木香、青皮、泽兰，照气肿加减。针三焦俞中渚，背十三椎旁寸半。

十二、胆胀者，胁下痛胀，口中苦，善太息。胆属阳木，与三焦同属少阳相火。木火之气郁，故其经脉所过之胁下胀痛而太息，胆汁上溢故口苦。

治同三焦，胀加栀子，口苦加枳实。针胆俞临泣，合阳陵泉。

十三、黄帝问，胀焉生。岐伯言，卫气之在身也，并脉循分肉，阴阳相随，五脏更始，五谷乃化。若乃厥气在上，营卫留止，寒气上逆，真邪相攻，乃合为胀也。治主用万消丹再三下之，并刺中邪气之所在为主要，莫不就痊。

第八十六章　疟　论

一、病理

按：人身卫为阳，营为阴。阴阳之气，一日夜循环五十周，其行也各有经隧。若人内伤饮食，与外感风热暑湿燥寒，及雾瘴杂邪，致碍阴阳交会之道，即令阴阳相博，邪正交争。其始也，阴出与阳争，阳被邪遏，阴盛故恶寒；迨郁久而阳气伸张，阳盛，故恶热。其但寒而不热者，阴盛而阳不复也；其但热而不寒者，阳盛而阴不复也。而阳明胃主行气于三阳，太阴脾主行气于三阴，故治疟主去脾胃之积滞，俾脾胃阴阳归于和平而自愈矣。其一日一发者，病邪尚未深入，为易治。若五六日始一发者，病邪入深，为难治。惟有用针灸药以排除障碍气道之杂邪，俾阴阳二气归于和平而自愈矣。

二、论疟发有早晏。阴阳虚实不同，邪中异所，故每至邪之所在而病始发。其卫外之阳气盛者，发日时渐早，其阳气衰者，发日时渐迟。故邪中头项者，气至头项而病发。中背与腰脊手足者，亦随卫气之至，邪气遏抑其运行，邪正交争而病发。卫气有盛衰，故发时有早晚，发于夜者，至昼而当愈也。

三、疟分寒疟、温疟、瘅疟。岐伯言，夏伤于暑，汗大出，因感凄凉水寒杂邪，客于腠理皮肤中，待秋伤于风而病作。夫寒者阴气，风者阳气，先伤于寒而后伤于风，故先寒而后热，病以时作，名曰寒疟；先伤于风而后伤于寒，亦以时作，名曰温疟；其但热而不寒者，阴气先绝，阳气独发，则少气烦冤，手足热而欲呕，名曰瘅疟。温疟者，得之冬伤于风，邪气深舍骨髓，至春则阳气大发，邪气不能自出。因遇大暑，骨髓铄，腠理发泄，或因用力，邪气与汗皆出，此病邪藏于肾，其气从内外出。如是者，阴虚而阳盛，阳盛则热，待衰则气复反而入，入则阳气虚，阳虚则寒，故先热而后寒，名曰温疟。瘅疟者，肺素有热，中气实而不外泄，因有所用力，腠理开，风寒舍于皮肤分肉间而发，发则阳气盛，阳盛而不衰则病，其气不及于阴，故但热而不寒，邪气内藏于心，外舍于分肉，令人消铄肌肉，名曰瘅疟。

夫疟之始发，阳并于阴，阳虚而阴盛，故先寒栗。阴气逆极则复出于阳，阴与阳复并于外则阴虚而阳实，阴虚生内热，故烦热而渴。疟气者，必更盛更虚，极则阴阳俱衰，邪气与卫气相离，故病得休，待卫气被邪壅而不行，则复病也。

四、论疟有间数日，渴与不渴。其间日者，邪气与卫气入客于六腑，故休数日乃作。疟者，阴阳更胜，或甚或不甚，故或渴不渴。其于秋病者寒甚，于冬病者寒不甚，于春病者恶风，于夏病者多汗出也。

五、治瘅疟方

四苓加葛根汤主之。白术、茯苓、猪苓、泽泻各一钱二，葛根二钱五。

六、治热疟方

小柴胡去半夏加麻黄汤主之。柴胡、人参、甘草、黄芩、生姜、大枣、麻黄。温疟，脉如平人，身无寒但热，骨节疼痛，时呕，白虎加桂枝汤主之。石膏（煅，研）三公钱，炙甘草一钱，米一撮，知母、桂枝各一钱二。

七、治牡疟方

疟多寒者名曰牡疟，蜀漆散主之。蜀漆（即常山苗）、云母（煅，研）、龙骨（煅，研），共研末，用阴阳水每吞一公钱。又方，桂枝、草果仁（研吞）、附子（洗去盐）、半夏、苍术、生姜、大枣。

八、治疟要方与加减法

寒热疟疾多生于内伤饮食积滞，复外感杂邪而发生，故症见头重痛，目眩，胸腹胀满，身重痛，发热，手足酸等脾胃之症。治于将发日，空心时，用酒曲煨汤吞万应丹，先攻其积，无汗加青蒿、桃柳尖。主用苍术、半夏、焦槟榔、青皮、茯苓各一钱二，常山苗、草果仁、射干、炙甘草各一钱，生姜一钱半，大枣三枚，穿山甲七分（研吞）。渴，加花粉；渴甚，加知母、石膏，减少桂枝、半夏钱数；寒多热少，加吴萸、附子；额颅痛，加石膏；胁下痛，加鳖甲、吴萸。胀满，加厚朴、枳实；汗多，加乌梅。食饮积滞，加酒曲、山楂、麦芽；热多寒少，口渴便闭，减桂、夏、草果，加黄芩、射干。

九、治温疟法

疟单热不寒，汗不出，照刺疟论行五十九刺法，以泻其热而出其汗，穴详前第三十七章刺热论一十七日。温疟烦渴，主用石膏、知母、甘草、米，加梨、蔗、白茅根汁治之。温疟无汗，用青蒿、桃柳尖、石膏、知母、黄芩、射干、花粉、甘草、米。烦渴，加麦冬、竹沥、橄榄、葛根；身痛，腑热，便燥，加秦艽。温疟汗出后腹尚热甚，大便结或溏黄，立用大承气汤下之。大黄一公钱六分，枳实（杵）、厚朴、芒硝各一钱。面赤心烦，加桃仁三十粒。病难减，腹仍热，大便结或溏黄，主用枳实、山楂、黄连、甘草以调之。

十、论疟所由生以治。内伤不合之饮食与外感杂邪异气致阴阳不和，始发为疟，故疟将发，必由脾主之四肢先寒。虽十二经皆能病疟，而刺疟论载：当疟发将寒时，速针灸太阴、阳明，脾、胃、肺、大肠经手足要穴，能立令温和，疟将热，针足跗上胃之动脉，开孔出血立寒，若已发则忌用针药，故宜于发日清早先用万应丹以荡涤障碍气道之杂邪，将发时则主用针灸治之，虽久病莫不就痊。

十一、疟将发针灸法。疟将欲寒，针灸手足太阴、阳明之井、原、俞，手阳明大肠井商阳、原合谷，手太阴肺井少商、俞太渊，灸天顶中央、足阳明胃井厉兑、原冲阳，足太阴脾井隐白、俞太白，灸脊尾骶下。

十二、论治疟要法。阳者，卫外而为固；阴者，内守而为主。若阴不内守，出与阳争，阴盛则寒，待郁极则阳复入与阴争，阳盛则热，故治惟有用万应丹以治其内，用针灸以调其外。盖针灸最能刺激神经，使其发生兴奋，藉以排除障碍。故余治疟，先用药治其内，用笔点记上列各穴，嘱病家于将发前，如法单用艾火灸之，虽年久者可令立愈。已发不可施治，过时治之无效。

十三、疟不渴，间日而作，取足太阳。足太阳膀胱主治寒水，故不渴者，知其寒水之气盛，故刺之以泻其有余，而寒水居下，其道远，故间日始发。膀胱井至阴、原京骨、合委中。

十四、疟渴间日作，取足少阳。足少阳胆主治相火、木火之气逆，吸铄胃津，故口渴，而足之少阳其道远，故亦间日始作。胆井窍阴、原丘墟、俞临泣、合阳陵泉。

十五、疟渴而日作，取手阳明。手阳明大肠主治燥金，而手之三阳，其受气之道近，故渴而日作者刺之，以泻其燥热之气。大肠井商阳、原合谷。

十六、疟间多日始发，不甚寒热，日久不愈。此流饮结邪舍于三阴之膜，其邪入深，客于阴而不客于阳，不以卫气循行，故发日远，针灸法详前。主用常山苗、生盐附一钱煨汤，吞万应丹五厘，引吐取泻以清病源。治照七条加减，或用生盐附炖牛肉，食后吐泻交作，此亦攻补并行之法。

第八十七章　刺疟论

一、足太阳膀胱疟，令人腰痛头重，寒从背起，先寒后热，热止汗出。刺郄中出血，即委中（腿肚上，腘中央）。内治主用桂枝，照前八条加减。

二、足阳明胃疟，令人先寒甚，寒甚久乃热，热去汗出，喜见日光，火气乃快然。刺足阳明于跗上、内庭、陷谷、冲阳。主用万应丹，照八条加减。

三、足少阳胆疟，令人身体不舒，不甚寒热，恶见人，见人惊，热时汗出甚。刺胆荥侠溪、原丘墟，主用黄芩、芍药、鳖甲，照八条加减。

四、足太阴脾疟。令人不乐，好大悲，不嗜食，多寒热，汗出病至，善呕乃衰。取脾俞太白、络公孙，主用万应丹、草果仁，照八条加减。

五、足少阴肾疟，令人呕吐甚，多寒热，热多寒少，欲闭户牖处，其病难已。取肾俞太溪，络大钟，阴跷郄照海。主用万应丹、桂枝、茯苓、半夏、苍术。火逆上呕，加吞酒炒黄芩末；阴寒上逆，加附子、干姜、吴萸。

六、足厥阴肝疟，令人腰痛，小便不利，如癃闭数便，意恐惧，腹中悒悒[①]。取肝俞太冲、经中封、络蠡沟，主用柴胡、川芎、青皮、鳖甲、桂枝。

七、肝疟者，令人心寒，寒甚乃热，热间善惊，如有所见。刺太阴、阳明，肺井少商，肺俞太渊、络列缺，大肠俞合谷、络偏历，治用桔梗、枳壳、郁金、茯神、赤铁矿、桂枝、射干、生姜、大枣。

八、心疟者，令人烦心甚，欲得清水，反寒多，不甚热。刺手少阴心包井中冲，心荥少府、俞神门、太陵，治用桂枝、茯苓、龙骨、牡蛎、常山苗、麦冬。

九、肝疟者，令人色苍苍然，太息若死状。刺足厥阴见血，肝井大敦、

① 悒悒：读 yì yì。忧郁，愁闷之意。

俞太冲、经中封，治用桂枝、吴萸、川芎、青皮、柴胡、生姜、大枣。

十、脾疟者，令人寒则腹中痛，热则肠中鸣，鸣已汗出。刺足太阴脾井隐白、俞太白、经丘墟，治用万应丹，苍术、半夏、草果仁、桂枝、茯苓、陈皮、酒曲、姜、枣。

十一、肾疟，令人洒洒寒，腰脊痛，宛转大便难，目眴眴然昏，手足寒。刺足太阳少阴，膀胱络飞扬、合委中，肾俞太溪、络大钟，治用万应丹，桂枝、茯苓、苍术、生姜、大枣，寒加附子、硫黄。

十二、胃疟，令人瘅病，善饥不能食，食后胀满腹大。刺足阳明太阴，足背横脉出血，胃井厉兑、俞冲阳、络丰隆，脾络公孙，治用万应丹，苍术、陈皮、茯苓、半夏、酒曲、砂仁、桂枝、草果仁。

十三、疟，脉满大急，刺背俞。用中针刺五胁俞旁各一，视人肥瘦出血。疟，脉满大虚，便宜用药，不宜用针，可用灸调其俞。疟，脉满大为邪气实，急为寒盛，主疟邪深入，内舍五脏，故取五脏俞与其旁出血。肺俞太渊（背肺俞三椎旁半寸）、魄户（肺俞旁寸半）、心俞神门、太陵（背心俞五椎旁寸半）、神堂（五椎旁三寸）、肝俞太冲（背肝俞九椎旁寸半）、魄门（九椎旁三寸）、脾俞太白（背脾俞十一椎旁寸半）、意舍（脾俞旁寸半）、肾俞太溪（背肾俞十四椎旁寸半）、志室（肾俞旁寸半）。

十四、疟脉小实急，灸胫少阴复溜，刺膀胱井至阴及三阳井。

十五、诸疟脉伏不见，刺十指间出血，血去必已，视赤如豆者尽取之。

十六、诸疟发各不同，察其病形，以知其何脉之病，先其发时而刺之。一刺则知，二刺则衰，三刺则已。刺舌下两脉出血，不已，刺委中间盛经出血，刺项以下挟脊，必已（大椎、风门及前五脏俞穴与旁寸半）。

（一）刺疟必问其先发者刺之，先头痛及重，先刺头上及两额两眉间，上星、百会、风府、头维、临泣、攒竹、印堂。

（二）先项背痛者，先刺之风府、大椎、天柱、风府、大杼、神道。

（三）先腰脊痛，先刺委中出血。

（四）先手臂痛，先刺手少阴、阳明十指间，心荥少府、俞太陵、大肠合谷、偏历。

(五)先足胫酸痛，先刺足阳明十指间出血，胃原冲阳、合三里。

(六)风疟，发则汗出当风，刺三阳经背俞之血者，胆俞、胃俞、膀胱俞。

(七)胻酸痛甚，按之不可，名附髓病，以铍针针外踝上绝骨端立已。

(八)身体小痛，刺至阴，刺诸阴之井无出血，太阴井隐白、厥阴井大敦。

第八十八章　刺腰痛论

黄帝问：腰痛起于何脉，刺之奈何？岐伯曰：刺法如下。

一、足太阳令人腰痛引项背，脊尻如重状，刺郄中出血，春无见血。郄中即委中。治用桂枝、红牛膝、五加、狗脊、杜仲、续断。

二、少阳令人腰痛，如以针刺其皮中，循循然不可以俯仰，不可以顾。刺少阳成骨之端出血，成骨在膝外廉之骨独起者。治用柴胡，余同太阳。

三、阳明令人腰痛，不可以顾，顾如有所见者，刺阳明于胻前三痏，上下和之出血，秋无见血。三里、上廉、下廉。治用秦艽，余同太阳。

四、足少阴令人腰痛，痛引脊内，刺少阴于内踝上二痏，冬无见血。复溜、交信。治用独活、细辛，余同太阳。

五、厥阴之脉，令人腰痛如张弓努弦。刺厥阴脉，在腨鱼腹内，循之累累然，乃刺之。其病令人善言，默默不慧，刺之三痏、蠡沟。治用柴胡、川芎，余同太阳。

六、解脉令人腰痛引肩，目慌慌然，时遗溺，刺解脉，在膝筋肉分间，郄外廉之横脉出血，血变止针。膝外委中、外委阳间血络。治同太阳，加柴胡。

七、解脉令人腰痛如引带，常如折腰状，善恐。刺解脉，在郄中结络如黍米，刺之血射以黑，见赤血而止针。治同足太阳，加茯苓、独活。

八、同阴之脉[①]，令人腰痛如小锤居其中，怫然肿。刺同阴之脉，在外踝上，绝骨之端为三痏。阳辅绝骨端。治同少阳，肿加泽兰。

九、阳维之脉，令人腰痛，怫然肿。刺阳维之脉，与太阳合腨下间，去地一尺所。阳交外踝上七寸，治同足太阳，肿加泽兰。

---

① 同阴之脉：经脉名，指足少阴络脉。

十、衡络之脉[①]，令人腰痛不可俯仰，仰则恐仆，得之举重伤腰，衡络绝，恶血归之。三刺委中、外委阳间之血络出血，治同太阳，加泽兰、红花、血藤。

十一、飞阳之脉[②]，令人腰痛怫怫然，甚则悲以恐，刺飞阳脉，在内踝上五寸，少阴之前与阴维之会。治同太阳、少阴，悲恐加茯神、郁金。

十二、会阴之脉[③]，令人腰痛，痛上漯漯然汗出，汗干令人欲饮，饮已欲走。刺直阳之脉三痏，在跷上委中下五寸，承筋上间横居，视其盛络出血。治用桂枝、芍药、甘草、茯苓、泽泻、续断、杜仲、红牛膝。

十三、昌阳之脉[④]，令人腰痛痛引膺，目䀮䀮然，甚则反折，舌卷不能言。刺筋肉间三痏，在内踝上二寸，大筋前，太阴后。复溜、交信，复溜后中膈筋，治用细辛、桂枝、附子、茯苓、秦归、杜仲、红牛膝。

十四、散脉令人腰痛而热，热甚生烦，腰下如有横木居其中，甚则遗溺。刺散脉，在膝前骨肉分间，络外廉束脉，为三痏。阳关、委阳间络脉。治用桂枝、熟地黄、枣皮、续断、茯苓、泽泻、丹皮，酌加黄柏、知母。

十五、肉里之脉，令人腰痛，不可咳，咳则筋束急。刺肉里之脉为二痏，在太阳外，少阳绝骨后。跗阳为阳跷郄，在绝骨后，阳交（阳维郄，踝上七寸）。治用桂枝、柴胡、川芎、茯苓、泽泻、牛膝、续断、杜仲。

十六、腰痛，挟脊而痛至头，几几然，目䀮䀮欲僵仆。刺足太阳郄中出血。郄中即委中。治同足太阳，目眩仆加茯苓、泽泻。

十七、腰痛，痛上寒，由于膀胱寒水之气上乘于经，当取其经俞以泻水邪，补阳明之合以实土制水。膀胱俞束骨、经昆仑、合委中、胃合三里。治用桂枝、萆薢、茯苓、泽泻、附子、续断、杜仲、牛膝、故芷。

腰痛，痛上热，由于厥阴肝、少阳胆木火之气上承，故令上热与不能俯仰。取肝荥行间、络蠡沟，胆经阳辅，与膝外成骨间络脉。治同前五条，热

① 衡络之脉：即带脉。

② 飞阳之脉：足太阳经在小腹部的别络。

③ 会阳之脉：即任脉。

④ 昌阳之脉：是足少阴经在小腿部的支脉。

甚加芍药、丹皮。肾脏下焦之火气上逆，故令腰痛上热，中热而喘。取肾井涌泉、络大钟，膀胱合委中，治用熟地黄、枣皮、五味、续断、杜仲、牛膝、茯苓、泽泻、丹皮，热甚加黄柏、知母，不瘥反佐桂、附。

十八、腰痛，痛上寒，由于阳明之阳气衰，不能熏温分肉，故牵引不可顾。取胃合三里、大肠俞合谷、合上廉、阴市。治用升麻、苍术、萆薢、五加、牛膝、杜仲、生姜、大枣、故芷。腰痛上热，由于脾阴衰而阴虚生内热，阳盛生外热，故令经脉枯涩而牵引。补脾合阴陵泉，泻胃合三里，治用秦艽、芍药、萆薢、续断、杜仲、牛膝。

十九、腰痛，中热而喘，大便难，由肾脏下焦之火上逆，故喘，内熏则便结。取肾井涌泉、络大钟。中热喘，治同十七条。便结，减茯苓、泽泻，加栀子、阿胶（化服）。

二十、腰痛，小腹满，由于厥阴肝经气血凝滞。取肝俞太冲，治用桂枝、川芎、吴萸、玄胡、泽兰、香附、故芷。

二一、腰痛如折，不可以俯仰，不可以举，刺足太阳委中血络。如折，刺束骨；俯仰难，刺京骨、昆仑；不可举，刺申脉、仆参，治同一条。

二二、腰痛，引脊内廉。刺足少阴肾经复溜、交信，治同四条。

二三、腰痛，引少腹控𦝫，不可以仰，刺腰尻交间，两踝胂上，以月生死为痏数，发针立已，左取右，右取左。以月为数，初一一针，初二二针，渐加，十六、十四针，渐减，髋髀上两旁挟腰脊骨为踝，踝上脊旁为胂，按之酸，透内处取穴。

二四、腰痛，不可以转移，急引阴卵，刺八髎，在腰尻分间：上髎、次髎、中髎、下髎，左右共八髎。穴在脊尾骨上，髋髀骨两旁陷中。

二五、足少阴肾之别络曰大钟，当内踝后，绕跟上贯腰脊。虚则痛，补之。

第八十九章　痿　论

一、病理

黄帝问：五脏使人痿，何也？岐伯曰：肺主身之皮毛，心主身之血脉，肝主身之筋膜，脾主身之肌肉，肾主身之骨髓。而肺又主行气于营卫阴阳，故五脏因肺热叶焦，无气以润泽其所主，故枯着而生痿痹也。补肺荥鱼际、通肺俞太渊。治用桔梗、贝母、麦冬、天冬、梨、蔗、白茅根、秦艽、阿胶（烊化服）。燥咳加五味，火炽加桑白皮、黄芩。

二、心气热，则下脉厥而上，上则下脉虚，虚则生脉痿，枢折挈，胫纵而不任地。热则所主之血脉涸，无以荣养筋骨，故髀枢与胫驰纵不能挈举运行，补心荥劳宫，通心俞太陵。治用郁金、丹参、丹皮、麦冬、生地黄、女贞子、续断、梨、竹沥汁。

三、肝气热，则胆泄口苦，筋膜干，筋急而挛，发为筋痿。肝热则血燥火炽，胆汁上溢，故口苦。肝主藏筋膜之气，热则津液枯，筋失所养，故拘挛。补肝荥行间，通肝俞太冲。治用川芎、枣皮、芍药、女贞子、续断、栀子、木瓜、牛膝、梨汁等。

四、脾气热，则胃干而渴，肌肉不仁，发为肉痿。脾热吸耗胃津，故干渴，致胃主之肌肉乏津液以营养，故枯萎而不仁。补脾荥大都，通脾俞太白。治用芍药、花粉、橄榄、麦冬、枳实、秦艽、梨、蔗、白茅根等汁。

五、肾气热，则腰脊不起，骨枯而髓减，发为骨痿。肾主受五脏之精而藏之，主骨与髓，肾热销铄精髓，故脊屈而骨痿。补肾荥然谷，通肾俞太溪。治用黄柏、知母、萆薢、续断、枣皮、熟地黄、女贞子、巴戟、梨汁等。

六、黄帝问：痿何以得之。岐伯曰：肺者，脏之长，心之盖也，有所失亡，所求不得，则发肺鸣，鸣则肺热叶焦，故五脏因肺热叶焦发为痿躄也。肺主治节，主行气于营卫阴阳，若人妄念发动，即邪火上炎伤肺，致大气不充，故发为痿躄，治法详前。

七、悲哀太甚则包络绝，绝则阳气内动，发则心下崩，数溲血也，故大经空虚，发为肌痹，传为脉痿。悲哀愁忧则心动，动则五脏六腑皆摇，心脏之血直崩胞中而溺出，致形身之大经脉乏血液以灌注，故肌肉顽痹不仁而脉痿。补心荥劳宫，通心俞太陵。主用川芎、秦归，治仿二条。溲血详女子隐疾。

八、思想无穷，所愿不得，入房太甚，宗筋弛纵，发为筋痿，及为白淫。补肝荥行间，通肝俞太冲，治详男子隐疾。

九、居处于湿，以水为事，肌肉濡渍，痹而不仁，发为肉痿。湿蕴经隧，致营卫不通，汗孔闭塞，故肌肤顽痹不仁而肉痿。补脾荥大都，通脾俞太白。治主用万应丹，酌照九十一章四条湿痹治之，无汗加羌活。

十、有所远行劳倦，逢大热而渴，渴则阳气内伐，内伐则热舍于肾，致肾主之骨枯而髓空，故足不任身而骨痿，生于大热也。补肾荥然谷，通肾俞太溪。治同前五条肾热骨痿，渴加麦冬、玄参、知母及五汁。

十一、察色辨症。肺热者，色白而毛败；心热者，色赤而络脉溢；肝热者，色苍而爪枯；脾热者，色黄而肉蠕动；肾热者，色黑而齿槁。

十二、帝问：治痿独取阳明者何？岐伯曰：阳明胃者，五脏六腑之海，主润宗筋，主束骨而利机关者也。冲脉者，经脉之海，主渗灌溪谷，与阳明合于宗筋，阴阳总宗筋之会，会于阳明胃脉精气所注之气街，皆属于带脉，而络于督脉，故阳明虚则宗筋弛纵，百脉不引，故足痿而不用也。兼主男阳痿精滑，女带下崩漏。

十三、帝问：治之奈何？岐伯曰：各补其荥而通其俞，调其虚实，合其逆顺，筋脉骨肉，各以其时受气，则病已矣。

第九十章　痹　病

一、病理

按：痹由于正气内虚，外感风寒湿邪，客于经络，致气血凝滞。故顽痹不知痛痒，治以祛风、散寒、除湿之次，即宜健脾胃，调气血，使外客之杂邪去，使水谷之精气得充周肤肉，润泽毫毛，而痹自已。但宜节欲停孕，方不再发。

二、治法

痹而气滞，用针补，以导其气。血结者，用针泻，以去其瘀。久痹不愈，视其血络，尽刺出血，使壅塞经隧之污瘀去，而后新血流通。痹往来无常处，在分肉间，痛而刺之，以月生死为痏数，初一一针，初二二针，渐加，至十六日，渐减，随气盛衰为痏数，过则脱气，不及则气不泄，缪刺之不已，再次。治用万消丹四厘，随捣蚯蚓七条，开水冲入，取汁吞服，以荡涤杂邪。寒盛则痛，宜温经散寒；湿盛则肿，宜健脾除湿；风盛则走通，宜祛风除湿。

三、治寒痹方

桂枝、干姜、苍术、半夏各钱半，细辛四分，生盐附一钱（烫洗盐），威灵仙、秦归、丹参、川芎各一钱二，大枣五枚。

四、治湿痹方

萆薢、苍术、半夏、茯苓、桂枝、威灵仙各一钱二，生姜二钱，大枣四枚。无汗加羌活，寒湿加盐附，热加防己、秦艽。

五、治风痹方

桂枝、萆薢、五加皮、威灵仙、丹参、川芎各一钱，牙皂、僵蚕、芍药、菊花、甘草各八分，生姜二钱，大枣四枚。风盛化热，减桂、姜、枣分数，加栀子、丹皮；诸痹麻木属气虚，加参、术、苓、草以益气；破烂属血虚，加归、芎、芍、地以益血，兼加乳香、没药。

六、痹病症象

风寒湿三邪合而为痹，风盛为行痹，寒盛为痛痹，湿盛为着痹。以冬遇此为骨痹，骨重不可以举，髓酸痛；以春遇此为筋挛，筋挛骨痛不可以行；以夏遇此为脉痹；以长夏遇此为肌痹，肌肤重痛；以秋遇此为皮痹。

七、骨痹治同寒痹，主用附子、细辛。

八、筋痹治同风痹，主用川芎、五加皮。

九、脉痹治同风痹，主用郁金、丹参，热加丹皮。

十、肌痹治同湿痹。

十一、皮痹，主用桔梗、牛蒡子，审其属风、属寒、属湿，加减治之。

按：肺合皮，心合脉，肝合筋，脾合肌肉，肾合骨，风寒湿邪，初仅外伤脏腑之所合。若久不治，复感于邪，即内外合邪而入舍于脏腑，宜取其俞合，引邪外出。

十二、肺痹者，烦满喘而呕。肺主气，主行营卫阴阳。肺痹则气郁不舒，气郁则火郁故烦满，气不归元故喘，气上逆故呕。取肺俞太渊、合尺泽。主用桔梗、细辛、牛蒡子、紫菀、杏仁、半夏、贝母、茯苓、姜、枣。

十三、心痹者，脉不通，烦则心下动，暴上气而喘，嗌干善噫，厥气上则恐，心气不舒，故烦而鼓动。火气熏肺，故喘；心火不下交于肾，厥气从下而上干胃与心，故噫噫而叹息；上干心脏，致神失守故恐。取心俞太陵、合曲泽。治用桂枝、郁金、菖蒲、远志、丹参、赭石、茯苓、旋覆花、秦归。

十四、肝痹者，夜卧则惊，多饮，数小便，上为引如怀。肝藏魂，痹则气郁不舒，致魂不宁而惊；肝风吸灼水精，故多饮；肝主疏泄，疏泄失常，故小便多；肝主藏血，痹则血凝水积，故腹大如怀子。取肝俞太冲、合曲泉。用泽兰汤吞万消丹，桂枝、川芎、玄胡索、鳖甲、丹砂、青皮、芍药。

十五、肾痹者，善胀，尻以代踵，脊以代头。肾主骨髓与五液，痹则液聚，故善胀；痹则髓液枯，故背屈、脊折、足废而尻以代踵。取肾俞太溪、合阴谷。治用细辛、附子、萆薢、续断、杜仲、熟地黄、枣皮、秦归、苍术。

十六、脾痹者，四肢懈惰，发咳呕汁，上为大塞。脾主四肢，痹则谷精不充于四肢，故重；痹则水乏所制，上逆于肺则咳，于胃则呕，于胸胃则胀塞。取脾俞太白、合阴陵泉。治用酒曲牙皂汤吞万应丹、硫黄末，以化积滞。随用苍术、桂枝、半夏、萆薢、茯苓、茵陈，寒塞加附子，热加枳实。

十七、肠痹者，数饮而小便难得，中气喘争，时发飧泄。小肠属丙火而主津生病，大肠属燥金而主液生病。痹则燥火内结，故渴饮；燥火熏肺，生化源绝，故小便难而气喘；燥火挟津液下夺，故发飧泄。小肠合小海、大肠合曲池。治用万应丹，葛根、桔梗、山楂、茯苓、芍药、乌梅、杏仁、五味。

十八、胞痹者，少腹、膀胱按之内痛，若沃以汤，涩于小便，上为清涕。太阳主开，痹则膀胱之气化不行，湿热内蕴，故痛若沃汤而小便涩；太阳之经气不舒，上逆于脑，故渗为清涕。针委中，治用泽泻、滑石、黄柏、车前子、猪苓、茯苓、萆薢、野油麻、桂枝。

十九、诸痹生死，详全书。

二十、治痹要穴，五脏取俞，六腑取合。

二一、论痹舍于营而不舍于卫。

二二、痹分痛、不痛、不仁、寒、热、燥、湿。

二三、痹在骨则重，在脉则血凝，在筋则屈，在肉则不仁，在皮则寒，具此五者则不痛。凡痹逢寒则拘急，逢热则如虫行而动痒。

二四、痛痹、周痹论治。痛痹移动，不及下针而痛已止，刺此者，虽止仍刺其痛处。周痹在于血脉之中，随脉上下行痛，主先刺其痛之所起，后刺其痛处之所止。其痛生于风寒湿邪，客于分肉之间，则为沫；沫得寒则聚，聚则排分肉而分裂，故痛，痛则人之神注意于痛处，神归之则热，热则痛解，痛解则厥，厥则他痹复发，痛又如是矣。此内不在脏外，未发于皮，独居分肉之间，致其气不能周，故命曰周痹。刺此者，切其脉虚实及大络血结与空虚而调之，熨引之，自已。

第九十一章 偏枯挛痛

一、胃脉沉鼓涩，胃外鼓大，心脉小坚急，皆膈偏枯。五脏六腑、形身百骸皆禀气于胃化水谷之精气以营养，脉应浮大洪长。今脉沉涩，沉为阳不足，涩为阴血虚，胃外以候形身肌肉，令得鼓大为虚，是气血俱虚，无以充周脏腑，荣养形身而成偏枯。心主生血以灌注形骸，脉应柔和，今脉小为正虚，坚急为寒邪盛，致血脉涩而不行，则无以荣养形身而亦成偏枯。治用泽兰汤先吞万消丹，随服萆薢、苍术、桂枝、丹参、茯苓、秦归、川芎、血藤、红牛膝、姜黄、甘草、生姜、大枣，加减详后第十条。刺法详前痹病二条，外治法详后十一条。

二、男子发左，女子发右，不瘖，舌转可治，六十日起[①]，其从者瘖，三岁起，年不满二十者，三岁死。

人身形骸皆资胃入水谷以营养，若因内伤情欲、外感风寒燥湿杂邪致碍形身生化机能，即令水谷之精气灌注不周，发为偏枯，而冲任脉者，受气于胃，为经脉之海，其上者，渗诸阳，灌诸精，其下者，出于胃之气街，并少阴肾之经，渗三阴灌诸络。至若脾肾之脉，合冲任，络心注胸中，上喉咙，挟舌本，是则偏枯而不瘖，病仅在躯壳经络，尚未内干大经脉，故月周可起。若瘖，是病已深入，须三岁起。倘属血气壮盛时便有此病，是真元不足，故主死。

治法同前舌挛，加细辛、菖蒲、远志、半夏。脉沉小急坚，加附子。

三、肾壅，脚下至少腹满，胫有大小，髀胻大，易偏枯。肾主五液，充周骨髓，其气壅而不行，故上则少腹满，下则骨髓减而以偏枯，治用万消丹，桂枝、附子、细辛、萆薢、熟地黄、枣皮、牛膝、茯苓，治详十条。

四、脾脉缓甚为痿厥，微缓为风痿，四肢不用，心慧然若无病。脉盛大和利曰缓，脾恶湿，脉缓则湿邪浸淫于脾主之肌肉四肢，致水谷之精气无从

① 《素问·大奇论》为“三十日起”。

灌注，故发为痿厥、风痿。肌肉四肢失其灵活，病未深入，故心慧然。治详十条。

五、脾脉来如水流，为太过，病在外；如鸟喙，为不及，病在内。故太过则令人四肢不举，不及则令人九窍不通，命曰重强[①]。脉如水流，则湿邪洋溢于脾主之四肢，故重难举；百体皆资谷精以充周，脾虚不能输精于九窍，窍无气不通，脾失其吸收谷精机能则胃津益聚，故名重强。

脉太过，照六条加减。上窍不通，照前精脱耳聋；下窍不通，主用硫黄、芒硝。

六、四肢不用

胃者水谷之海，五脏六腑内外形身皆禀气焉，而脾主吸受胃中精气敷布于四肢者也。今脾病，失其行胃入谷精之机能，致气日衰，脉道不利，筋骨肌肉皆无气以生，故失其灵活作用。取手足三里，主用万消丹，苍术、砂仁、茯苓、何首乌、参、芪、桂枝、萆薢、五加、威灵仙、秦归、姜黄、生姜、大枣，湿热加秦艽、射干、枳实。

七、肺脉微缓，为痿瘘偏风，头以下汗出不可止。肺主行气于营卫阴阳，脉缓为风热内蕴，致肺热叶焦，营卫失调，而为痿瘘偏风，热蒸胸中而汗泄。治用桔梗、贝母、麦冬、沙参、五味、萆薢、秦艽、射干、菊花、竹沥。

八、肾脉微滑，为骨痿，坐不能起，起则目无所见。肾主受五脏之精而生五液与骨髓，脉滑为阳热盛而阴液耗，致髓枯而骨痿，瞳神水衰而目耗。治用熟地黄、枣皮、丹皮、黄精、知母、车前子、续断，照十条加减。

九、痿躄、偏枯、节痛。胃主输水谷之精气于三阳，脾主吸收胃中谷精行气于三阴。若脾胃有积，失其生化机能，水谷之精气灌溉不充于形身而为偏枯。脾胃病，则肺无以禀水谷之精气行诸营卫阴阳而为痿躄。脾病，失其升化水气机能，湿邪流注肢节而作痛，甚至大筋软短，小筋弛长而拘痿。

十、诸症内治法

主用荆芥、威灵煨汤，吞万消丹以去积滞而疏通气道，随服苍术、萆薢、

---

① 重强：病证名，指脾气功能失调所致四肢沉重不举、九窍不通的病证。

茯苓、秦归、川芎、丹参、牛膝、五加皮、泽兰、甘草。病在手，加姜黄；在足，加防己；寒甚则痛，加桂枝、干姜；寒湿，加盐附子、半夏；风湿甚则肿，加防风、茵陈；汗不出，加生姜、大枣；麻木，加血藤、乳香、没药；气血凝滞，加香附、茜草；瘀血，加桃仁、红花；血寒，加肉桂、胡椒；血热，加丹皮；脾胃虚，加砂仁、陈皮；气虚，加参、芪；津液亏枯燥，加熟地黄、麦冬、阿胶（化服）；腑热便燥，加秦艽。凡治诸症主用蚕砂（炒）、松枝节（切）、桑枝（切），煮水煎药。

十一、诸症外治法，针灸分别详后。

用白芷、防风、威灵仙、细辛、牙皂为末，用猪胰切细，浸酒，时搽推摩以润燥泽枯，使气血流通。若汗不出，卧时可少饮之。

又法，无汗属气血被邪凝滞，当发汗以散外邪，用桑枝或松枝铺静室地面，烧地热，铺新鲜松毛于地上，随铺无汗席被，令病者卧其上蒸熏痛处，但令微汗出，不可如水淋，汗出太甚，另将蒿席烘热置卧地旁，托移病人让热地急冒汗。

又法，痿躄令坐高凳，足下伸，时搽摩运气，及扶桌站立行动，见效最速。

十二、骨痹，举节不用而痛，汗注烦心。补肾经复溜。痿厥挛束，疾刺四肢之穴以解之，日二次。不仁者，十日知效。无休，病以止缄。刺手足指端出血及指缝间，足取委中、丰隆，手取尺泽。臂掌不得屈，刺其踝后，先以指按之酸乃刺之，以月生死为痏数。手不可以举，刺屈肘上端曲池、三里，肩髃以手按之酸，刺之酸注立愈。

十三、手足汗注痒痛。感受风湿杂邪致卫气不固，营血漏泄，风盛则痒，湿盛则濡，手足指间，汗注如水，为日既久，指端红嫩，触之痒痛，名曰漏风。用防风一两，黄芪二两，杵细，早晚开水吞一钱，取五分，开水泡洗手足，立愈。

十四、手掌热痛，泻肺络列缺，治详第十一章一目。

十五、节驰肘废，泻小肠络支正，治详第十一章四目。

十六、痿躄，坐不能起，泻胆络光明，治详第十一章八目。

十七、足弛不收，泻胃络丰隆。治详十一章十目。

十八、身尽痛，百脉皆纵，取脾大络大包。治详十一章十五目。

十九、肘挛不收，泻三焦络外关。治详十一章六目。

二十、肩酸痛如负重，取肩上天井，失枕亦刺之。

二一、背酸痛，取背胛上旁附分，下至膏肓。按酸刺酸，立愈。

二二、肩拘挛，刺从项起，重按脊傍，按之痛止，三刺之，酸注立愈。

二三、脉引痛，时来止，此邪客五脏。刺手足指甲角，视其脉出血，三刺已。

二四、腿枯膝火。肾主藏五脏之精，充周骨髓，若肝脏木火之气盛，吸铄肾液，无以荣养筋骨，致髓枯而肉脱。治用熟地黄、枣皮、萆薢、苁蓉、秦归、川芎、续断、五加皮、牛膝、骨碎补、威灵仙。口渴加麦冬、梨汁，热痛加地骨皮，寒加桂枝。

二五、膝痛外治法

蹇，膝伸不屈，治其楗。辅骨上横骨下为楗，委阳下骨空。坐而膝痛，治其机。挟脘为机，膝前犊鼻，膝外阳关，膝上梁丘。立而膝热，治其核关。膝盖为核关，犊鼻上间。膝痛，痛及拇指，治其腘。辅骨上为腘，委中间。坐而膝痛如隐物者，治其关。腘上为关，挟膝连核骨下。膝痛不可屈伸，治其背内。一椎旁寸半大杼。膝痛，取犊鼻以圆利针。膝痛，连胻若折，取三里，别取膀胱荥通谷，肾荥然谷。

二六、髀枢痛，不可以举，此邪客于足少阳之络，刺枢中以长针。寒则留针，以月生死为痏数，立已。并刺环跳、脾枢间经脉所过各穴。

二七、胻酸痛甚，按之不可，名附髓病。以铍针针外踝上三寸绝骨，立已。足胫酸痛，先刺足阳明三里及十指间出血。着痹久寒，亦取三里。

二八、足外侧转筋，取阳陵泉，内侧取阴陵泉，皆于发时取之。

二九、足下痒如虫行，此由下焦之湿热盛，湿热合化则生风，风胜则动，痒如虫行。治用萆薢二钱，防己、黄柏、威灵仙各一钱，其痒立止。

三十、手皴足皲。风湿杂邪舍于毛孔，浸及小络，蔓延皮肤，致汗孔闭塞，污浊无从排泄，因之气血不能流通以润泽皮肤，故皲燥如牛领。

外治：

用苍耳草煮水泡洗，以沙石磨去腻垢，照前十一条，用药酒搽洗。

手掌皮粗，视手臂与肘弯中，其络色血污者，刺出其血，洗用药酒。足部皮粗，视足部与屈弯中，频刺其络脉瘀血，血清止针。

内治：

用苍耳子浮萆汤，先吞万消丹，随服萆薢、五加皮、威灵仙、红牛膝、血藤、紫草皮、泽兰、川芎、秦归、荆芥、丹参、甘草、生姜、枣。血寒，加桂枝、胡椒；血热，加丹皮；血燥，加地黄、女贞子；肉燥，多服猪胰。

第九十二章　痈　疽

一、病理

昔岐伯言，肠胃受谷，上焦出气以温分肉，养肢节而通腠理，中焦出气如雾，上注肉之大会、小会而渗小络脉，津液和调，变化而赤为血，血和则小络先满溢乃注于络脉，皆满乃注于大经脉，阴阳已张，气血乃行，与天合同，不得休止。寒邪客于经脉之中，则血凝涩而不通，不通则卫气归之，血凝气聚则肿，寒邪郁结为热，热胜则肉腐为脓，不急泻之则筋烂骨伤，经脉败漏，内及五脏而死，故初起急刺，名曰上工，已成始刺，是谓下工，真本此理论。痈疽初起，急用三棱针泻其污瘀，用葱姜杵细，甜酒糟和匀，加胡椒末于上，温覆之熨之，内服万消丹等药，以排除障碍，疏通气血，而散者十之八九，工在急泻，其信然矣。

二、猛疽

发于嗌中，不急治，化为脓，脓不泻，塞咽，半日死。刺足底涌泉三痏，刺内踝前然谷间血络出血，刺舌下二紫脉出血，刺胸叉骨上喉下天突，刺咽喉上廉泉。塞咽时，照四十六章四条救之，治用万消丹，细辛、桔梗、半夏、射干、郁金、枯矾、牛蒡子、姜、枣。

三、夭疽

发于颈，其痈大赤黑，不急治，则热气下入渊液，前伤任脉，内熏肝肺，十余日死。刺出黑血，破生鸡敷之，破法详九三章八条。渊液（腋下三寸），咽喉下天突，内服万消丹、穿山甲颈甲末、雄黄末，随服桔梗、漏芦、贝母、川芎、白芷、郁金、山豆根、僵蚕，热加丹皮、栀子。

四、脑铄

阳气大发，消脑留项，项痛，如刺以针，烦心者死。主刺脑下风府、风池，挟项天柱，刺委中结络出血，外敷生鸡，内服同夭疽。热甚，加秦艽、石膏、黄连；痛甚，敷天茄子、刺核桃子等药。

五、疪疽

发于肩及臑，其状赤黑，急治之，令人汗出至足，逞熨之，主刺其络之血结者，内服治同天疽。

六、米疽

发于腋下，赤且坚，治之以细长砭石，涂以猪膏，六日已。主用三棱针刺透其结核中央，敷以甜酒糟，加红糖、刺核桃子末，内服万消丹、山甲末，萆薢、漏芦、川芎、五加、贝母、白芷、姜、枣。

七、其痈坚而不溃，瘰疬之类。冷则痛，可用太乙神针再三灸之。灸之不散，深刺其核中，照米疽敷之，熨揉之，主用夏枯草、牡蛎，饮同米疽。

八、井疽

发于胸，其状如大豆，起三四日不治，下入腹，七日死。用三棱针刺疽出血，照九三章六条用药敷之，内治同天疽。

九、甘疽

发于膺，色青，其状如谷实瓜蒌，常作寒热，急治，去其寒热。治刺寒府，在膝上外成骨端陷中，照九三章六条，用药敷之，内服万应丹，柴胡、白芷、桔梗、贝母、郁金、僵蚕、山甲、姜、枣。

十、败疽

发于胁，生于女子，灸之，其病大痈脓，熏之令汗出至足已，治同米疽，汗不出，加桔梗、柴胡、连翘。

十一、股胫疽

发于股胫，其外状不变，而痈脓搏骨，不急治，死。主刺其络脉之结而血者，深刺其痈上。治同米疽，加威灵、牛膝、血藤、秦归。寒加桂枝，热加秦艽、防已。

十二、锐疽

发于尻，脊骶骨间，其状赤坚大，不急治死。用三棱针深刺之。并用铍针浅刺出血，治同天疽，加羌活，减牛膝、防已。

十三、赤施

发于股阴，不急治，六三日死。在两股内不治，十日死。外治同七条，灸之、敷之、熨之、揉之，不散者用锋针针之，内治同股胫疽，加半夏、桂枝、生盐附子。

十四、赤痈

发于膝，其状大痈，色不变，寒热，坚如石。忌针，柔乃石之。外治同七条，内治同十一条。作寒热，加柴胡、生姜、枣。

十五、诸痈之发于背节，而当三、五、九、十一、十四节中凶，发于旁可治。外治法详九三章八条。内治仿股阴、股胫疽，审其寒热治之。

十六、兔疽

发于胫，其状赤至骨，急治之，迟则死。外治，视其络之结血者刺之，并用铍针浅刺出血并敷之。内治同股胫。

十七、走缓

发于内踝，其状痈也，色不变，数石其俞而止寒热。主刺内踝前然谷间血络出血，治同股胫疽，寒热加柴胡、姜、枣。

十八、四淫

发于足上下，其状大痈，不急治死。主用三棱针刺之，并刺其络血。敷同脱痈，内治同赤痈。

十九、厉痈

发于足傍，初大如指，急治之，去其黑者，不消加重，不治，死。外治同二十条脱痈，内治同赤痈。

二十、脱痈

其状赤黑死，治之不减，急斩之，否则死。主用铍针刺出血，涂麝香，破生鸡敷之。不减，捣天茄子、大青根，加白芷、防风、羌活末敷之。斩之者，用甜酒糟调白芷、防风、羌活末敷之，内服万消丹、山甲末，萆薢、五加、牛膝、威灵、防己、丹皮、漏芦、川芎、僵蚕。

二一、黄帝问：痈疽何以别之？岐伯言：邪气舍于经脉，致血凝不行，卫气不通，郁而化热，热胜则肉腐为脓，其皮薄，以泽为痈。何为疽？邪气深入，热气淳盛，内陷肌肉筋骨，连及五脏，其上之皮粗如牛领，故曰疽。

第九十三章 痈疮杂症

一、病理

按：经言营气不顺，逆于肉里，乃生痈肿。六腑不和，则流为痈。饮食不节，阴气不足，阳气有余，营气不行，乃发为痈疽。阴阳不通，两热相搏，乃化为脓。足证痈疮皆由外感杂邪致汗孔闭塞，内伤食饮，痰涎流注于肌肉皮腠之间，以致营血不清，卫气不行。治以排除污浊，疏通汗孔，调和气血为主要。

二、内治方

苍耳子二钱（炒、杵），牙皂四分（杵），煨汤，吞服万应丹五厘、雄黄、山甲末一钱，蚯蚓七条（杵），用开水烫汁服。腑疮肿烂，宜多泻，不泻加服。随用苍术、萆薢、茯苓各钱半，桔梗、贝母、川芎、秦归、郁金、威灵仙、五加皮、荆芥各一钱，牛蒡子（杵）、甘草各七分，生姜、小枣。血热皮红，加丹皮、紫草皮、桃仁（杵）；腑热便结，加秦艽、射干；湿热，加防己；红肿痛痒，加栀子、连翘；血虚发痒，加生地黄、玄参；汗不出，加白芷、防风；痈疮久不成脓，加桂枝、黄芪、丹参；痈疮坚硬，加半夏、漏芦、牡蛎。

三、外治法

痈疮初起，肿而不痛，用太乙神针灸熨之。若不散，再用生南星、半夏、野芋、附子等，同用生姜、葱共捣细，微熟，热敷之，外用烧盐熨蒸。又方，用刺核桃子研细，加红糖，用甜酒糟和匀敷之。又方，单用姜、葱亦效。

四、痈疮初起，冷痛。用葱、姜捣细，甜酒糟和匀熟温面，撒胡椒末敷之。

五、痈疮热痛，急用三棱针刺之。结核分刺其核上，络有结血尽刺之。用刺核桃子、天茄子、大青根捣，加入生肌追毒散，酒糟调敷。

六、生肌追毒舒筋散：白芷、防风、羌活、威灵仙、牙皂等研末。外敷搽洗，能追散毒邪，生肌舒筋接骨，为治痈疮刀伤特效灵丹。痈疮初起，刺后，用葱姜捣细，甜酒糟和匀，熟温摊平撒药末于上敷之。刀枪伤血流不止，加生南星、半夏末揉按，立令血止痛除。跌打接骨，多加胡椒末温敷。用开水烫药末，取汁注射疮孔伤口中，立令毒净肌生。麻风破烂及刺血后，用猪胰宰细，加上药末，浸酒搽洗之，掩之。兼搽手足皲燥筋缩。风湿无汗，临卧饮之。

七、痈疮将熟。用三棱针刺而试之，已成脓即用铍针刺达脓所，顺皮挑宽针口，刺乳以向乳头为顺，宜让皮部络脉。刺怯者勿直告，乘其不备刺之。追泻出脓后，用生肌散烫取汁，注射药水于疮内，注满按揉，再三洗净脓根自愈，无须外敷。唯坚硬者，仍用葱、姜、酒糟、生肌散敷之。红肿者，照前五条敷之。

八、大痈发背。针后用麝香涂针孔，破生鸡敷之。两手将鸡翅、头足五项合并用左手拿住，令鸡头向人，右手持小尖刀向鸡颈交背脊骨处戳入，约深二公分，极力推刀，单将脊肋戳开，切勿伤鸡肠，戳开后用两手大指将鸡背肋左右折开，速将鸡之脏腑覆敷疮上，以敷数时，鸡尚微温，即去之，以澈其毒，随用甜酒糟调敷生肌追毒散。

九、大痈腐肉，形如莲壳，用钩针钩起，以快刀剪，去净其朽腐，随敷生鸡及生肌散而旋愈。痈疮久不敛口，结成顽痹，须割剪至良肉，方可即愈。

十、痈疮久不敛口，用生鸡及生肌散加胡椒末敷以温补之。又方用鹿茸外皮、贝母、三七、人头芪共为末掩疮口，再用大枣、柿饼，去皮核，口嚼敷之。

十一、痈疮脉，脉浮而数，浮则为风，数则为热，风则伤卫，热则伤营，当主身热，若反恶寒，饮食如故，身有痛处，则生恶疮。

十二、痈不知所在，按之不应手，乍来乍已，刺手太阴旁三痏，缨脉[1]各一。取腋下三寸陷中渊液，耳下屈头后天容。主用柴胡、山甲、漏芦。余详二条。

十三、腋痈大热，刺足少阳。五刺而热不已，刺手心主三，刺手太阴经络大骨之会各三。胆天容、渊液，心主天池，乳后二寸，肺络列缺、俞太渊、

① 缨脉：指足阳明经近颔下系冠带处。

合尺泽，主用柴胡、栀子、丹皮、桔梗。余详二条。腋臭，用紫油木树叶煮水，内饮外洗数次，立愈。俗名青香，焚之最香。

十四、暴痈筋软，随分肉而痛，汗出不禁，胞气不足，治取痈所在各经俞，主用丹皮、芍药、栀子、山豆根。余详二条。

十五、鼠瘘寒热，还刺寒府，在膝外解荣，膝上外成骨端陷中。

十六、癣疮疥癞。用苍耳子叶、薄荷、桑叶煮水抓洗，随搽疮癞一扫光。癣疮用三棱针遍刺出血，或用铍针乱划出血。轻者用刀刮破，随用铁化汤调搽追毒散，脓水干时，继搽疮癞一扫光，自愈。不愈再三刺血，照后秃疮治之。黄水疮，洗用马齿苋、苍耳草、浮萍。掩，用酸矾、松脂、石灰，生肌追毒散。马齿苋，叶形如齿，同房上生之瓦松，夏秋沿地蔓生，敷烂骱疮，特效。风湿杂邪舍于皮毛，致汗孔闭塞，污浊无由排泄，气血为之不清，化生微生虫，结癣疥于皮肤，以覆护其生成，故宜刺出污瘀以清病菌，用上法治后，用松脂膏贴之，断绝微生虫菌窠之空氧气，一星期而旋愈。不愈，内服二二条一三方。

十七、疮癞一扫光配合法。硫黄三两（研极细）、鲜葱二两共捣细，敷于瓷器内，干艾五钱置于砖上，将贮黄葱之碗偏覆艾上，燃火熏烘，随用棍拨艾火，以枯为度，烧后三物共杵，晒干共研极细，贮瓶收存。用蓖麻子油调搽。若无，可用猪油。脓疮洗后搽，干疮抓透，透搽，其痒立止。以药搽鼻孔，搽手心，临卧置鼻孔薰闻，由内杀菌，即不搽处，一同痊愈。内吞外搽掩杀虫，神效。

十八、癞疤头，一名瘌疠头，内有微生虫，作癞疥以覆护其繁殖。内治：先用二条方[①]，加白芷、羌活以清风湿杂邪。多吞雄黄、一扫光，以杀虫菌。外治：用鲜葱多数捣细加硫黄末，杵匀敷疮上，浸透疮癞，剃净后，照治癣疥，刺出污血，再敷葱黄杀净其虫，敷后，再三剃刮出血，随用铁化汤调搽一扫光。再三剃刮搽敷，黄水已干，用蓖麻油调搽立愈。毒重，刺血敷葱黄，三次痊愈。顽癣，癞疤头，用上方法治愈复发者，再用后方治之立愈。内服二二条一三两方，内外攻毒，再服二条方，多吞雄黄一扫光。外搽方：水银

① 二条方：即本章节第二条所述内治方，下同。

五分，轻粉、硫黄、雄黄、酸矾、密陀僧各一钱，共研细，用刀刮剃后搽抹之，每日刮剃搽抹数次而旋愈。

十九、瘰疬结核。或在项间、腮下、腋下。外治：仿用三、四、五等条法。耳下肿，用玉簪花根和葱姜杵细，加甜酒糟调匀，温敷之，榨汁内服之。内治：先吞万消丹，君夏枯草、牡蛎、漏芦，臣以萆薢、五加皮，佐以半夏、贝母，使以血藤、川芎、玄胡索、泽兰、乳香、荆芥、山甲末。余照二条方加减。

二十、乳因感受寒湿杂邪，致乳孔闭塞，乳汁凝结而肿痛。外治：拔猪鬃几根，择根柔嫩有白膜缠者，粘香油通凝结之孔，通后揉挤之。若仍不通，用盐烧热，外覆葱或青蒿、茴香叶等，熨揉使结核立散。视乳部络脉之血结者，刺出其血。如法治疗三五日，尚益肿大坚硬者，用三棱针深刺其主要。已成脓，急照前七条，内洗外敷诸法治之而立愈，苟迟则腐及乳房全部矣。内治同前，主用白芷，视寒热加减，寒加桂枝，热加黄花地丁。

二一、头面手足生疱，日渐大而不痛，按之坚者，内聚胶液汁，如松桃明油，按之软者，内聚腐渣，皆用铍针刺透结所，排去其积，注洗药水，立愈。大者宜刺宽其口，将疱内薄膜用钢钳撕除净，使不再发。

二二、痈疮癣癞久不愈，服攻疯犬咬毒方旋愈。

（一）攻毒外出方：厚皮的防己二公钱五、赤萆薢三钱、生川乌二分，卧时用开水煎服，服后目赤面浮而红，遍体发痒，抓起疯蛋，越时自散而旋瘥。

（二）攻毒下出方：斑蝥三个，加碎米（微黄）、雄黄一公钱，同斑蝥和米研，用滑石二钱五，甘草一钱煎汤，吞斑蝥、雄黄末，由小便攻出瘀血。

（三）已发救命方：斑蝥五个，加碎米（炒黄）、生巴豆三粒（去壳），雄黄一钱，同研细。用郁金（杵）、栀子各一钱、绿豆一杯煎汤，吞上项药末，由二便攻毒。疯毒塞喉，下咽立愈。幼弱酌减，强壮加倍。初咬服此，妥善万分。

上列一三两方，试治疯癞疥癣、毒疮及三期花柳。久年不愈服第一方攻出疯蛋[①]后，立令平常之痒止肿消，服第三方，由内扫荡污浊，自毒净而立愈。但斑蝥性猛烈，炒宜米黄方熟，生则大呕，酌量大小加减，治麻风有加无减。

---

① 疯蛋：其意待考，疑为服药后创面渗出物。

第九十四章　杨梅疮

一、病理

肝之经脉，络阴器，绕篡间。督脉，起于少腹，以下骨中央，女子入系溺孔，络阴器，与膀胱中络合于肾。其少腹直上者，贯脐中央，上入喉，循颐环唇，上系两目中央。其男子循茎下至篡与女子等。若肝肾督诸经或因内蕴，或外感风湿热邪，或坐卧湿热地方，即令下部之血液污浊，而湿甚则浮肿，热甚则赤痛，风甚则痒如生虫。在男女初得时，多恣淫以止痒，故其传染甚剧，而其色赤如杨梅，其被染者多花柳徒，此杨梅、花柳所由名也。查此病多生于湿热地方，盖原于此。而其治本之要，则主用针刺各经之络脉血管，以排泄污瘀，用药以扫荡毒邪，使气血归于纯清。虽阳物朽落，阴户烂眶，其毒气渗入冲任之干脉中浸淫，上熏至鼻红口破喉烂，上腭小舌朽腐，声嘶喑哑，甚至毒气浸淫于形身，发为微痘，痛痒难堪者。真手治之，实有针后痛止痒除、药入病愈之可能，施内外攻除之捷法，立令病菌消除无遗，所以愈后便不再复发也。

二、外治法

用粗三棱针刺内踝上四五寸，肝络蠡沟间血络污血。刺膝内侧肾合阴谷间血络，刺膀胱合委中间血络，令病者扶稳立正刺之。洗用铁化汤或追毒散，用开水烫汁洗之。搽用蓖麻油调疮癞一扫光，能升丹者调搽三仙丹更效。

三、内治法

苍耳子二钱（炒杵），牙皂八分（杵），荆芥一钱煎汤，于空心时吞万应丹一分，蓖麻仁三粒，雄黄一钱，轻粉一厘五，共研吞以攻毒邪。服后涎潮，吐于痰盂内。大泻后随服后方以清解之。毒重者再三下之。方用革薢二公钱，防己、栀子、黄柏、丹皮、赤芍药、地黄、川芎、威灵仙、甘草各一钱，苦参（炒）八分，服后调以苍术、砂仁、秦归、甘草、荆芥等。治杨梅结毒方，食米三钱，红糖一钱，水银四分，共研末糊丸，每日清早用开水吞八分。服后涎潮，吐于痰盂内，以防传染。治杨梅痘方，麻黄四分，防风、生黄芩、栀子、玄参、桔梗、薄荷、赤萆薢、杜仲、滑石各一钱，黄连六分，无汗麻黄加倍。杨梅毒重服上方不愈，再服前九五章二二条，攻疯犬毒一三两方，立愈。杨梅毒重，用鲜猪肉少许，宰细水煮，吞三仙丹二分，上吐涎，龈破，下泻，立愈。

四、杨梅结毒熏药方

内熏，由气道杀菌，攻毒上出，喉痛龈破，立愈。黄丹、雄黄各一钱，轻粉、水银各一分，共研末，用黄草纸裹条，燃火熏鼻孔，极力吸烟入，略停呼出。熏时口衔冷水，一呼一换水，吐后另衔，吸烟入内数百呼吸，换吐水数百次以净其毒，吐出之水用盂贮之，以免传染。又方，茶叶末十分，调香取下香面五分、皂角皮二分、水银一分五，共研末水浸潮，摊平玻璃上，宽半公寸，厚三厘，用刀摊整，切下一分宽之一条。用烟针裹整圆取下，先将瓦烧烫，置药条于瓦上炕之，炕干贮瓶收存，每药一条，可熏一人，药燃烧将净，用小棍置针孔中以防烫手，用法同前。

第九十五章　丹毒疔毒

一、病象

疔形小而旁晕红大，痛甚。丹毒发于皮间，红如火灼而痛澈于心。红丝疔与赤游丹，起于手足者，红丝至胸与腹而死。发于胸腹者，旦发夕死。此脏腑经络感受风热毒邪太甚，故入脏腑而死。

二、外治法

审其发于何经经络，速刺其井、荥、俞穴。刺其赤络结处出血，划断其向上窜之络。红肿甚者遍划出血，速破生鸡或猪羊敷之，敷二小时，乘鸡尚温即去之，随用醋磨大蒜、雄黄末搽之，或用蓖麻子叶、天茄子叶、刺核桃叶、大青根、紫荆花，也寻一二种捣敷之，立令痛止。

三、内治方

山豆根、射干、大青茎叶、郁金、贝母、金银花、桔梗、丹皮、紫草皮、玄参、僵蚕、蝉蜕、薄荷、荆芥、雄黄、山甲末。发于心与小肠经部位，加黄连、连翘；肝胆经部位，加栀子、胆草；肺经部位，加黄芩；脾经部位，加芍药；肾与膀胱经部位，加黄柏；三焦心包经部位，加栀子；肠胃经部位，加秦艽。内腑热，加大黄；头面，加马勃；丹毒，加观音柳。

四、特药形状

紫花地丁：蔓生于潮湿田畔，茎色青紫，叶同外来竹叶，花色青紫，秋间开紫白花，大小如钱，痛如火灼，嚼敷，立止。内服通淋[①]解梅毒。

天茄子：茎形同辣子叶微大，茎色深青，子如小葡萄，色绿形圆，味辛麻，故能立散热毒，痛如火灼，敷之立愈。内服生吞，熟力减，兼治鸡畜热

① 淋：原作“麻”，疑为笔误，据医理径改。

瘟，特效。

大青：茎叶同刺核桃，色嫩绿，节叶对生，开小红花，形同丁香花，故俗名丁香花，子形如胡椒而微大，可作面粉，故名粉果花，根味极麻，外敷内服，散毒神速。

刺核桃：一名狗核桃，茎色嫩绿，叶形仿苍耳草，但极嫩绿，同大青，疏节一叶，花形仿牵牛，有蓝白二种，名闹阳花，具麻醉性，叶形如核桃，遍生刺，干则四开。子形如辣子米，但色黑壮实，捣细加甜酒糟，敷痈疮初起立散，叶敷肿毒最效。

第九十六章　疠疯症治及大麻疯

一、病理

经言：风气与太阳俱入，行诸脉俞，散于分肉之间，与卫气相逆。其道不利，故使肌肉膹䐜而有疡，卫气有所凝而不行，故其肉有不仁。疠者其荣气不清，故使其鼻柱坏而色败，皮肤溃烂。风寒客于脉而不去，名曰疠疯，又曰脉风成为疠。是则疠疯实由于正虚感邪，在男子得诸劳汗当风、冒湿及行房后阳气外泄，虚汗淋漓；女子则当经期产后，乘身之虚而感冒风雨寒湿杂邪，客于皮毛，即令汗孔闭塞，形身之污汁凝于皮腠。失治则舍于小络脉，浸淫于大络，失治则舍于大经脉，以致营血不清，卫气不行，涩为污瘀。初则顽麻，久则毫毛落而肌肉败，甚至督、任、冲三脉交会之鼻准皆腐坏矣。属于先天遗传及后天传染者，其毒又由内达外，散漫于皮毛，致水谷之精不能充周，故汗液不生，眉毛脱落，渐则及于肌肤，故红肿生疱。待邪壅毒聚，致肌肉坏，甚至邪舍于筋，筋朽致指脱。然其邪内不伤及脏腑之重要机能，故不即死，此病情最彰明者。若手大指与虎口肉脱，是风邪已入大经脉，致水谷之精气不能流通于手臂；眉全指屈，足痳通洞，是风邪已入筋骨，而不仅在皮毛肌肉，故发于头面及手足外廉为邪舍三阳经络，易治。发于手内廉及足心为邪舍三阴，难治。至于面肿眉落，是邪仅舍于皮毛肌肤，只须外泻其污血，内荡其毒垢，一俟邪净汗出，水谷之精气自润肤泽毛而生黄柔之眉矣，此余手亲历而辄效者，在素具良心。而得斯疾，无论病之久远，虽遗传者亦可治疗复常，但宜多刺血攻毒耳。

二、治法主要

治主刺去污血以除病菌，使新血得以流通，发汗以清荣卫，用攻毒药以荡涤污浊，急治其标，随用健脾除湿、养血荣筋之剂，以益其本。虽眉落鼻坏，疱破指落者，视其手足之络脉尚有形可识，尽刺出血，且一刺便能出血盆余，过三五日再刺。内服药行汗下之法，不数星期即令疱平痂脱，颜色回正。尚邪已散浸于皮肤，疥癞红肿，用追毒散浸酒，与疮癞一扫光，再三搽之，随刺其肿上，去其污瘀，并刺其指头推按出血。先行汗下之法，自邪退而络脉现矣，故治此病，由不出血以至出血，由大出血以至毒净血清，则不出血而病旋愈。主用三棱针浅刺数厘，中络管外部，血即流出。若深透络管内部，血反浸于肌腠，聚结成疱。惟红肿破烂者，可深刺其破口旁，起疱者深刺其疱上。红斑癣癞，便刺去其污瘀。凡刺血，当在饭后四小时，饱恐晕针时吐饭塞喉，发生危险。刺时择透光蔽风处，备卧具于地上，令病者扶稳立正，振作精神，勿畏惧。医者用香油调疮癞一扫光透搽手指及鼻孔，用橡皮套蒙面鼻使气由身后呼吸，焚雄黄、石黄、皂角等药于治疗所，针入透络急出，其血射出，旋不射者，用针引其孔，旋停旋引，以期多出，并且用针上下推按使出血，出掩以灰。预告病者，但觉心烦目眩，急扶就卧，以防晕针跌仆。若晕，宜令侧卧，虽呼吸停，色变如死，毫无关系，一俟周身汗出，色回而复苏，但宜厚其被盖。久年无汗者，从此邪散而能出，须俟汗干二三点钟，而后可起。先温追毒散药酒搽洗，方可用温药水洗去血，洗后速搽干，后再搽药酒。刺时有血来太涌，聚结成疱，宜搽揉按使散，免化成脓。夫杂邪舍于形身，西医专用药水射入，不知血未污坏者尚可以化清，若疠疯之血污浊太甚，并非药力可以化清，故此病西医亦无治愈之可能。假如染缸初翻，用灰醶[①]可以回正，若缸水已臭，非速倾弃，从新贮水，另整不可。余治此病，本岐黄换易血液之神妙而实验辄效，西人虽长于研究，尚未通此一关。

三、针刺发汗要穴

经言，治疠疯，针刺百日，发汗百日，调荣和卫可愈。又曰，刺大风、骨节脱、须眉落，刺肌肉汗出百日，刺骨髓汗出百日，凡二百日，须眉生而止针。又曰，疠疯者，数刺其肿上，以铍针按出其恶气，肿尽乃止。又曰，刺委中取血，刺尺泽取血，刺丰隆取血，十指头血胀者尽刺之。

按：经言，手足之阳明、太阴皆可出汗，阳明胃主行气于三阳，太阴脾

① 醶：读 yàn。古同“酽”，即醋。

主行气于三阴，身半以上手太阴、阳明，肺与大肠主之，身半以下足太阴、阳明，脾胃主之。查水谷之精气由脾胃以化生敷布，丰隆为胃脉入脾之大络。肺主行气于营卫阴阳，尺泽为肺脉之所入。五脏六腑之俞穴，皆由委中而上入。凡手足间之络脉，皆关系乎全体，故取此以排泄污瘀。俾血液澄清，庶水谷之精气得以流通，润身泽毛，而汗液流通矣。疠风初起，面色灰紫，目眦流光，指甲壳内血色浑浊，按之不分红白，此病生于血污之考证也。

四、内治方

苍耳子二钱（杵），牙皂一钱（杵），桃仁三十粒（杵），红花二钱煎汤，空心吞服万应丹六七厘，雄黄、穿山甲末各一钱。土鳖三个，焙，研吞。蚯蚓七条杵细，用开水冲入，取汁服以攻下污瘀七八次。不泻，二次加吞蓖麻仁三粒。下后随服苍术、萆薢、丹参、秦归、川芎、茯苓、甘草、生地黄、丹皮、郁金、五加皮、红牛膝、泽兰、紫草皮、白芷、荆芥、威灵仙、僵蚕、蝉蜕、雄黄末，能化瘀杀虫，宜常服。加法详后，刺血后亦宜服此方。

五、发汗药方

威灵仙、苍耳子（炒）、荆芥、白芷、紫背浮萍各五钱，共研细，用松毛、桑叶、蚕砂煎汤，临卧吞服一钱，服七日无汗，加服。随服九十三章二二条一三两方，扫除内外杂邪，见效自速。

疠疯，正虚邪微者，汗下后便宜调养。邪盛红肿破烂者，宜主汗下。可用蓖麻仁、大枫子各五粒，研，用苍耳子等药汤吞服，以攻下污浊，不利加服。须毒净血清，方可专行调荣和卫，但针刺泻血后，宜服调和气血之剂。形实体壮者，刺血一日后便可行下法，体弱者须缓数日方行汗下，以辅正驱邪。

六、汗下后调养方

萆薢、苍术、生地黄、丹参、秦归、川芎、生黄芪、茯苓、甘草、五加皮、荆芥、乳香、没药、僵蚕、蝉蜕、雄黄（研吞）、生姜、大枣。皮红血热，加丹皮、桃仁（杵）；痒，加栀子、连翘；腑热便燥，加秦艽；面肿，加白芷；身肿，加泽兰；手足肿，加威灵、牛膝；滑精，加锁阳、苁蓉、阿胶。

七、外治方

白芷、防风、羌活、威灵仙、牙皂，共研为细末，名追毒生肌散。黄水破烂，用药末撚[①]之。加猪胰切细，用药末浸酒，内服能追排毒邪，发汗最速；外搽患处，追毒敛口，生肌润燥，疏通汗孔。行针前后用药酒搽洗，俾药由针孔浸入，虽遍刺其红肿破烂间，能令针孔立生。皮肤发痒，肌肉粗燥，搽之痒止肉润；疮癞疥痂，搽之随脱；红肿破烂，用铁化汤调搽。黄水止后，用蓖麻油或猪油调搽，或同疮癞一扫光搽其痂，旋脱。

八、脱节漏底

手足节脱者，其络脉多空虚，视其陷下者，刺之井，刺其指头，推按出污瘀，时用生肌药酒搽摩，使邪去而新血可以流通，如刺二三次及服上项汗下和等药，其空脉渐充者可治复元，无效不治。

足底通洞，用苍耳草、薄荷等煮水泡洗，用沙石瓦片磨去粗垢，次用生肌药酒洗净，随撚追毒散。内服下汗和等药，洗撚一二次不愈，再三洗撚之。手足皲裂，用上项药水洗磨，时搽药酒，便可细嫩，但宜服药以清病源。

① 撚：疑为“撚”，同“捻”，揉搓、搓捻之意，后同。

第九十七章　痘疹痧麻痈

一、病理

诸症虽蕴自先天胎毒，实盛于后天内伤食饮、外感风邪，郁热而发生。故在山居夷族，屋仅竹木，跣足麻衣，食惟菽麦，烙炙辛燥，终身未获一餐，向无此症。近时间有，亦甚轻微，足证此症之轻重，在于滋味之浓淡。故善保婴者，孕时宜节情欲，清淡其饮食，生后无过溺爱，不惟诸症轻微，且百病不生矣。医方谓痘疹发自肾脏，痧麻发自肺脏，殊非确论，当考诸症初发。身热口渴，重者谵妄，甚为痉搐，皆脾胃燥热之症候，视其耳间之络脉血溢，皆火热迫血沸腾之表见。虽遍体皆热，而四肢多冷，心包络所主之手中指与三焦经脉所络之耳尤冷。纵麻症多咳，皆心包三焦相火熏蒸肺脏之燥咳。况种牛痘，仅种于三焦经脉所过之俞穴，发泄其毒，便免出痘，可为毒邪发自三焦之确证。盖原三焦主气与火，呼吸之出纳皆由三焦以传达，水谷之精气皆由三焦以运行，故诸症多发于子午卯酉，君相二火司天在泉之年。由其内素蕴毒，待二火当权，内外合邪而发越。故痘麻瘟疫多发于是年月，及亢旱之时节。但经言，木郁达之，火郁发之。火邪郁于脏腑，宜升发其毒，由肺主之皮毛与胃脾所主之肌肉而解散，故初发热主升散内蕴毒邪达于肌表。待郁邪托出，身热渐退，视痘色灰白或顶陷无旁根，宜托毒养正。若不能托毒成浆，方可用温补。若痘出太密，色甚红，身热如炭，二便黄短，主用瘟疫双解散以清散表里杂邪。倘痘色紫红，或发生痘疔，更宜急行清热解毒。苟持陈方，痘出宜温补则百无一生矣。对于治疗痧麻痈，症初宜升散，续宜清解，更忌温补，当参照二九、三八等章治之。

二、辨证

痘麻发热，与伤风寒暑热及内伤食饮，相似而实异。伤风寒发热，由于阳气被外感之杂邪伏郁，其病自外而渐入内，故初则阳气遏抑而恶寒矣。郁极而发热，待邪入里始口渴。暑热则由鼻吸而入，入则伤阴，阴虚生内热，阳盛生外热，故内外皆热而口渴。伤食饮则由口入，待食积不化，郁发蒸热，其热皆自内达外，故身热即口渴。痘麻各症由于内蕴毒邪，外感风热暑邪而发，其热亦自内达外，故身热而口亦渴。伤风寒发热，由于阳气不舒，故身痛如缚，头痛如破。伤暑发热，但觉脑经眩晕。伤食发热则食热上冲头而眩晕重痛。痘麻各症发热则与暑热同，但伤暑热者身热，则其手足与耳皆热。伤食者，手足乍冷乍热而耳不冷，络不赤。故当春夏时间，小孩发热口渴，其耳部之络脉红大散漫，倘手中指与耳独冷，目现水光，便为出痘麻之外候。

三、痘初出，痘象顺逆

痘，发热，三五日发出，随即热退能食，色淡红，有旁根，不生于目中，咽喉、心窝、胸背、手足心、寸口、虎口、鼻尖、印堂、人中布置稀朗为顺，顺则易于成浆。发出三日成清浆，五日成稠浆，七日结痂。

痘发一二日，热仍甚，色晦，或紫或青或灰，或无根，或浮肿散漫，或空陷，或五心间出多，皆为逆。逆则毒邪内蕴，不易发泄出外，故多死。水痘，发热一二日便出，二日成水浆，三四日便结痂，无甚危症。

四、痧麻痱症象顺逆

麻，发热，多咳，三四日发出，随即热减能食，其色红润，温时便现毛孔，大若小苏仁，寒则隐伏，二日即散为顺。痧[①]，发热，多日始出，出后热仍甚而喘，色或紫或晦暗，多逆。红痧，有似乎麻则忽隐忽现，痧形较大而常在，出后热甚色晦者，逆。故麻夹痧而误用辛温发表，不知清热解毒者，必死。痱，发热一二日便出，似痧而红，小无旁，出后热退，无甚逆症。

五、痘疹初发热治法

主用桔梗、牛蒡子、郁金、川芎、僵蚕、蝉蜕、甘草、荆芥、薄荷、葛根。热甚，加连翘、紫草皮；口渴，加花粉；烦渴甚，加石膏、生地黄、玄参；烦闷，加竹叶、麦冬；大便结，加秦艽、枳实。

① 痧：原作“麻”，疑为笔误，据医理改。

六、痘疹出后治法

痘疹出后无逆象者无须服药，有必要者用前方加减。色红甚，热不减，加丹皮、玄参、大青叶、绿豆皮；大便结，加秦艽、芭蕉根汁；烦渴，加石膏、知母、玄参；毒重色紫或发痘疔，急用黄连、黄芩、栀子、大黄、薄荷下之；赤痢，急用前方下之，加丹皮、地榆；白痢，加枳实；发痉，加全蝎、菊花。

痘疔初起，急刺破以泄其毒。捣天茄子叶、蓖麻子叶敷，或破生鸡敷之。痘出后色淡，或平陷，热随减，用五条方加生黄芪、沙参、秦归。不思食，加砂仁、陈皮；灰陷，加苍术、茯苓；痘浆清，加桑蛀虫三个，炮熟，捣吞，功甚参、茸；热退灰陷，可酌加肉桂、附片。

痘麻发痒，主用皂角、苍术、大黄，烧烟熏之。单用皂角，亦可立令痒止。

痘抓破灌脓，用生肌散撬之。或用蚕茧烧灰撬，或用松花亦良。

七、痧麻初发，其治法加减同痘。再加紫草皮、赤槟榔、芫荽，无汗加青蒿尖，喘加玄参。已出，因感风寒而隐伏，加鲜葱。主用清解，切忌温补。

八、痧麻出后治法：痧麻发出后，色紫红，热仍甚，或喘者，急用瘟疫双解散下之。方用僵蚕、蝉蜕、郁金各一倍，大黄加三倍，共为末。于空心时用甜酒汁吞三五公分，以下泻为度，不泻加服。治详十条。

九、疿症治同痧麻。热甚者，主用瘟疫双解散，或用后方汗下两解愈。方用薄荷、荆芥、桔梗、川芎、连翘、丹皮、栀子、玄参、生地黄、大青、射干、芭蕉根汁（若无，代以大黄）。

十、痧麻痘瘟治法，综上诸方，仅属常法。若值痘麻瘟疫流行，善保婴者，见乡村发见是症，对于小孩，勿令妄食温热，宜预服瘟疫双解散。素积有热者，宜预服运气五瘟丹，以排除内外杂邪，自可不染，即染亦自轻微。当其初发热时，宜用辛凉以清解。对于麻黄、升麻、柴胡、防风等决不合用。主用桔梗、贝母、薄荷、郁金、连翘、栀子皮、绿豆皮、大青叶、金银花、紫草皮、僵蚕、蝉蜕、甘草等，以清解表里郁热，使伏邪消散。无汗，加青蒿尖、鲜葱；口渴无汗，加葛根；汗多口渴，加芍药、麦冬、玄参、生地；

心烦，加竹叶心、丹皮。余加法详五条。

若身热甚，面赤，口渴，自汗，烦躁而喘，虽初发出，可急用瘟疫双解散下之。

若大便泻乌黄，或兼痢者，更宜急用运气五瘟丹下之。迟则脏腑重要机能被热邪熏蒸，朽腐而死矣。

若外则身热无汗，内则烦躁昏乱几死者，无论初出已出，主用鲜葱数钱（捣）、童便半杯、猪胆汁一个，用葱汤冲入吞服，清解表里杂邪，或汗或下而愈。

若下痢红脓，已服十条方，加桃仁、大黄下之。减后复发，再服黄连、黄芩、栀子、丹皮、生地、赤芍、地榆、大青茎叶、苦参、秦艽、紫参、青蒿、白头翁以升阳解毒。日久脱肛，可加枯矾、续断、乌梅以收敛之。

痧麻下痢，有单采青蒿尖捣细，开水冲入，取汁饮之，以升三焦清阳而立愈。

口破烂，用天茄子、黄花地丁、薄荷杵细开水冲入，取汁饮之漱洗之。

口破服黄柏、知母、木瓜，山楂以降火敛热立愈。舌现红点属虫甚，吞芦荟、芜荑、枯矾、雄黄末以治之。

总之，痧麻痘瘟毒邪，宜从内外排除，毒尽自然肠胃通畅，气血调和，能食而旋愈。倘妄用温补，伏邪于内，则百无一生矣。于上列治法外，采用二九章温热、三八章瘟疫、四七章白喉瘟诸法治之，定保安全。当其热甚不思食时，宜嗜以冷饮糖水、蜜荞糕、凉米线、酸石膏豆腐、烧梨、蒸柿等，养阴清热以调之。

附种痘新旧法：

一、牛痘留种，春后将无病婴孩痘痂，研细用人乳调匀，种于无病小牛乳旁，牛随发痘，待痂将落，取下贮玻璃瓶内，存留三星期，复种于牛身，再取再种，以保存此种。春初乃种于婴孩。择无病者之痘痂，复用作种。待天渐热，便不宜种，以免发生天痘。此牛痘留种法也。若在气候温和地方，大寒节后便不可种矣。

二、现用洋苗，买种虽便，但牛痘培痘较多，毒邪发泄一次便净。洋苗无甚培痘，当连种三年。洋苗破管用后，剩余当去，若过半小时，则空气侵入，种于儿身，必发红肿。洋苗存留二月失效，牛痘痂过三星期后失效。

三、种痘时期，婴孩出生三月后，每值春初，连种三年，发泄其毒，可免天痘和疮疥。但种痘婴孩须身无它病，方可以种。

四、种痘部位，应在手肘拐骨上端，直达肩端髃骨，为手少阳三焦经脉循行之要道。若误种在肘前面则属大肠经，再前则属肺经。当在肘部外侧，内外臑腧交会陷中，上下可种二穴，穴名臑会，三焦经脉流注于此。故种痘其间，其毒气循三焦之经脉散布于全体，与脏腑内素蕴之毒邪两相接触，即引之出外，发肿成浆，以泄其毒。在毒邪伏之重者，随即散布形身，发为天痘，照天痘治之。

五、种痘手术

用大指、食指拈铍针，随粘痘浆于针口，中指顺附针侧以限制其深浅，微划破臑会穴部半丝许，划成井字形，以微见血为度，再点痘浆，刮圆成痘形。忌晒，阴干，用白纱条缠之，将袖放下，针用酒火烧洗之。

六、种痘内服方，种痘后三日主用升浆之剂：桔梗、牛蒡子、柴胡、升麻、荆芥、僵蚕、蝉蜕、郁金、川芎、甘草。

种后六日，主用升浆之剂，方用黄芪、丹参、川芎、秦归、荆芥、甘草、茯苓、苍术。结疥落痂后，可用清热解毒之剂，方用薄荷、桔梗、连翘、僵蚕、蝉蜕、栀子、丹皮、生地、甘草。痂色红加大黄，便黄亦加；便燥结，再加芒硝。

第九十八章　伤科治疗法

一、颈柱骨跌脱

令伤者端坐凳上，前置一方桌，令伤者将两足置于桌旁上端横木上间，移桌抵伤者胸部，坐定后，如手脱，医者对面倚桌，用力拉扯，伤者无法可以让动。如颈折，以一人执伤者两手于身后，向下拉住，医者则立于桌上，用两手掌托伤者之左右颊骨，用力将伤者头颈向上高抬，使柱骨脱者拉正，并令左右运动，考查合否。若放手仍折，抬正后以一人立于伤者身后，用两手搓揉其柱骨使正，复令左右运动，随用药温包，但左折则用包巾拉正，系于右手膀下，睡时用高枕仰面懒卧以包裹。

二、下牙床脱

令伤者坐定，医者对面审察，或向前脱，或向后脱，或错左错右，医者将两手大指置伤者口里，定头大板齿上，按住下牙床，用中指、食指等捏住下牙床，内外极力捏紧，用巧力，先行向下微拉脱使正，方可斗合。不能斗合时，再用人由伤者背后，乘医者向下拉脱时，用手补助推正，自可斗合。斗合后，张口不再脱者，可无须再用药包，倘用温药包可挂头上。若颊骨损断，须制一相形之竹木器托住其骨，以防错动。包药后每日用温酒浸湿药三次。凡骨断者，三日方可换药，包药与换药时，先用葱捣绒，置勺内，加香油微火炙，随用葱搽摩伤处，审骨合否。在三五日间不合者可以托正，若仅微不合而内已凝定者，便无须再整。

三、手腕骨损

手掌下扁骨为腕，乃七小骨所合成，凡手掌跌错，腕骨必至分离。治法：医者以左手执伤者手指，微用力拉，以右手大指、食指用力将腕骨捏紧，随用三四等指捏掌，使合。令伤者两手合掌，医者以左手捏其八指，齐拉伸，以右手再捏其腕骨，是否两手一样。捏合后医者随即立于桌上，将伤者两手指捏住，令其合掌上伸，考察亦合。复下桌，将伤者两手齐拉身后考察，三方皆合，方不稍错。若腕骨损重，医者手指放松，腕骨随散，捏合后用纱布条和药扎紧，将手平挂胸前。

四、手臂骨脱

手腕上骨为臂，或从内脱，或从外脱。医者先审察其未脱之骨形如何，一手捏住其腕间，一手捏其肘骨，使之扭合。捏合后，令伤者合掌，以手捏其八指，微用力拉伸，已合，放松手亦不再脱。医者再上桌、下桌考察，包后平挂胸间，忌夹直。

五、肘与肩骨脱

令伤者两手下垂，则脱手之指必长，审视或正脱，或外脱内脱，以便抬时微扭正。治法：令伤者立正，右脱，医者立于伤者之右，以右手捏伤者肘之下端，以左手置伤者腋下抬肘上端，脱外脱内则微随扭，随抬不偏则不须扭。抬合后，医者仍用上桌审察手术。若放手随脱，可将药备好，抬合后屈肘平胸，系手腕于肩上包定，则用巾挂肘于颈上，腋下则夹以小布包，便不再脱。缺盆骨、肩胛骨脱，治法仿此。

六、足腕膝髀骨脱

令伤者坐卧定，医者审察捏扭各法用臂肘。若髀骨上脱，拉不合，可用人负伤者于背，令其足下垂，随脱裤左右比较，便得其或从上脱下脱与偏内偏外之真相，方可扭拉拒合，随始包药手术。对于治疗妇女，更宜背负，勿先告以如何。审察法，临时剪断其裤带治之。

七、背脊骨脱

以布带系伤者腋下，用一力强人，负伤者于背，前置一桌，使负者靠扶，庶便医者推揉。有难推合者，令负者区身摇摆，俾伤者脊骨运动，自易推合。另换一人以背合伤者之背，用负者之背，摇摆揉伤者之脊。已合，又用一人负伤者，以便医者用药酒极力推揉多时，使伤者气血流通而后停止推揉。

八、骨断治疗法

无论手足，下四筒骨中断，骨虽损碎，外肉未甚损，骨髓未断，结合最易。但骨损断，不无碎口，定当微拉脱方，可以斗合。惟损断在四大骨节间者，颇为难结，结好亦多不灵活。结童男女，在手部断一星期内可以结定，二三星期便可动作。足亦如是，但宜先行仰卧伸缩或坐定抬动，断处已坚固如常，方可扶桌微用力，开步尚觉无力便宜再缓，惟色欲太过者颇多废时日，若神足，虽年老无甚关系。

九、结骨包夹法

砍桑树或其他杂树一节，长可二公寸零，其粗度与伤者之手足相等，用刀划破数条，炮火中取出乘热剥皮，作为夹片，其长度、宽度、凸屈度当如何削划，向伤形酌量。无树皮地方可用竹木削片，用棉绳联合备用。再将生葱、生姜杵细，加甜酒糟同药末调匀，将葱姜等置瓷器内，微用火暖，熟则力减，俟骨捏合，将药置油纸上，酌量伤形摊匀，外用布托取敷于伤处，用纱条微扎，外用树皮夹定，用绳索极力扎紧，勿稍放松。倘骨已碎，捏合复散，宜一面探骨使合，一面用纱条和药缠住，随探合随用夹片稳住，勿令复散。

七、手臂骨折

手之下节干骨为臂，二骨平排，下交于腕骨，上交于肘骨。无论单断、双断，令伤者坐定，置手桌上，医用手捏扯骨合，随包以药，外夹树皮，扎紧后，平挂胸间。其用温酒淋药及换药时期与各治疗手术，同前二条。

十一、手肘骨断

将伤者断手抬平，令置于胸前，用未断之手托已断之屈肘，以便治疗。双断则用三寸多宽之木一片，长约六公寸，用布巾横挂伤者胸前，平置两手于其上，令两手指互相捏臂肘交处，则其肘之断处便不偏缪。但其挂巾之高下度定当适宜，挂高则断处必相抵触而屈，挂低则脱不相合，总以适中为妥。其他手术同前。

十二、膝下干骨为骱，外侧有一辅骨，单断则用高枕，令伤者作半坐半卧状，用扁形木一片置伤者屈膝弯间，抬与未损之膝平，两头搭稳，足尖托妥而后捏整，必视两足形势一致而后包夹扎紧，用绵物将足尖托稳。双断亦用此法。但宜将足尖托高稳妥，而后施包夹手术。夹骱骨之树皮木片宜用劲性，而其屈置度当与骨度相合，其腿间之树皮宜划开修合腿度方为适宜。夹手亦如是，日淋温酒同前二条。

十三、髀骨断

膝上干骨为髀，髀断，卧状可仿骱断，但骱断夹包一星期，断口凝定后便可解除抬搭法，用木片托二足下，用布条绊稳，并绊屈膝弯间，无论翻身解便，皆可用未断之足引动断者，并可用两手按床，便可以自行移动。若髀断则下肢太重，解便时难以起动，宜将床板挖一孔，以便大解，解后将洞塞紧。若双断则更无移动之可能，且股肉太厚，审察亦颇难明其断形，惟有将膝部微抬高，则断处便现下屈形，其治疗手术同骱断，但夹片宜用劲性竹木，以绳联合成一整片，夹整后用绵物稳扶膝股，审察两足尖皆一致正。日浸温酒三五次，一星期方可换药，先搭稳而后松夹，须换完一双而后松夹另换。

十四、骨断敷药、换药时，先用葱杵绒，置勺内，和香油微火炙，用油葱搽敷药处皮部，庶免皮破。若敷药日久，皮肤起点或破，用猪油网晒去水湿，同药同油捣匀，包敷一星期，则皮部换去最薄之片，又可用甜酒调敷。

十五、破伤治疗法

按：刀口快利，虽易伤筋膜与脉管，但伤口旁之肉未损，只须用除风湿、舒筋和血之温药敷之，收口较易。在正气素充、肉性坚致[①]者，可使立生。若木石伤其口纵小，而其受伤之部因损腐而破裂，筋膜与脉管纵未断，其损甚重者，较刀口尚难期其立生。伤口血流不止，用生肌散加生马钱子末揉按，血触麻而立止，痛遇麻而不觉。若手足受伤，血流不止，宜令其向上伸，揉按立止。伤口血糊，宜用温酒调生肌散搽洗，不可用水。疗伤口药，初宜干搽；因伤口小而旁损重者，宜用甜酒汁或用酒调敷，忌用水调。至于筋具软滑性，不易损断，除四肢大筋外，虽断亦与伤口俱合。若四大筋断缩而不易结连时，用头上鲜发，仍用发束紧，大同断筋之半，先剪齐发尖，速用火烧枯，粘结为一，随视筋上之缩度若干，剪断，速用火烧枯粘结，置于断筋之中，用浸油白线缝合伤口，外用药温敷，用人发可以结活于其间。伤口用甜酒汁加生肌结骨散于中，微火煨，滤去滓，取汁，用注射具射洗。伤口化脓甚者，可用开水烫药洗之。

---

① 致：原为“经”，疑为笔误，据医理改。

枪伤中火药毒，先用探针探通，可用洁白线索浸药汁拉洗，随用注射具吸药汁注洗，俾其伤口由内生合，无须外敷。镖刀伤治同，但无须拉洗。伤口宽者，可以内洗外敷之。

十六、跌打损伤内治法

按：人受跌打，恐形身运行气血之机关及知觉神经被瘀血壅塞，失其灵活作用而殒命，故治以排除障碍、疏通气血为主要。至于刀枪伤，一则恐形身重要机关损断，大气因之而破散；一则恐出血多，神机乏所营养而机息，故治以培养气血为主要。且治损伤，又恐其前食，饮食因愤懑[①]和悲忧郁结而不化，发生膜胀及食积化热，头晕、身热、口渴便结等症。故治跌打宜用红花、甜酒曲煨汤吞万消丹，以化饮食而除积滞；人头芪、三七、自然铜末以散瘀止痛；没药、乳香以行气和血止痛；郁金、香附、秦归、川芎以散气血郁结；五加皮、牛膝、萆薢、杜仲以强筋骨而利机关；苍术、砂仁、陈皮、茯苓、参、芪以益中气；甜酒曲以助消化；秦归、熟地黄、续断、牛膝、杜仲、骨碎补以生血活血而补益筋骨。兼他症，随症加减；兼外感，忌发汗以损元气，只合荆芥以清散而理气血。凡受伤宜二便通畅，虽仅撕闹，若二便不通，上逆而呕，水浆不入，主内有瘀血凝塞气道，定死无疑，医者须知。

人因跌打受伤，致运行气血之机关停顿，丧失知觉神经，速用葱姜汁和童便灌之。加入人头芪、自然铜末、三七少许，但得下咽，便可渐苏。

人因跌仆震动神经，停其运用，致手足失其灵活作用。若能言语者，可照前跌打法治之，外用生肌结骨散浸酒搽摩，使气血流通。不能言则心络受损，难治。

十七、生肌结骨散

治跌打伤、刀枪伤、骨断、筋断，无论已破口，及一切外科，用此药敷之洗之，定痛止血，收口结骨，消肿散瘀，生肌无痕，为外科灵丹。

白芷、防风、羌活、铁脚威灵、独活、生南星、生半夏、小白及、胡椒、人头芪。以上分两平均，为末贮瓶。内洗，用甜酒汁和药末微火煮取汁，用

---

① 愤懑：原作“忿門”。

注射具洗之；外敷，用生姜、生葱杵细，加甜酒糟和药末调匀，用火煮微热，摊平敷患处。结骨多掩胡椒末于药上。

十八、玉真散

治跌打损伤，用甜酒调匀敷伤口。内服，凡跌打损伤，用热酒吞半公钱，虽不省人事者，可苏。惟呕者，主脏腑气道被瘀血壅塞，难治。天麻、羌活、防风、白芷、生南星、姜汁炒各二钱，白附子二两四，共研为末，贮瓶备用。

十九、跌打损伤内服外搽方

用热酒吞服一二公分。外搽，用热酒调马钱子（内服，炒去毛；外搽，用生）、乳香、没药、麻黄各一钱三，红花、自然铜（煅红淬醋，煅淬三次）各一钱，共研末，贮瓶。内服，捉鲜臭虫五六个，和药末杵吞。

跌打疼痛内服方：马钱子（炒黄去毛）、麻黄分两平均，研末每日温酒吞一分。

二十、跌打损伤方，兼治吊颈、溺水死、惊死、割喉等症，泄通即活。土鳖虫七个（雄者佳，用刀截将断放在地上，以碗盖覆过夜自接而活为雄），自然铜（煅红，淬醋七次，研末）一钱，乳香三钱，三七七分，真血竭七分，仙桃草七分（此草生滥田边，苗高二三公分，叶小根红，结子大如胡椒。在小暑节前后十五日采取，内有小虫。早则虫未生，迟则虫已飞去，用之无效）、朱砂七分、巴豆（去壳与心）七分、麝香一分，以上共为细末，制成丹，强壮每服五六厘，弱小酌减。用酒服，服后大便下紫血为妙。

二二、接骨另方

五加皮、小公鸡（捏死，去毛），连骨同捣极烂敷断处。

人头芪：其叶色绿蓝，仿佛[①]罗葡叶状而细小，滴之出汁，叶齿如蜈蚣足状，故有呼为蜈蚣芪者，其性最能吸收养气。故其四围六七寸间，众草不能生长，年久者尺许不生杂草，产于滇西永胜县之白石岩。其苗叶花色绿蓝，与鸡足山所产之岩参同属一类，但因地道关系，岩参其味苦甘，人头芪味麻。跌打将死者，酒熟五六厘服之，能令立苏，刀口用药末掩之即合，痈疮内洗外掩立生，为治外科特效妙药。

---

① 仿佛：原作“彷佛”。

第九十九章　五运六气为病解

一、天道六气运行

天地以五运六气化生万物，人寄生于天地气交之间，故岁值天地之气运太过与不及，则人身之气亦因之而变迁。故曰：善言天者，必当征之物；善言人者，必当征之脉，而曰物生其应也，脉至其应也。是故天地之阳气运行早，则草木亦因之而早发；运行迟，则草木亦因之而晚荣。征之于人也亦然，故天地之气运至之早，则脉亦因之而早应，至迟应迟，此为常也。是故时至大寒，则厥阴风木司气，天必应之以风，而人之脉应具风木之气而弦。若天地气运太过之岁，则风必先时而至，人之脉亦因之而先至。若天地气运不及之岁，则风必后时而至，人之脉亦因之而后至。其于热暑湿燥寒也亦然。故曰：气至而不至者病，气未至而至者病也。是故岁半以前，天气主之，而风热暑皆天地之阳气也，而阳盛者阴必虚，故民多病阴气衰微，津液消耗之病，故曰夏病在阴也。岁半以后，地气主之，而湿燥寒皆天地之阴气也，故民多病胸腹胀满，关节拘挛，阳气不舒之病，故曰冬病在阳，此为气之常也。若值天气变迁，寒与湿加临于岁半以前，火热主气之上，则寒伏其热，致阳气不得伸张。火与热加临岁半以后，寒湿主气之上，则阳气不藏，民病亦因天气之加临而乖戾。人在气交之中，无有能超越天地之气运，而不与物类之变之化者也，此五运六气。所以为医者，不可不深研而知所以治之法也。

何为常病？大寒至春分，厥阴风木司气；春分至小满，少阴君火司气；小满至大暑，少阳相火司气；大暑至秋分，太阴湿土司气；秋分至小雪，阳明燥金司气；小雪至大寒，太阳寒水司气。合之，岁之中气有太少，而司气亦因之有太过与不及，此六节主气，为病之常也。若夫加临之天气则为客气，六年一周而变迁，而为病之变也。春木胜长夏土，夏火胜秋金，长夏土胜冬水，此胜气为病之常也。故曰岁半以前，胜气主之。春木胜土，待秋土之子金司令，为母复气而乘木；夏火胜金，待冬金之子水司令，为母复气而乘火，此复气为病之常也。故曰岁半以后，复气主之。春木胜土，待长夏土得令而郁发；夏火胜金，待秋金得令而郁发；长夏土胜水，待冬水得令而郁发，此郁气为病，发之常也。是故胜气和而复气与郁气亦和，胜气暴戾而复气与郁气亦应之暴。故曰政恒其理，则所胜同化，不恒其德，则所胜来复，此之谓也。

故自大寒至春分六十日，厥阴风木司气，民病眩冒巅疾，胁痛呕泄，此病之常也。若值岁中运木太过，则乘土而脾病生焉，兼见食减，腹支满，体重，肠鸣，飧泄等病矣。春分至小满六十日，少阴君火司令，化病疡疹身热，惊惑谵妄，衄衊笑语，此病之常也。若值岁中运火太过，则乘金而肺病生焉，兼见少气，喘咳，血溢，血泄，泣下，嗌燥，胸痛，身热，浸淫等病矣。小满至大暑六十日，少阳相火司令，民病惊躁，瞀昧，暴痛，喉痹，暴注，瘈瘲，暴死，此病之常也。若值岁中运火太过，及兼见上列肺病矣。大暑至秋分六十日，太阴湿土司令，民病积饮，痞，膈中满，霍乱，吐下，身重，浮肿，此病之常也。若值岁中运土太过，则乘水而肾病生焉，兼见腹痛，清厥，意不乐，体重烦冤，甚则肌肉萎，足萎不收，行善瘈，脚下痛，饮食中满，食减，四肢不举，溏泄，肠鸣等病矣。秋分至小雪六十日，阳明燥金司令，民病虚浮，尻、阴股、膝髀、腨胻、足痛，此病之常也。若值岁中运金太过，则乘木而肝病生焉，兼见两胁下痛，少腹痛，目眦痛疡等病矣。小雪至大寒六十日，太阳寒水司令，民病腰痛寝汗，痉，流涕，此病之常矣。若值岁中运水太过，则乘火而心病生焉，兼见身热烦，心躁悸，阴厥，上中下寒，谵妄心痛，食不化，溏泄，渴而妄冒等病矣。

故每岁之常病，大多类此。若夫客气胜气复气郁气为病，则属于时令流行之变病，宜参照后篇所载，而向症治之。问尝考查百病之生，除内伤饮食情欲外，实由感触天地之风热暑湿燥寒六邪，与夫岁之中运木火土金水五气有太过与不及，胜复相乘，至空中大气失和，人触之而病生，故详研病源，阐明治法于全书内。学者勿因理法渊玄，置不穷究，而昧病源与治法也欤。

二、六气司天理解

天道六气运行图：司天在泉 左右间气 固定位置 岁主居中

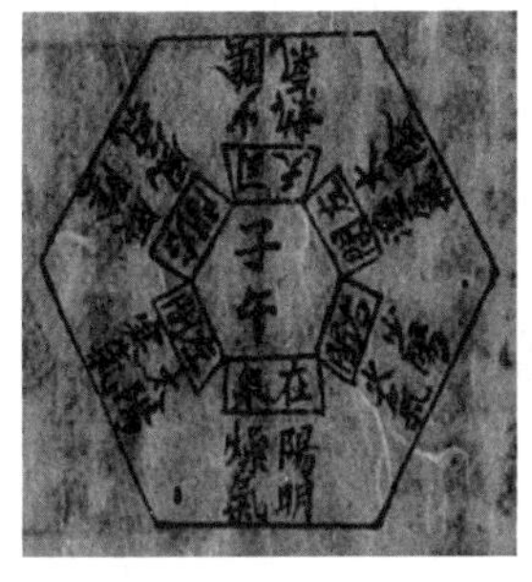

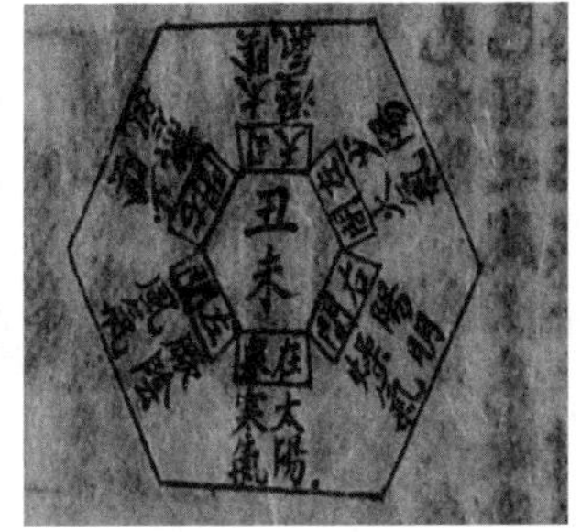

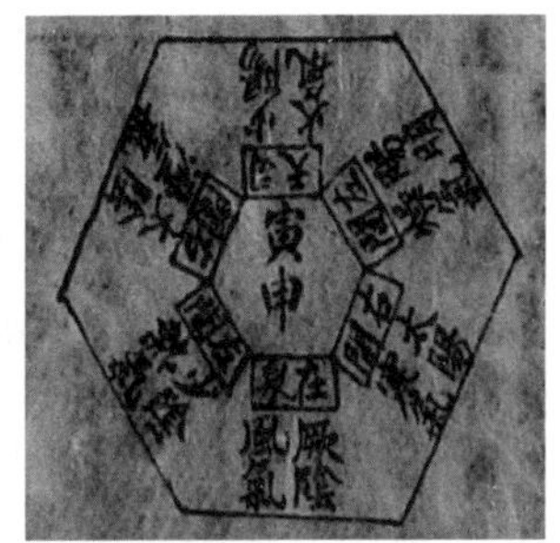

动而异位图：

按年更换 六气运行 向东左旋 错综加临

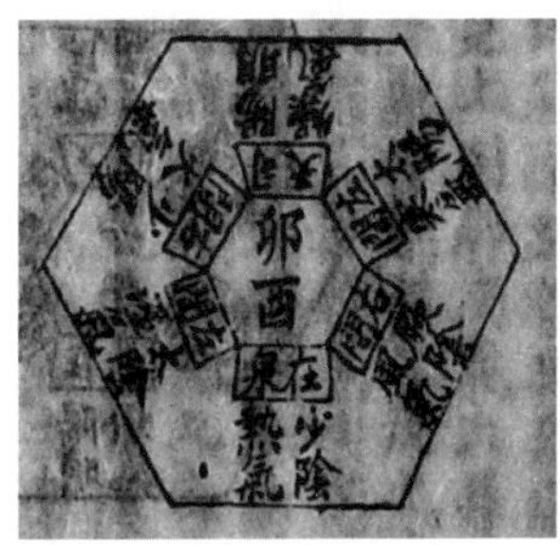

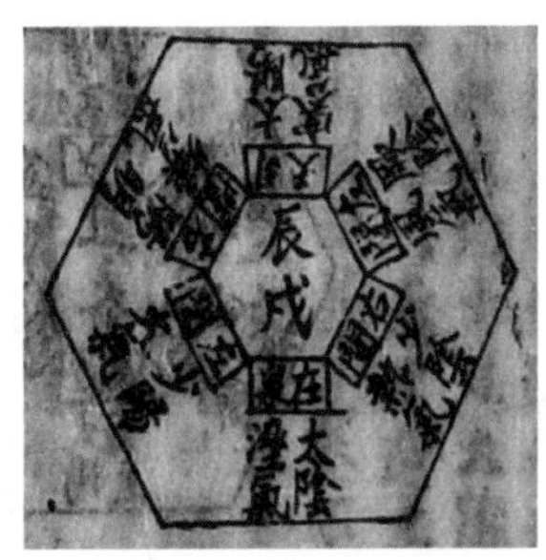

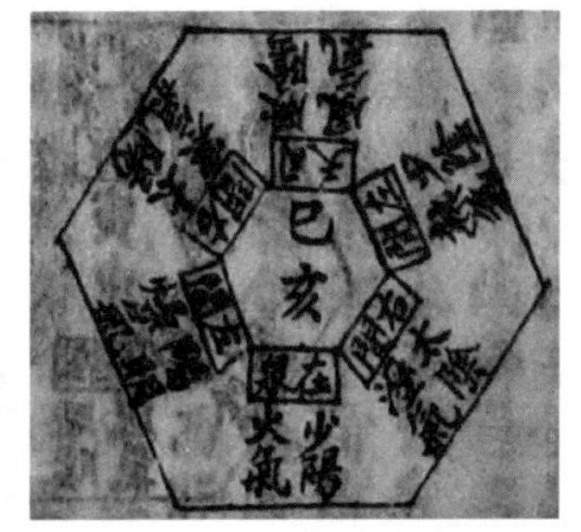

子午之岁，上见少阴；丑未之岁，上见太阴；寅申之岁，上见少阳；卯酉之岁，上见阳明；辰戌之岁，上见太阳；巳亥之岁，上见厥阴；少阴所谓标也，厥阴所谓终也。

按：火位南方，而午为火之旺位，子午对化同气，故子午之岁上见少阴热化之丹气；阴土生于酉而墓于丑，故丑未之岁上见太阴湿化之黅气；阳火生于寅，故寅申之岁上见少阳火化之赤气；金生于巳旺于酉，故卯酉之岁上见阳明燥化之素气；水生于申而墓于辰，故辰戌之岁上见太阳寒化之玄气；木生于亥，故巳亥之岁上见厥阴风化之苍气。天地生化始于火气，故少阴为标，终于木，故厥阴为终。厥阴之上，风气治之，中见少阳；少阴之上，热气治之，中见太阳；太阴之上，湿气治之，中见阳明；少阳之上，相火治之，中见厥阴；阳明之上，燥气治之，中见太阴；太阳之上，寒气治之，中见少阴。所谓本也，本之下，中之见也，见之下，气之标也。

按：风热暑湿燥寒，此天气之有气而无形者；木火土金水，此地气之有形质者，故以先天无形之元气为本，以后天生化之物质及三阳三阴为标。

三、天道六气运行理解

少阴暑热，太阴湿土，少阳相火，阳明燥金，太阳寒水，厥阴风木。

按：生化之道，承乃制，制则化生。故天道六气运行上下加临，少阴暑热与阳明燥金为对化，太阴湿土与太阳寒水为对化，少阴相火与厥阴风木为对化。由南向东旋转，六年一周，司天主一岁之气，而由初气至三气，岁半以前，天气主之，四气至终气，岁半以后，地气主之。若夫加临之间，气则不过主六十日有零之一步，故曰司天主岁，间气主步，是为客气。故客气动而加临于地位主气之上，而客胜主为顺，主胜客为逆，司天胜岁主者顺，岁主胜天为逆。例如天气之火，加临于地位之火，则亢旱，而民多病温热；水加水则多雨，而民多病寒；湿加湿则多雨露，而民多病寒湿；风加风则多风，而民多病拘挛；火加水则冬尚温，而民多病热；水加火则夏向寒，而民病郁热。司天之气始终在泉之左，是天气之本于地也，在泉之气始于司天之右，是地气之上承于天也。例如子午之岁，少阴热气司天，阳明燥金在泉。初之气太阳寒气加临，二之气厥阴风气加临，三之气少阴热气加临之类。

四、地理六节主气右旋图

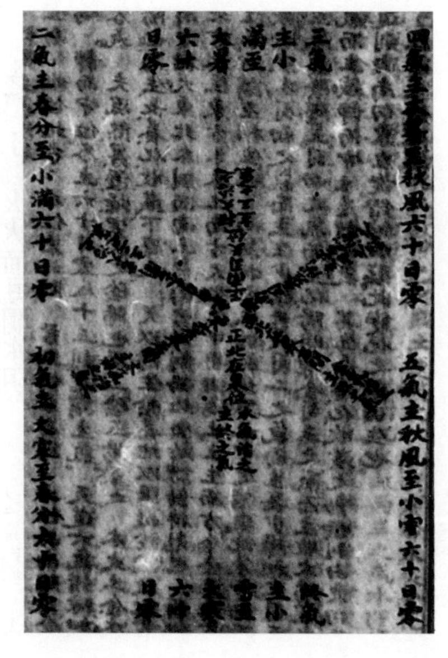

初气主大寒至春分六十日零，二气主春分至小满六十日零，三气主小满至大暑六十日零，四气主大暑至秋分六十日零，五气主秋分至小雪六十日零，终气主小雪至大寒六十日零。

五、六节主气理解

相火位南，水位北方，木位东北隅，君火位东南隅，土位西南隅，金位西北隅。静而守位，各主六十日零八十三刻，是谓主气。天道六气错综加临是谓客气。夫风热暑湿燥寒，天之阴阳也，而三阴三阳上奉之；木火土金水，地之阴阳也，而生长养化收藏下应之。天以阳生阴长，地以阳杀阴藏，故北方水承制南方相火，东北木制西南土，东南君火制西北金，所谓对待克也。而地气运行，北方水生东方木，木生南方火，火生中央四隅土，土生西方金，金生北方水，水复生木，所谓互相生也。而万物之生始于地下水中之阳气，此气一动而生木，故厥阴风木司初之气而生少阴君火，司二之气而主长少阳相火，司三之气而主养太阴湿土，司四之气而主化阳明燥金，司五之气而主收太阳寒水，司终之气而主藏。静而守位，是谓主气，其生长养化收藏之动机则由东向南右旋，天道则由南向东左旋，错综加临，此变化之所由生也。

六、五运主岁理解

甲与己合，木从土化而化土，故甲己之岁土运统之。乙与庚合，木从金化而化金，故乙庚之岁金运统之。丙与辛合，火从水化而化水，故丙辛之岁水运统之。丁与壬合，火从木化而化木，故丁壬之岁木运统之。戊与癸合，土从火化而化火，故戊癸之岁火运统之，是为中气。而甲、丙、戊、庚、壬五阳年，气运有余为太，先天为正化。乙、丁、己、辛、癸五阴年，气运不足为少，为运行后天，为邪化。岁主木运临卯，土运临辰戊丑未，金运临酉，火运临午，所谓岁会气之平也。岁主土，上见太阴；岁主火，上见少阳少阴；岁主金，上见阳明；岁主木，上见厥阴；岁主水，见太阳，是司天之气与岁主之气相符，名曰天符，为太过。若司天之运与岁之干支相符，各曰太乙天符。例如丙辰、丙戌岁干运水，上太阳水；乙卯、乙酉岁干运金，上阳明金；戊寅、戊申岁干运火，上少阳火；己丑、己未岁干支运皆土，上太阴土；戊子、戊午岁干支运皆火，上少阴火；丁巳、丁亥岁干运木，上厥阴木。甲辰、甲戌岁会土，丙子、丙戌岁会水，而为气运太过之甚者也。故五阳年运有余为太，五阴年运不足为少，其守位之大气，亦本岁气之循行而合大小。故以中运之化气五行，而合五音，则丁壬化木其音角，戊癸化火其音徵，甲己化土其音为宫，乙庚化金其音为商，丙辛化水其音为羽。是故木、火、土、金、水五行运行乎四时，角、徵、宫、商、羽五音契合乎五行。随岁之中运而分太少，例如，甲子年岁中运值太宫，而少商，而终于太羽，而起太角，而少徵，轮至宫，适合乎太。乙丑年岁中运值少角[①]而终于太羽，而起太角，而少徵，而太宫，轮至宫，适合乎少。余年仿此，分详六元正纪篇，以审察气运有太少而征病形有征病也。

七、厥阴在泉，淫气民病症治

岁厥阴在泉，风淫所胜，则地气不明，平野昧，草乃早莠。民病洒洒振寒，善呻数欠，心痛支满，两胁里急，饮食不下，膈咽不通，食则呕，腹胀善噫，得后解便与矢气则快然如衰，身体皆重。治以辛凉，薄荷、荆芥；佐以苦甘，青皮、苍术；以甘缓之，甘草、大枣；以辛散之，川芎、桂枝、生姜。

八、少阴在泉，淫气民病症治

岁少阴在泉，热淫所胜，则焰浮川泽，阴处反明。民病腹中常鸣，气上冲胸，喘不能久立，寒热皮肤痛，目眩，齿痛烦肿，恶寒发热如疟状，少腹中痛，腹大。治以咸寒，芒硝、硼砂；佐以苦甘，花粉、麦冬、山豆根、玄参；以酸收之，乌梅、芍药；以苦发之，连翘、菊花。

九、太阴在泉，淫气民病症治

岁太阴在泉，湿淫所胜，草乃早荣，埃昏岩谷，黄反见黑，至阴之交。民病积饮心痛，耳聋，浑浑焞焞，嗌痛喉痹，阴病血见，少腹痛，目似脱，项似拔，腰似折，髀[②]不可以屈，腘如结，腨如别。治以苦热，智仁、吴萸、苍术；佐以酸淡，芍药、萆薢；以苦燥之，枳实、射干。

十、少阳在泉，淫气民病症治

岁少阳在泉，火淫所胜，则焰明郊野，寒热更至。民病注泄赤白，少腹痛，溺赤，甚而便血，与少阴同侯。治以咸冷，硼砂、玄参、地黄；佐以苦平，枳实、丹皮、射干；以酸收之，芍药、乌梅；以苦发之，柴胡。

---

① 少角：原作“少有”，疑为笔误。

② 髀：原作“脾”，据医理改。

十一、阳明在泉，淫气民病症治

岁阳明在泉，燥淫所胜，则雾露清瞑。民病善呕，呕苦，善太息，心胁痛不能反侧，甚则嗌干，面尘，身无膏泽，足外反热。治以苦温，厚朴、苍术、吴萸、青皮；佐以甘辛，桂枝；以苦下之，枳实、大黄。

十二、太阳在泉，淫气民病症治

岁太阳在泉，寒淫所胜，则凝肃惨栗。民病少腹控睾引腰脊，上冲心痛，血见，嗌痹，颔肿。治以甘热，桂心；佐以苦辛，益智仁、吴萸、射干；以咸泻之，泽泻、芒硝；以辛润之，附子、细辛；以苦坚之，续断、楝实。

十三、厥阴司天，淫气民病症治

厥阴司天，风淫所胜，则太虚埃昏，云物以扰，寒生风气，流水不冰。民病胃脘当心痛，上支两胁，膈咽不通，饮食不下，舌本强，食则呕，冷则泄，腹胀溏泄，瘕水闭，蛰虫不出，病本[①]于脾，冲阳脉绝，死不治。足面屈腕下动脉。平以辛凉，薄荷、荆芥；佐以苦甘，青皮、苍术，以甘缓之；甘草、大枣，以酸泻之，芍药。

十四、少阴司天，淫气民病症治

少阴司天，热淫所胜，怫热至，火行其政。民病胸中烦热，衄，鼻干，右胁满，皮肤痛，寒热咳喘，大雨且至，唾血泻血，鼽衄嚏呕，溺色变，甚则疮疡胕肿，肩背臂臑及缺盆中痛，心痛肺䐜，腹大满，膨膨而喘，病本于肺，尺泽脉绝，死不治。膝下三寸贴肉动脉。平以咸寒，硼砂、玄参、芒硝；佐以甘苦，花粉、杏仁、瓜蒌仁；以酸败之，五味。

十五、太阴司天，淫气民病症治

太阴司天，湿淫所胜，则沉阴且布，雨变枯槁。民病跗肿，骨痛，阴痹。阴痹者，按之而不得，腰脊头项痛，时眩，大便难，阴气不用，饥不欲食，咳唾有血，心如悬。病本于肾，太溪脉绝，死不治。足内踝后跟上动脉，平

① 本：原作“木”，据下文句式及文意，径改。

以苦热，吴萸、苍术；佐以酸辛，硫黄、芍药；以苦燥之，枳实、射干；以淡泄之，茯苓、泽泻、滑石。湿上甚而热，治以苦温，苍术、陈皮、厚朴；佐以甘辛，桂枝、茵陈，以微汗出而止。

十六、少阳司天，淫气民病症治

少阳司天，火淫所胜，则温气流行，金政不平。民病头痛，发热恶寒而疟，热上皮毛痛，色变黄赤，传而为水，身面浮肿，腹满仰息，注泄赤白，疮疡，咳唾血，烦心，胸中热，甚则鼽[①]衄。病本于肺，天腑脉绝，死不治，腋下肘内三寸动脉。平以酸冷，硼砂、枯矾、橄榄；佐以苦甘，麦冬、花粉、知母；以酸收之，乌梅；以苦发之，柴胡、菊花；以酸复[②]之，五味[③]。

十七、阳明司天，淫气民病症治

阳明司天，燥淫所胜，则木乃晚荣，名木敛。草焦上首，生菀于下。民病左胠[④]胁痛，寒清[⑤]于中，感而为疟，腹中鸣，注泄鹜[⑥]溏，心胁痛不可转侧，嗌[⑦]干，面尘，腰痛，丈夫㿗疝[⑧]，妇人少腹痛，目昧眦疡，痤痱。病本于肝，太冲脉绝，死不治。足大指次指上三寸间动脉。平以苦温，青皮、厚朴、吴萸；佐以酸辛，芍药、川芎；以苦下之，枳实、大黄。

十八、太阳司天，淫气民病症治

太阳司天，寒淫所胜，则寒气反治，水且冰，血变于中，发为疮疡。民病厥心痛，呕血，血泄，鼽衄，善悲，时眩仆，胸腹满，手热肘挛，腋肿，心澹澹大动，胸胁胃脘不安，面赤目黄，善噫嗌干，甚则色炲，渴而欲饮。病本于心，神门脉绝，死不治。手小指掌下锐骨端陷中动脉。平以辛热，附

① 鼽（qiú）：鼻孔堵塞。

② 复：还原，恢复之意。

③ 五味：五味子。

④ 胠：腋下。

⑤ 清：清凉，寒冷之意。

⑥ 鹜：鸭子。注泄鹜溏在此指大便如鸭屎般溏泄。

⑦ 嗌（yì）：咽喉。

⑧ 㿗疝：病名，出《素问·阴阳别论》，指阴器肿大而痛。

子、桂心，佐以苦甘，苍术、青皮，以咸写之，牡蛎、泽泻、芒硝。

十九、邪气反胜治法

风司于地，湿反胜之，治以酸温，硫黄；佐以苦甘，苍术、青皮；以辛平之，桂。热司于地，寒反胜之，治以甘热，大枣；佐以苦辛，吴萸、智仁；以咸平之，牡蛎、泽泻。湿司于地，热反胜之，治以苦冷，玄参；佐以酸甘[①]，橄榄；以苦平之，黄连、秦艽。火司于地，寒反胜之，治以甘热，大枣；佐以苦辛，吴萸、智仁；以咸平之，泽泻、牡蛎。燥司于地，热反胜之，治以平寒，知母、石膏；佐以苦甘，山豆根、花粉；以酸平之，乌梅；以和为利。寒司于地，热反胜之，治以咸冷，硼砂、玄参；佐以甘辛，石膏；以苦平之，黄连。

① 《素问·至真要大论》："佐以咸甘"。

内容简介

《精选清末云南著作集萃（沈士真卷）》为清末民初时期云南大理永胜名医沈士真所著，是云南大理地方具有代表性的中医古籍，共包括《岐黄续编》《中医理法针药全书摘要》二部，具体各书简介如下：

1.《岐黄续编》：全书共四卷。该著作以部位所见病症为纲，分头、目、舌、咽喉、胸腹、肢体等部位，详述其诊治。补遗部分为疾病传变规律、针刺法、经脉循行及病候等，并附有23种常用成药的制备方法。

2.《中医理法针药全书摘要》：该书为沈士真所著的《中医理法针药全书》经"撮其纲要，修正经穴图，增益删汰"而成，于生理、脉理、病理、医理、药理皆有心得之言而阐发大备，其治疗内外各科理精法备，其内容丰富翔实而言简意赅。至今为止，仍未寻得《中医理法针药全书》原著，因此本《摘要》具有较大的研究价值和临床参考价值。